Springer-Verlag Berlin Heidelberg GmbH

HNO Praxis heute

Begründet von H. Ganz

20 Herausgegeben von
H. Ganz und H. Iro

Mit Beiträgen von

D. Becker, R. Berger, J. Bystron, E. Christophers,
T. Deitmer, R. Fölster-Holst, H. Ganz, G. Mlynski, C.-M. Muth,
W. Niemeyer, G. Oberascher, I. Starek

Mit 50 Abbildungen und 18 Tabellen

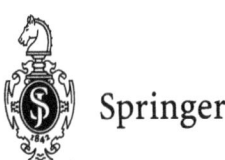 Springer

Redaktion HNO Praxis heute:

Professor Dr. med. Horst Ganz
Hans-Sachs-Straße 1
D-35039 Marburg/Lahn

Professor Dr. med. Heinrich Iro
Universitäts-HNO-Klinik
Waldstraße 1
D-91054 Erlangen

ISSN 0173-9859

ISBN 978-3-540-67001-8   ISBN 978-3-642-57007-0 (eBook)
DOI 10.1007/978-3-642-57007-0

Dieses Werk ist urheberrechtlich geschützt. Die dadurch begründeten Rechte, insbesondere die der Übersetzung, des Nachdrucks, des Vortrags, der Entnahme von Abbildungen und Tabellen, der Funksendung, der Mikroverfilmung oder der Vervielfältigung auf anderen Wegen und der Speicherung in Datenverarbeitungsanlagen, bleiben, auch bei nur auszugsweiser Verwertung, vorbehalten. Eine Vervielfältigung dieses Werkes oder von Teilen dieses Werkes ist auch im Einzelfall nur in den Grenzen der gesetzlichen Bestimmungen des Urheberrechtsgesetzes der Bundesrepublik Deutschland vom 9. September 1965 in der jeweils geltenden Fassung zulässig. Sie ist grundsätzlich vergütungspflichtig. Zuwiderhandlungen unterliegen den Strafbestimmungen des Urheberrechtsgesetzes.

© Springer-Verlag Berlin Heidelberg 2000
Ursprünglich erschienen bei Springer-Verlag Berlin Heidelberg New York 2000

Die Wiedergabe von Gebrauchsnamen, Handelsnamen, Warenbezeichnungen usw. in diesem Werk berechtigt auch ohne besondere Kennzeichnung nicht zu der Annahme, daß solche Namen im Sinne der Warenzeichen- und Markenschutz-Gesetzgebung als frei zu betrachten wären und daher von jedermann benutzt werden dürften.

Produkthaftung: Für Angaben über Dosierungsanweisungen und Applikationsformen kann vom Verlag keine Gewähr übernommen werden. Derartige Angaben müssen vom jeweiligen Anwender im Einzelfall anhand anderer Literaturstellen auf ihre Richtigkeit überprüft werden.

Einbandgestaltung: de'blik, Berlin

Gedruckt auf säurefreiem Papier   SPIN: 10755607   126/3135 PF   5 4 3 2 1 0

Mitarbeiterverzeichnis

Becker, D., Priv.-Doz. Dr. med.
Medizinische Univ.-Klinik I
Krankenhausstraße 12
D-91054 Erlangen

Berger, R., Professorin Dr. med.
Klinik für Phoniatrie und Pädaudiologie
Zentrum für Hals-Nasen-Ohrenheilkunde
Klinikum der Philipps-Universität
Deutschhausstraße 3
D-35033 Marburg

Bystron, J., Docent MUDr.
Allergolog. Immunolog. klinika
Fakultni nemocnice Univ.
I. P. Pawlova 6
CZ-77520 Olomouc

Christophers, E., Professor Dr. Dr. med. h. c.
Universitäts-Hautklinik
Schittenhelmstraße 7
D-24105 Kiel

Deitmer, T., Professor Dr. med.
Hals-Nasen-Ohrenklinik
der Städtischen Kliniken
Beurhausstraße 40
D-44137 Dortmund

Fölster-Holst, R., Dr. med.
Oberärztin der Universitätsklinik
für Dermatologie, Venerologie u. Allergologie
Schittenhelmstraße 7
D-24105 Kiel

Mlynski, G., Professor Dr. med.
Universitäts-Hals-Nasen-Ohrenklinik
Walter-Rathenau-Straße 43–45
D-17489 Greifswald

Muth, C.-M., Dr. med.
Ärztlicher Leiter des
Druckkammerzentrums Homburg GmbH
Universitätskliniken, Gebäude 10
D-66424 Homburg/Saar

Niemeyer, W., Professor Dr. med.
Süderstraße 26
D-25885 Wester-Ohrstedt

Oberascher, G., Univ.-Doz. Dr. med.
HNO-Abteilung der Landeskrankenanstalten
Müllner Hauptstraße 48
A-5020 Salzburg

Starek, I., Docent MUDr.
ORL klinika
Fakultni nemocnice Univ.
I. P. Pawlova 6
CZ-77520 Olomouc

Themenverzeichnis der bisher erschienenen Bände

Audiologie und Pädaudiologie

Audiometrie, topodiagnostische (Fleischer/Kießling)	Band 1
Auditive Wahrnehmung, Diagnostik (Berger)	Band 20
Frühförderung, hörgestörter Kinder (Kruse)	Band 4
Hörgeräte (Niemeyer)	Band 1
Hörgeräte-Versorgung (Plath)	Band 16
Hörgeräte, knochenverankerte (Niehaus)	Band 15
Hörprüfung, im ersten Lebensjahr (Plath)	Band 4
Impedanzaudiometrie (Kießling)	Band 2
Lärmschwerhörigkeit, Begutachtung (Niemeyer)	Band 20
Schwerhörigkeit durch Lärm (Niemeyer)	Band 18
Simulationsprüfung/Objektive Audiometrie (Niemeyer)	Band 4

Otologie

Abstehende Ohren (Koch)	Band 12
Akustikusneurinom (Haid)	Band 5
Antibiotika, ototoxische (Federspil)	Band 2
Cochlea-Implantate (Burian)	Band 3
Cochlea-Implantate, Neues (Laszig/Marangos)	Band 18
Emissionen, otoakustische (Koch)	Band 11
Funktionsweise des Innenohres (Ruppersberg)	Band 16
Hereditäre Hörstörungen, Otosklerose (Keßler)	Band 8
Hirnabszeß, otorhinogener (Pellant et al.)	Band 19
Hörsturz (Wilhelm)	Band 7
Kinetosen (Delb)	Band 15
Labyrinthäre Gleichgewichtsstörungen (Morgenstern)	Band 8
Menière, Diagnostik (Delb)	Band 14
Mikrochirurgie des Ohres, in der Praxis (Ganz)	Band 1
Mittelohrcholesteatom (Steinbach)	Band 5
Ohrerkrankungen, bei LKG-Spalten (Steinhart)	Band 17
Ohrmuscheltrauma (Weerda)	Band 11
Ohroperationen, Nachbehandlung (Ganz)	Band 14

Ohrtrompete, Erkrankungen (Tiedemann)	Band 4
Ohrtrompete, offene (Münker)	Band 12
Otitis externa (Ganz)	Band 11
Otitis media, kindliche, Therapie (Federspil)	Band 4
Otitiskomplikationen Heute (Fleischer)	Band 9
Otosklerose, Chirurgie (Schrader/Jahnke)	Band 14
Schwerhörigkeit im Alter (Brusis)	Band 7
Seromukotympanon (Tolsdorff)	Band 13
Tinnitus (Lenarz)	Band 10
Trauma, und Hörstörungen (Kellerhals)	Band 2
Tumoren des äußeren Ohres (Koch/Kiefer)	Band 16
Tympanoplastik, Fortschritte (Helms)	Band 12
Tympanosklerose (Steinbach)	Band 7
Vestibularisdiagnostik (Haid)	Band 6
Zervikaler Schwindel (Mayer)	Band 6

Rhinologie

Aerodynamik der Nase (Mlynski)	Band 20
Allergie und Nase (Albegger)	Band 1
Funktionsdiagnostik (Maranta/Gammert)	Band 15
Keilbeinhöhle, Erkrankungen (Knöbber)	Band 17
Nasenbluten (Koch/Bärmann)	Band 14
Nasenpolypen (Ganz)	Band 5
Nasentropfen, Entwöhnung (Ganz)	Band 2
Nebenhöhlenchirurgie Heute	
Teil I: Stirnhöhlenchirurgie (Federspil)	Band 8
Nebenhöhlenchirurgie, endonasale (Draf/Weber)	Band 12
Nebenhöhlenchirurgie, Komplikationen (Ganz)	Band 3
Papilloma inversum (Schuss)	Band 19
Rhinopathie, vasomotorische (Paulsen)	Band 11
Rhinoplastik, korrektive (Krisch)	Band 10
Septumoperationen (Ganz)	Band 2
Sinusitis beim Kinde (Knöbber)	Band 12
Sinusitistherapie in der Praxis (Messerklinger)	Band 1
Sinusitistherapie Heute (Ganz)	Band 19
Tumoren und tumorähnliche Läsionen der	
Nase und Nasennebenhöhlen (Berghaus/Bloching)	Band 16
Ultraschalldiagnostik, der Nebenhöhlen (Mann)	Band 5
Verletzungen, seitliches Mittelgesicht (Ganz)	Band 9
Verletzungen, zentrales Mittelgesicht (Ganz)	Band 4
Zysten und Zelen der Nebenhöhlen (Ganz)	Band 8

Mundhöhle/Rachen

Dysphagie, Diagnostik (Walther)	Band 14
Globusgefühl (V. Jahnke)	Band 6
Pharyngitis, chronische (Ganz)	Band 9
Präkanzerosen Mundhöhle/Lippen (Rupec)	Band 8
Schleimhauterkrankungen Mundhöhle (V. Jahnke)	Band 3
Schluckauf (Federspil/Zenk/Iro)	Band 17
Schnarchen, Schlafapnoe-Syndrom (Schäfer/Pirsig)	Band 10
Schwellungen im Parotisbereich (Schätzle)	Band 2
Sonographie Schilddrüse (Becker)	Band 20
Speicheldrüsentumoren (Haubrich)	Band 4
Speichelsteinkrankheit (Knöbber)	Band 8
Speichelsteine, Therapie (Zenk/Iro)	Band 17
Tonsillektomie heute (Deitmer)	Band 20
Tonsillektomie und Immunologie (Haubrich/Botzenhardt)	Band 6
Tonsillitis (Wilhelm/Schätzle)	Band 9
Tumoren Mundhöhle und Mundrachen (Schedler/Schätzle)	Band 10
Verletzungen, Mundhöhle und Mundrachen (Ganz)	Band 5
Zysten und Fisteln des Halses (Chilla)	Band 14

Laryngologie/Phoniatrie

Akute Luftnot – was tun? (Knöbber)	Band 7
Aphasien (Rosanowski/Eysholdt)	Band 15
Elektromyographie (Šram)	Band 15
Halsweichteilschwellungen (Knöbber)	Band 11
Kehlkopf und Trachea, Verletzungen (Ganz)	Band 11
Kehlkopf und untere Luftwege, Endoskopie (Roessler/Grossenbacher)	Band 11
Kehlkopfkarzinom (Steinhart)	Band 19
Kontaktgranulom (Barth)	Band 5
Laryngitis, chronische (Oeken/Behrendt/Görisch)	Band 9
Laryngotrachealstenosen (Gammert)	Band 4
Luft- und Speisewegsfremdkörper (Skerik)	Band 7
Lähmungen, Kehlkopf- (Barth)	Band 7
Musculus cricothyreoideus, Pathologie (Kruse)	Band 5
Phonochirurgie (Eysholdt)	Band 18
Recurrensparese, beidseitige (Iro)	Band 19
Rehabilitation von Kehlkopflosen (Plath)	Band 8
Schilddrüse und HNO-Arzt (Chilla)	Band 10
Singstimme, Erkrankungen (Barth)	Band 14
Sprachentwicklung, Störungen (Barth)	Band 12
Sprachentwicklung und ihre Störungen (Berger)	Band 16
Stimmlippenknötchen (Martin)	Band 6

Stimmstörungen, funktionell-psychogene (Brodnitz) — Band 5
Stimmstörungen, hyper- und hypofunktionelle (Kruse) — Band 2
Stottern und Poltern (Johannsen/Schulze) — Band 13
Tumoren, gutartige, des Kehlkopfes (Knecht/Meyer-Breiting) — Band 17

Regionale plastische Chirurgie

Regionale Lappenplastiken (Staindl) — Band 13
Wundheilung, Narbenbildung, Narbenkorrektur (Staindl) — Band 9

Spezielle Tumorkapitel

Adenoid-zystisches Karzinom (Wilke) — Band 6
Basaliome (Gammert) — Band 5
Diagnose kein Tumor (Ganz) — Band 6
Lippentumoren, maligne (Schedler/Federspil) — Band 8
Lymphome, maligne (Chilla) — Band 15
Melanom, malignes (Rosemann) — Band 3
Nasenrachentumoren, maligne (Schedler/Schätzle) — Band 13
Tumorschmerzen (Knöbber) — Band 15

Allgemeine Themen/Randgebiete

Aids-Manifestationen (Weidauer) — Band 10
Akupunktur im HNO-Gebiet (Ganz/Gleditsch/Majer/Pildner) — Band 3
Alternative Medizin (Friese) — Band 18
Antibiotikatherapie (Limbert/Klesel) — Band 1
Antibiotikatherapie, lokale (Ganz) — Band 7
Atopisches Kind (Fölster-Holst/Christophers) — Band 20
Autoimmunerkrankungen (Starek/Bystron) — Band 20
B-Bild-Sonographie (Ganz) — Band 10
CT, Leistungsfähigkeit im HNO-Bereich (Elies) — Band 6
Doppler-Sonographie (Zenk/Iro) — Band 17
Duraläsionen (Oberascher) — Band 20
Endoskopie, an Ohr, Nase und NH (Hörmann) — Band 12
Epithesen und Hörgeräte, knochenverankerte (Kurt/Federspil) — Band 14
Fibrinkleber im HNO-Bereich (Moritsch) — Band 11
Fokusproblem (Knöbber) — Band 19
Geruchs- und Geschmacksstörungen (Herberhold) — Band 13
Grenzprobleme zur Stomatologie
  I: Allgemeines (Muška) — Band 7
  II: Parodontopathien (Strott) — Band 10

III: Odontogene Abszesse (Austermann)	Band 12
IV: Kiefergelenkserkrankungen (Strott)	Band 3
V: Okklusionsstörungen (Austermann/Umstadt)	Band 18
HWS-Traumen (Ernst)	Band 18
Idiopathische periphere Fazialisparese	
(Bell-Parese) (Streppel/Eckel/Stennert)	Band 16
Implantologie, an Kopf und Hals (Beleites/Rechenbach)	Band 12
Kernspintomographie im HNO-Bereich (Grevers/Vogl)	Band 11
Knotenschieber, der (Schweckendiek)	Band 2
Kopfschmerz (Knöbber)	Band 13
Labor, des HNO-Arztes (Allner)	Band 1
Laseranwendungen in der HNO-Heilkunde,	
Kopf- und Halschirurgie (Rudert/Werner)	Band 16
Laserchirurgie (Höfler/Burian)	Band 4
Literatursuche heute (Reiß/Reiß)	Band 19
Lokalanaesthesie, therapeutische (Gross)	Band 1
Mykosen im HNO-Bereich (Stammberger/Jakse)	Band 7
Nahrungsmittelallergien (Thiel)	Band 6
O_2-Therapie, hyperbare (Muth)	Band 20
Piercing (Waldfahrer/Freitag/Iro)	Band 18
Pseudomonasinfektionen (Ganz)	Band 3
Quantenmedizin, und HNO (Pichler)	Band 17
Sportverletzungen im HNO-Bereich (Loch)	Band 3
Störungen der Halswirbelsäule, funktionelle (Biesinger)	Band 9
Syndrome und HNO (Ganz)	Band 18
Tauchsport und Fliegen (Moser/Wolf)	Band 9
Tränenwegserkrankungen (Schätzle/Wilhelm)	Band 3
Umweltschäden, der oberen Luftwege (Winkler)	Band 12
Viruserkrankungen	
I. Herpes und Zoster (Rabenau/Doerr)	Band 15
II. Epstein-Barr-Infektionen (Schuster)	Band 15
III. Hirnnervenlähmungen (Ganz)	Band 15
IV. Schutzimpfungen (Quast)	Band 15
V. Virustatika (Estler)	Band 17
Wert Medizinischer Neuerungen (Ganz)	Band 17

Inhaltsverzeichnis

Audiologie – Otologie

Kritisches zur Begutachtung der Lärmschwerhörigkeit
W. Niemeyer (Mit 5 Abbildungen und 1 Tabelle) 1

Störungen der auditiven Wahrnehmung –
Diagnostische Möglichkeiten
R. Berger (Mit 1 Abbildung und 2 Tabellen) 49

Rhinologie

Aerodynamik der Nase – Physiologie und Pathophysiologie
G. Mlynski (Mit 9 Abbildungen) 61

Hals

Tonsillektomie – Indikationen und Ausführung heute
T. Deitmer (Mit 3 Abbildungen) 83

Sonographische Untersuchung der Schilddrüse
D. Becker (Mit 10 Abbildungen) 109

Allgemeine Themen

Das atopische Kind vom Säuglings- bis Adoleszentenalter –
Ätiopathogenese, Klinik, Diagnostik, Therapie
R. Fölster-Holst und E. Christophers (Mit 6 Abbildungen und 7 Tabellen) 123

Autoimmunkrankheiten im HNO-Bereich
I. Starek und J. Bystron (Mit 4 Abbildungen und 2 Tabellen) 139

Hyperbare Sauerstofftherapie bei HNO-Erkrankungen
C.-M. Muth (Mit 5 Abbildungen und 5 Tabellen) 167

Die fronto- und laterobasale Duraläsion –
Symptomatik – Diagnostik – Therapie
G. Oberascher (Mit 7 Abbildungen und 1 Tabelle) 203

Fragensammlung zur Selbstkontrolle
Zusammengestellt von H. Ganz 249
   Antworten zur Fragensammlung 256

Sachverzeichnis 257

Vorwort

HNO-Praxis heute feiert Jubiläum: 20 Bände in 20 Jahren, das kann sich wohl sehen lassen. Daß dieses Jubiläum auch mit der Vollendung des zweiten Jahrtausends zusammenfällt, soll uns ein gutes Omen sein und keinesfalls einen Abschluß bedeuten.

Wir bieten aus der Otologie Kritisches zur Begutachtung der Lärmschwerhörigkeit – aus besonders berufener Feder – sowie mit der Diagnostik der auditiven Wahrnehmungsstörungen einen Blick in das faszinierende und noch so wenig erforschte Gebiet des zentralen Hörens.

Die Rhinologie ist vertreten durch verblüffend einfache und klare Experimente zur Physiologie und Pathophysiologie der Nase, die wichtige Konsequenzen für die Rhinochirurgie bedeuten. Der Senioreditor freut sich über diesen Beitrag besonders.

Aus dem Bereich Hals wird über die Tonsillektomie berichtet, einen Eingriff, der ebenso häufig wie neuerdings umstritten ist und einer klaren Standortbestimmung bedarf. Das Sachgebiet Sonographie, bereits in früheren Bänden mit drei Beiträgen vertreten, erfährt seine Abrundung durch die Ultraschalldiagnostik der Schilddrüse.

Die allgemeinen Themen sind diesmal:

- das atopische Kind, mit der Darstellung häufiger und wichtiger Krankheitserscheinungen, bei denen nichtsdestoweniger vielerorts Begriffsverwirrung herrscht;
- Autoimmunerkrankungen im HNO-Bereich: Diese Krankheitsbilder gewinnen immer mehr an Bedeutung wie ihre Grundlage, die Immunologie, auch;
- die hyperbare Sauerstofftherapie im HNO-Bereich, gleichsam in der Gefahr, Mode zu werden, und einer kritischen Darstellung bedürftig; und last not least
- die Diagnostik und Therapie der fronto- und laterobasalen Duraläsion, ein Teilgebiet unseres Faches, das wir uns nicht ganz abnehmen lassen dürfen.

Mit Freude begrüßen wir Autoren aus Österreich und der Tschechischen Republik.

Über die Zunahme des Abonnentenstammes freuen wir uns. So ist die Erfüllung unseres Wunsches, die 1000er Grenze möge bald überschritten werden, hoffentlich nicht mehr weit.

Wir sind guten Mutes, daß *HNO-Praxis heute* auch im dritten Jahrtausend und nach Komplettierung des Generationswechsels im Herausgeberkollegium weiter ungebrochenes Interesse der Kolleginnen und Kollegen finden wird. Für konstruktive Kritik und Anregungen bleiben wir weiterhin dankbar.

Horst Ganz Heinrich Iro
Marburg/Lahn Erlangen

KAPITEL 1

Kritisches zur Begutachtung der Lärmschwerhörigkeit

W. NIEMEYER

1	Allgemeines	3
2	Fragestellung im freien Lärmschwerhörigkeits-Gutachten	5
3	Die Anamnese und ihre Auswertung für die Kausalitätsfrage	6
3.1	Zur mündlichen Erhebung der Vorgeschichte	6
3.2	Familienanamnese	7
3.3	Eigenanamnese	9
3.3.1	Allgemeine und HNO-Anamnese	9
3.3.2	Berufliche und audiologische Anamnese	11
4	Geklagte Beschwerden	18
5	Befunderhebung	18
6	Beurteilung – Auswertung der audiologischen Befunde	19
6.1	Art der Schwerhörigkeit	19
6.1.1	Abgrenzung von Schalleitungsanteilen	19
6.1.2	Abgrenzung neuraler (retrokochleärer) Schwerhörigkeitsanteile	20
6.1.3	Fraglich lärmkausale Hörkurvenverläufe	23
6.2	Schwerhörigkeitsgrad und MdE-Schätzung	25
6.2.1	Tabellarische MdE-Berechnung	25
6.2.2	Die lautsprachliche Kommunikation im Erwerbsleben und ihre Relevanz für die Schätzung der MdE	27
6.2.3	Konsequenzen für die Begutachtung der Lärmschwerhörigkeit	30
6.2.4	Lärmschwerhörigkeit auf dem letzten Ohr	36
6.2.5	Tinnitus und MdE	37
6.3	Aggravation	39
7	Hörsturz als BK-Folge?	40
8	Stellungnahme zu weiteren versicherungsrechtlichen Fragen	41
8.1	Eintritt des Versicherungsfalles	41
8.2	Eintritt des Leistungsfalles	41
8.3	Versorgung mit Hörhilfe	41

HNO Praxis heute 20
H. Ganz, H. Iro (Hrsg.)
© Springer-Verlag Berlin Heidelberg 2000

8.4	Empfehlungen zum Tragen von persönlichem Gehörschutz	43
8.5	Umsetzung an einen lärmarmen Arbeitsplatz	43
8.6	Termin der nächsten Begutachtung	43
9	Fazit	43
Literatur		44

Abkürzungen

ÄHZ	Äußere Haarzellen des Corti-Organs (die motorischen Zellen des Innenohres)
A.U.	Arbeitsunfähig(keit)
BK	Berufskrankheit
BKV	Berufskrankheitenverordnung (früher: BKVO)
BSG	Bundessozialgericht
dB_A	A-bewerteter Schalldruckpegel. Die A-Bewertungskurve ahmt in grober Näherung den Verlauf der normalen menschlichen Hörschwellenkurve mit ihrer physiologischen Tiefton-„Schwerhörigkeit" nach. Vor allem wird die A-Bewertung der geringeren Gehörschädlichkeit tieffrequenter Geräuschanteile gerecht; deshalb werden Lärmpegel fast ausschließlich in dB_A ausgedrückt. Auch „dB(A)" geschrieben.
dB SL	„Sensation Level"; dB-Angabe, bezogen auf die individuelle Hörschwelle für die genannte Frequenz. Der SISI-Test wird bei 20 dB SL durchgeführt; die Verdeckbarkeitsschwelle eines hochfrequenten Tinnitus, bestimmt mit Tönen oder Schmalbandgeräuschen, wird zweckmäßigerweise in dB SL angegeben.
dB SPL	„Sound Pressure Level", Schalldruckpegel in dB, bezogen auf 20 Mikropascal (µPa) gleich 0,0002 Mikrobar (µB). Der Sprachschallpegel wird in dB SPL angegeben.
DGB	Deutscher Gewerkschaftsbund
DIN	Deutsche (Industrie-)Norm; auch Deutsches Institut für Normung
EN	Europäische Norm
G 20	Berufsgenossenschaftlicher Grundsatz für arbeitsmedizinische Vorsorgeuntersuchungen Nr. 20 „Lärm" (Gehörvorsorge-Untersuchungen)
GKV	Gesetzliche Krankenversicherung
GUV	gesetzliche Unfallversicherung
HVBG	Hauptverband der gewerblichen Berufsgenossenschaften
HWS	Halswirbelsäule
ISO	Internationale Standardisierungs-Organisation
K.M.	„Königsteiner Merkblatt", Empfehlungen des Hauptverbandes der gewerblichen Berufsgenossenschaften für die Begutachtung der beruflichen Lärmschwerhörigkeit

L_r	A-bewerteter Beurteilungspegel, d. h. der auf 8 Stunden bezogene, mit der Zeitbewertung „Fast" gemessene Mittelungspegel des Arbeitslärms (auch „L_{Ard}" und „L(Ard)" geschrieben
LS	Lärmschwerhörigkeit
LSG	Landessozialgericht
MdE	Minderung der Erwerbsfähigkeit im Sinne von § 56 (2) Sozialgesetzbuch VII
SchwbG	Schwerbehindertengesetz
SG	Sozialgericht
SGB	Sozialgesetzbuch
SGG	Sozialgerichtsgesetz
TAD	Technischer Aufsichtsdienst der GUV-Träger
UVV	Unfallverhütungsvorschrift (Nr. ...) der gewerblichen Berufsgenossenschaften (neu: BGV)
VBG	Unfallverhütungsvorschrift (neu: BGV)
VDI	Verein Deutscher Ingenieure
ZH 1	Kennzeichnung berufsgenossenschaftlicher Regeln, Grundsätze und Merkblätter (neu: Berufsgenossenschaftliche Regeln (BGR) und Informationen (BGI))

1
Allgemeines

Die Lärmschwerhörigkeit (LS, BK 2301 der Anlage zur BKV)) steht nach der Zahl der jährlichen Neuanerkennungen (1997 im Bereich der gewerblichen BGen: 7382) und neuen BK-Renten (1104 plus 111 von den sonstigen GUV-Trägern) seit Jahrzehnten weit an der Spitze aller BKen. Von den jährlichen Verdachtsanzeigen (1997: 12689) ziehen die meisten ein BK-Feststellungsverfahren mit mindestens einer, oft mehreren HNO-Begutachtungen nach sich. Damit ist die *Innenohrerkrankung durch Lärm* – so müßte die LS medizinisch korrekt heißen, analog der Bezeichnung anderer organspezifischer BKen in der Anlage zur BKV – auch *die weitaus am häufigsten zu begutachtende Krankheit unseres Fachgebietes*.

Seit über 25 Jahren dienen die 1974 erstmals publizierten, inzwischen viermal novellierten Empfehlungen des Hauptverbandes der gewerblichen Berufsgenossenschaften für die Begutachtung der beruflichen Lärmschwerhörigkeit, das sog. *Königsteiner Merkblatt* (K. M.), dem Otologen als Richtlinie für den Aufbau seines Gutachtens und für die kausale und quantitative Beurteilung der als Lärmschadensfolge geltend gemachten Schwerhörigkeit. Der Staatliche Gewerbearzt legt das K. M. seiner Stellungnahme, der Sachbearbeiter des GUV-Trägers seinem Bescheidvorschlag und das Sozialgericht seinem Urteil zugrunde. Das K.M. wird quasi ergänzt durch den *Arztvordruck 22 „Hals-Nasen-Ohrenärztliches Gutachten zur Frage der beruflichen Lärmschwerhörigkeit"*. Vordruckgutachten reichen für prima vista unproblematische Erkrankungsfälle aus, wenn Versicherter, Gewerbearzt und GUV-Träger die Beurteilung des HNO-Facharztes akzeptieren.

Zum *Widerspruch* des Berufserkrankten und zur *Klage vor dem Sozialgericht* kommt es meistens,

- wenn der GUV-Träger die Lärmkausalität der Schwerhörigkeit bestreitet und
- der Versicherte den aus Tabellen deduzierten prozentualen Hörverlust und die resultierende, vom GUV-Träger festgesetzte MdE für unakzeptabel hält, weil sie dem Ausmaß seiner in Beruf und Alltag erlebten Hörbehinderung nicht gerecht werden.

Der Tenor des K.M. und die in ihm enthaltenen fünf Tabellen legen dem Benutzer eine *schematische, fast rein rechnerische quantitative Beurteilung* nahe. Sie hat auf den ersten Blick den Vorteil, anhand der aktenkundigen Sprach- und Tonaudiogramme bequem und ebenfalls rein rechnerisch von Nicht-HNO-Ärzten und medizinischen Laien nachgeprüft werden zu können und eine – wenn auch nur imaginäre und sehr vordergründige – „Gleichbehandlung der Versicherten" zu ermöglichen. Dabei wird nicht bedacht,

- daß sich tabellarisch gleiche Hörverlustprozente, je nach Schwerhörigkeitsart, sehr unterschiedlich auf die lautsprachliche Kommunikationsfähigkeit im Arbeitsleben und damit auf den Anteil der verschlossenen Erwerbsmöglichkeiten auswirken können;
- daß es sich beim K.M. nicht um eine stringente *Vorschrift* handelt, etwa im Sinne einer berufsgenossenschaftlichen Unfallverhütungsvorschrift (UVV), sondern um eine *Empfehlung*, von der mit Begründung abgewichen werden kann, und vor allem,
- daß gerade die *schematische Anwendung der Tabellen ausdrücklich untersagt* ist.

Zum letzten Punkt heißt es in Abschnitt 1 „Zweck, Anwendungsbereich" des K.M. (4. Aufl.):

> Die in den Empfehlungen enthaltenen Tabellen und Übersichten zur Einschätzung der MdE sind allgemeine Anhaltspunkte und eröffnen dem Gutachter einen Beurteilungsspielraum für die Einschätzung des Einzelfalles. Sie *dürfen* deshalb *nicht* schematisch für die Ermittlung der individuellen MdE angewandt werden. *Für den Vorschlag zur Höhe der MdE ist entscheidend, in welchem Umfang dem Versicherten der allgemeine Arbeitsmarkt mit seinen vielfältigen Erwerbsmöglichkeiten verschlossen ist.* (Hervorhebungen vom Verf.)

Strittige Kausalitätsfragen entstehen häufig aus Fehlern und Versäumnissen des Gutachters bei der Erhebung der Anamnese und der Interpretation psychoakustisch erhobener (subjektiver) Hörbefunde. Sie geben Anlaß zu im Grunde unnötigen Widersprüchen, Gegengutachten und Streitverfahren.

In den Beitrag sind die Erfahrungen des Verf. aus 25 Jahren Fortbildungs- und über 38 Jahren persönlicher GUV-Gutachter-, SG- und LSG-Sachverständigentätigkeit auf dem Gebiet der LS eingearbeitet; in den letzten 11 Jahren standen dabei langwierige Berufungsverfahren vor verschiedenen Landessozialgerichten im Vordergrund. Die dickleibigen Akten mit gelegentlich bis zu zehn Vorgutachten vermitteln aufschlußreiche Einblicke in die Argumentation der als Gutachter, SG-Sachverständige und von den beklagten GUV-Trägern als Sachverständigen-Gegengutachter beauftragten Fachkollegen, der Juristen der GUV-Träger und der Rechtsvertreter der Versicherten (oft Rechtssekretäre des DGB).

Die Kenntnis der bis 1996 geltenden 3. Auflage und der nicht unumstrittenen 4. Auflage des K.M. von 1996 sowie der neueren Bücher zur HNO- bzw. LS-Begutachtung darf beim Leser vorausgesetzt werden; hier sei ausdrücklich auf die 4. Auflage von Feldmanns *Gutachten des Hals-Nasen-Ohren-Arztes* [32] und die *Lärmschäden des Gehörs und ihre Begutachtung* von Plath [79] verwiesen.

Nach wie vor sehr lesenswert ist auch *Die Lärmschwerhörigkeit und ihre Begutachtung* von Brusis [15], nicht zuletzt wegen mancher Hinweise auf eine realitätsorientierte Beurteilung. – In den Buchbeiträgen des Verfassers „Erkrankungen von Ohren, Nase und Hals" [67] sollten die Probleme der LS-Begutachtung auch dem Staatlichen Gewerbearzt, dem Arzt für Arbeitsmedizin und anderen Nicht-HNO-Kollegen nahegebracht werden.

Die Erfahrung lehrt, daß die Begutachtung der LS für GUV-Träger oder Gerichte einen hohen Informationsstand voraussetzt. Sonst kommt es zu – leider nicht seltenen – medizinisch-audiologisch oder auch versicherungsrechtlich unhaltbaren (Fehl-)Beurteilungen.

Auf den Beitrag des Verf. über „Schwerhörigkeit durch Lärm" in dieser Buchreihe [68] wird Bezug genommen und zur Vermeidung unnötiger Wiederholungen davon ausgegangen, daß die Ausführungen zur Inzidenz, Prävalenz, Pathologie, Pathophysiologie, kommunikativen Relevanz und Prävention der LS erforderlichenfalls nachgelesen werden können.

Gutachten in freier Form sind unerläßlich, wenn der individuelle Sachverhalt ausführlichere, über die Routinefragen im Vordruck 22 hinausgehende wissenschaftliche Darlegungen erfordert; beispielsweise für eine von den Tabellenzahlen abweichende quantitative Einstufung der LS mit analoger MdE-Schätzung, für die Bejahung der wahrscheinlichen Lärmgenese trotz „negativen SISI-Tests" und „fehlender c^5-Senke", oder wenn eine kritische Auseinandersetzung mit Vorgutachten notwendig ist. Im BK-Verfahren sollte der Gutachter in solchen Fällen nach dem Aktenstudium vorsorglich vom GUV-Träger die Genehmigung eines Gutachtens in freier Form einholen.

2
Fragestellung im freien Lärmschwerhörigkeits-Gutachten

Eine Arbeitsgruppe HNO-ärztlicher Gutachter um einen an der LS besonders interessierten Staatlichen Gewerbearzt hat in den späteren 70er Jahren einen Fragenkatalog erarbeitet, der sich bis heute als Kompromiß zwischen Vollständigkeit und Praktikabilität bewährt hat und nur weniger Aktualisierungen bedarf. Danach ist im Gutachten auszuführen,

- welche Art und welcher Grad von Schwerhörigkeit beim Versicherten vorliegt,
- ob es sich bei der Schwerhörigkeit mit überwiegender Wahrscheinlichkeit um die Folge einer durch berufliche Lärmeinwirkung verursachten Innenohrerkrankung handelt oder welche andere Ursache sie herbeigeführt hat,
- wie hoch die durch die LS bzw. durch den lärmkausalen Anteil der Schwerhörigkeit bedingte *MdE* einzuschätzen ist und in welcher zeitlichen Staffelung,

- wann der Eintritt des Versicherungsfalles und ob und ggf. wann der Eintritt des Leistungsfalles angenommen wird,
- ob die LS oder der lärmschadensbedingte Anteil der Schwerhörigkeit die Versorgung mit Hörhilfe(n) indiziert (Regelfall ist die binaurale Versorgung),
- ob der Versicherte künftig am Arbeitsplatz Gehörschützer tragen muß und welche Empfehlungen hierzu aus ohrenärztlicher Sicht gegeben werden,
- ob die Belassung des Versicherten am bisherigen Arbeitsplatz mit der Erhaltung seines „sozialen Gehörs" vereinbar scheint und insofern verantwortet werden kann, oder ob aus HNO-ärztlicher Sicht die Umsetzung an einen lärmärmeren Arbeitsplatz indiziert ist,
- ob und wann die nächste gutachtliche Untersuchung empfohlen wird.

3
Die Anamnese und ihre Auswertung für die Kausalitätsfrage

> Bei Schwindelbeschwerden gilt eine gute Anamnese als halbe Diagnose. Bei der Lärmschwerhörigkeit ist eine gute Anamnese mehr als das halbe Gutachten.

Die Möglichkeiten einer ebenso sorgfältigen wie kritischen Auswertung des Akteninhalts und einer wohlüberlegten, kompetent gezielten Befragung des Probanden werden leider auch in freien Gutachten vielfach nicht oder nur unzureichend genutzt.

3.1
Zur mündlichen Erhebung der Vorgeschichte

Kaum ein Gutachtenproband kommt ohne eine gewisse Aversion und ohne die Sorge, der ihm vom GUV-Träger aufgenötigte, persönlich fremde Gutachter wolle ihn um die erhoffte BK-Rente (das „Ohrengeld") oder wenigstens um die Anerkennung seiner Schwerhörigkeit als LS bringen, zur Untersuchung.*

! Verwertbare und ehrliche Angaben sind nur zu erwarten, wenn sich der Proband vom Gutachter akzeptiert fühlt und zu ihm Vertrauen faßt.

Selbstverständlich darf sich der Gutachter nicht als der „seinem" Probanden verpflichtete ärztliche Helfer verstehen; zur Begutachtung kommt der LS-Verdächtige nicht als hilfe- und ratsuchender Patient des Arztes, sondern als Proband des medizinisch-wissenschaftlichen Sachverständigen. Ebensowenig ist der Gutachter – auch im BK-Feststellungsverfahren – eine Art Erfüllungsgehilfe der auftraggebenden BG, der deren Aufwendungen für Lärmrenten zu vermin-

---

* Seit 1997 ist der Versicherte nicht mehr wie bisher praktisch gezwungen, sich von einem bestimmten, vom GUV-Träger ausgesuchten Arzt begutachten zu lassen; vielmehr soll ihm der GUV-Träger vor Erteilung des Gutachtenauftrags mehrere, d.h. mindestens drei, Gutachter zur Auswahl benennen (§ 200 (2) SGB VII).

dern bestrebt sein soll (und dafür womöglich auf mehr Gutachtenaufträge hofft). Sein Tätigwerden als medizinisch-wissenschaftlicher Experte im System der sozialen Sicherung verpflichtet ihn von Beginn des BK-Verfahrens an ausschließlich zu strikter Neutralität. Der Proband weiß das im allgemeinen auch und findet sich damit ab, sofern der Gutachter ihm die Achtung erweist, die jeder durch seine Berufsarbeit um einen Teil seiner Gesundheit gebrachte Mitbürger verdient.

Ganz verfehlt wäre es, sich als eine Art medizinischer Untersuchungsrichter aufzuspielen, mißtrauische Distanz auszustrahlen und von vornherein den Verdacht auf Aggravation erkennen zu lassen, so berechtigt er manches Mal sein mag.

Vor allem aber muß der Gutachter, bei Gutachtenaufträgen an überlastete Klinikchefs notfalls der *hinreichend weitergebildete, wenigstens aber einschlägig belesene und belehrte ärztliche „Sachbearbeiter"*, die Anamnese persönlich erheben. Jede Delegierung dieser rein ärztlichen Leistung an nichtärztliche Hilfskräfte bedeutet nach Überzeugung des Verf. einen üblen Verstoß gegen ärztliche Berufspflichten, denen wir als Gutachter genauso unterworfen sind wie als Diagnostiker und Therapeuten [38].

3.2
Familienanamnese

Hier geht es in erster Linie um den Ausschluß einer erblichen Belastung mit progredienter Innenohrschwerhörigkeit. Deren audiologisches Befundmuster unterscheidet sich oft wenig von dem einer LS im fortgeschrittenen Stadium (Abb. 1).

Pauschale Fragen nach Ohrerkrankungen und Schwerhörigkeiten in der Familie sind erfahrungsgemäß wenig ergiebig und reizen zur Verneinung. Ein stark frequentierter Gutachter wird immer wieder staunen, welch ohrgesunder und bis ins späte Senium scharfhöriger Blutsverwandtschaft gerade seine LS-Probanden entstammen.

Im Erwachsenenalter progrediente erbliche Innenohrschwerhörigkeiten folgen mehrheitlich einem autosomal-dominanten Erbgang; die *Merkmalsträger finden sich vor allem in einer Geschwisterschaft* [43, 53].

Die Befragung kann also zweckmäßigerweise etwa so beginnen: „Hat eines Ihrer Geschwister ein Hörgerät? Noch weitere Geschwister? In welchem Alter verordnet?"

Vor der Befragung des Probanden fahnde man in den Akten, ob er in Fragebögen früher einmal Schwerhörigkeiten in der Blutsverwandtschaft bejaht hat; im Fall von Widersprüchen zwischen Akteninhalt und mündlichen Angaben kann man dem Erinnerungsvermögen dann gezielt nachhelfen. Sachorientierte, freundliche Fragen, etwa nach Hörgerätbenutzern im höheren Alter, sind dabei hilfreicher als Vorhaltungen.

Relativierung und Evaluierung von Schwerhörigkeiten in der Familie. Wird eine schon in den früheren oder mittleren Lebensjahren aufgetretene *Schwerhörigkeit Blutsverwandter* direkt oder indirekt zugegeben, so lasse man es nicht mit einem knappen Eintrag im Gutachten wie z. B. „Vater war mit 50 schwerhörig, ein Bruder seit der Kindheit" bewenden.

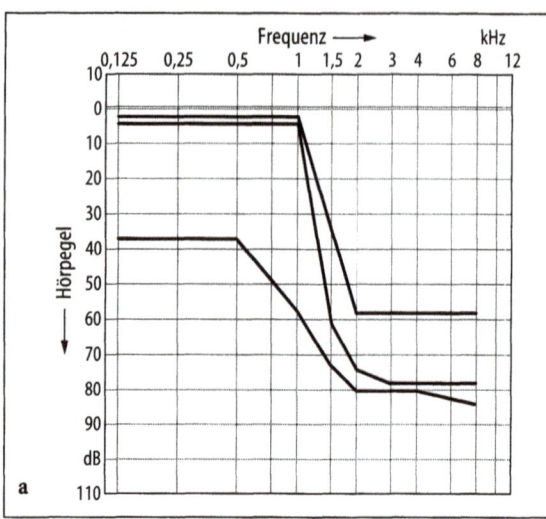

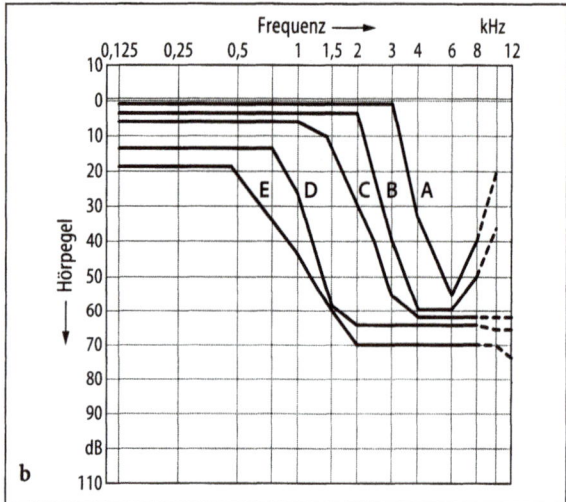

Abb. 1.
Hereditäre (Abb. **a**) und lärmbedingte (Abb. **b**) progrediente Innenohrschwerhörigkeit. Stadien bei autosomal-dominanter Vererbung (nach [43, 53]) und bei LS.
A Initiale Hochtonsenke; *B* verbreiterte Senke; *C* Abfall zwischen mittleren und hohen Frequenzen, BK-Feststellungsverfahren mit Begutachtung indiziert; *D* Abfall im mittleren Frequenzbereich; *E* Schrägabfall (Spätstadium)

Der – pflichtgemäß und legitim – um Ausgabenminderung bemühte Sachbearbeiter beim GUV-Träger könnte das zum Anlaß nehmen, eine anlagebedingte Belastung des Versicherten mit Schwerhörigkeit zu vermuten und eine LS vorsorglich anzuzweifeln.

Zunächst ist eine Differenzierung zwischen *Schalleitungs- und sensorineuralen Schwerhörigkeiten* anzustreben. Erstere sind in der Familienanamnese gutachtlich meist irrelevant (mit Ausnahme der Otosklerose wegen der ca. 10mal häufigeren endokochleären Herdlokalisation, u. U. mit progredienter Innenohrschwerhörigkeit).

Bei sensorineuralen Schwerhörigkeiten bleibt zu klären,

- ob sie *erworben* wurden
- oder ob tatsächlich eine *erbliche Belastung* als wahrscheinlich anzunehmen
- oder ob dem Probanden eine *Ursache nicht bekannt* ist.

Folgerungen für die Kausalitätsbeurteilung:

- Schwerhörigkeiten unbekannter Ursache in der Familie machen für sich allein ein hereditär-degeneratives Geschehen beim Probanden nicht wahrscheinlich.
- Ein solches ist in Betracht zu ziehen, wenn audiologisches Befundmuster (z. B. größere Mittelton- als Hochtonverluste) oder zeitlicher Verlauf (Progression während lärmfreier Lebensabschnitte) gegen eine überwiegend durch Lärm verursachte Innenohrerkrankung sprechen.
- Falls sich die Frage einer – vergleichsweise ja seltenen – hereditären Haupt- oder Mitursache konkret stellt, sollte deren Wahrscheinlichkeit schon im ersten HNO-Gutachten ausführlich, plausibel und für den Versicherten, seinen Rechtsberater und den Sachbearbeiter der BG verständlich dargelegt werden; insbesondere, ob sie als *wesentliche Bedingung* zu bewerten oder ihr Anteil an der Gesamtschwerhörigkeit von der Lärmschadensfolge *abzugrenzen* ist.
- In solchen Fällen kann nur ein ausführlich begründetes und überzeugendes Erstgutachten dazu beitragen, daß es garnicht erst zu Widerspruchs- und Streitverfahren kommt. Das liegt im Interesse aller Beteiligten.

3.3
Eigenanamnese

Aktenauszug und Befragung werden zweckmäßig synoptisch zusammengefaßt und unterteilt in

- *allgemeine und HNO-Anamnese* und
- *berufliche und audiologische Anamnese*,

wobei audiologische Sachverhalte natürlich in die HNO-Anamnese hineinspielen.

3.3.1
Allgemeine und HNO-Anamnese

Arbeitsunfähigkeitsverzeichnis des GKV-Trägers

Es gehört in jede BK-Akte. Fehlt es (was mitunter vorkommt), so ist der Auftraggeber des Gutachtens um Nachlieferung zu bitten und darauf hinzuweisen, daß eine gutachtliche Beurteilung ohne die Aufzeichnungen des GKV-Trägers mit beträchtlichen Unsicherheiten belastet wäre; das muß auch dem Probanden klargemacht werden, falls er der Aufnahme dieser Sozialdaten in die BK-Akte unter Berufung auf § 76 Abs. 2 Satz 1 SGB X widersprochen hat.

Im Gutachten brauchen selbstverständlich nur diejenigen Allgemein- und HNO-Erkrankungen und sonstigen medizinischen Sachverhalte erwähnt zu werden, denen eine mögliche Relevanz für die Entstehung und Entwicklung der zu beurteilenden sensorineuralen Schwerhörigkeit zukommt. Dazu gehören u. a.:

- chronische und mehrfache akute Mittelohrentzündungen
- Behandlungen mit ototoxischen Medikamenten [27, 37, 47, 64, 81, 99],
- Herz-Kreislauf-Erkrankungen,
- außerberufliche Schädel- und/oder Ohrtraumen.

Meist wird es sich um Verkehrsunfälle und Sportverletzungen mit Kopf- bzw. Ohrbeteiligung handeln.

- degenerative HWS-Veränderungen [7, 21, 26, 40, 41],
- außerberufliche HWS-Beschleunigungstraumen.

Angesichts von deren Häufigkeit – allein 1996 sollen ca. 400 000 Fälle entschädigt worden sein ([61]; 27 aktuelle Literaturhinweise) – ist eine Ursachenkonkurrenz von beruflicher Lärmschädigung und privater HWS-Distorsion mehr als theoretische Spekulation.

Die Interessenlage eines LS-Probanden, der ein solches Trauma erlitten hat, ist eine ganz andere als beim Verfechten von Ansprüchen gegen die Haftpflichtversicherung des Auffahrers:

Wenn er seine gesamte Schwerhörigkeit als BK-Folge anerkannt und möglichst berentet haben möchte, wird er potentielle außerberufliche Mitursachen nicht hervorheben, sondern eher herunterzuspielen versuchen. Ggf. ist nach posttraumatisch aufgenommenen Audiogrammen zu fragen; die aktenkundigen Audiogramme sind auf etwaige posttraumatische Veränderungen zu überprüfen.

Folgerungen für die Beurteilung der Lärmkausalität

Bei den meisten in den Akten dokumentierten oder aus der mündlichen Anamnese zu vermutenden möglichen, mit der Lärmgenese konkurrierenden Ursachen kommt es für die Abgrenzung von Lärmschadensfolgen wesentlich auf ihren *zeitlichen Zusammenhang mit einer Hörverschlechterung* an (diesen können auch G-20-Befunde abzuklären helfen).

Wenn eine außerberufliche Teilursache der zu begutachtenden Schwerhörigkeit bestätigt oder *wahrscheinlich und quantitativ abgrenzbar* ist, stellt sich die versicherungsrechtlich entscheidende Frage nach ihrer *zeitlichen Relation zur LS:*

- Ist sie eingetreten, *bevor* die LS einen Leistungsfall (Lärmrente oder Hörgerät-Indikation) bedingte, so gilt sie als *Vorschaden*. Die nach dem Vorschaden verbliebene Erwerbsfähigkeit wird gleich 100 % gesetzt und geschätzt, um wieviel Prozent sie durch die LS (den „Zweitschaden") gemindert worden ist.
- Ist die außerberufliche Innenohrschädigung in die Zeit *nach* Eintritt des Leistungsfalls oder nach dem Ausscheiden des Probanden aus der gehörgefährdenden Tätigkeit zu datieren, so handelt es sich um einen *Nachschaden*; er kann versicherungsrechtlich nicht berücksichtigt werden und demzufolge auch die LS-bedingte MdE nicht erhöhen (die vom BSG anerkannten Ausnahmen betreffen die LS nicht).

Abzüge von der unter LS-Verdacht zu begutachtenden Schwerhörigkeit sind nur vertretbar,

- soweit es sich um *nicht lärmschadenstypische Teilbefunde* handelt (z.B. mit beruflichen Einwirkungen nicht erklärbare Tieftonverluste)
- oder die *Hörverschlechterung in eine lärmfreie Zeit fällt*

- oder der zeitliche Zusammenhang zwischen *akuter* außerberuflicher potentieller (Mit-)Ursache und gesicherter Hörverschlechterung evident ist.

> Wissenschaftlich nicht konkret begründete und nicht quantifizierte *Abzüge aufgrund bloßer Vermutungen*, wie sie leider garnicht selten in LSG-Akten auftauchen, stellen eine willkürliche Benachteiligung des Versicherten dar. Sie lassen sich nach Überzeugung des Verf. mit der Verpflichtung des Gutachters zur Neutralität nicht vereinbaren und widersprechen seinen Berufspflichten als Arzt.

3.3.2
Berufliche und audiologische Anamnese

Sie beginnt mit dem *beruflichen Werdegang* des Probanden einschließlich der Ausbildungszeit. Die Aktenangaben hierzu sollte sich der Gutachter soweit einprägen, daß er die mündliche Befragung auf individuelle Ergänzungen beschränken kann. Der Gutachtenproband wird auch besser kooperieren, wenn er merkt, daß sich der Gutachter mit seiner Vorgeschichte und den Akteninhalten beschäftigt hat.

Nacheinander werden
- Dauer, Art und subjektive Erheblichkeit der Lärmexposition,
- Benutzung von Gehörschützern,
- Entwicklung der Schwerhörigkeit und ggf. des Tinnitus und
- potentiell zur Gesamtschwerhörigkeit beitragende berufliche Ursachen wie Arbeitsunfälle mit Kopf- oder Ohrbeteiligung, Explosionstraumen u. dgl.

mit dem Probanden durchgesprochen und synoptisch im Gutachten fixiert.

Lärmexposition

Besondere Beachtung verdienen Widersprüche zwischen der BK-Akte und den Angaben des Probanden hinsichtlich der *Dauer* der lärmbelasteten Tätigkeiten und der *Stärke* des an seinem Arbeitsplatz einwirkenden Lärms. Gewiß sind die Erhebungen des TAD zum orts- oder personenbezogenen Beurteilungspegel des Arbeitslärms unerläßlich für die Beurteilung der haftungsbegründenden Kausalität:
Kein gehörgefährdender Lärm bei der versicherten Tätigkeit = keine BK 2301.
Das bedeutet aber noch nicht, daß der HNO-Gutachter sich diese Angaben kritik- und widerspruchslos zu eigen machen und somit eine etwaige Verneinung der Lärmkausalität während Beschäftigungen, die der GUV-Träger als lärmarm, der Versicherte aber als lärmintensiv bewertet, *allein* auf die Auffassung des GUV-Trägers stützen sollte. Nach den Erfahrungen des Verf. besonders in Streitverfahren haben sich die Aktenangaben der beklagten BGen zum Beurteilungspegel keineswegs immer bestätigt, wenn sie von neutraler Seite wie dem zuständigen Gewerbeaufsichtsamt oder gerichtlich bestellten Lärmsachverständigen nachgeprüft wurden.

Bisweilen gehen BG-Juristen so weit, daß sie dem Gericht nahelegen, es möge dem ärztlichen Sachverständigen jede Äußerung zu den von ihrem TAD in der Verwaltungsakte (BK-Akte) angegebenen Beurteilungspegel – womöglich mit „arbeitstechnischer" Präjudizierung einer nicht gegebenen Gehörgefährlichkeit – untersagen; er habe den TAD-Wert als objektives Beweismittel zu akzeptieren und seiner ärztlichen Beurteilung zugrundezulegen.

Ohnehin sind Lärmmessungen durch den TAD des GUV-Trägers zwangsläufig *Momentaufnahmen* in einem jahre- und jahrzehntelangen, häufiger fluktuierenden als stetigen Geschehen. Änderungen der Anzahl und Art der Arbeitsmittel, des Arbeitsraumes, des Arbeitsplatzes innerhalb eines Lärmbereichs usw. können den L_r-Wert nicht unerheblich beeinflussen, ohne daß dies durch neue Lärmmessungen des TAD in der Akte Erwähnung findet.

Der Versicherte dagegen hat den jeweils aktuellen Lärm jahre- und jahrzehntelang täglich während der Arbeitsschicht erfahren; seine Einschätzung darf daher nicht von vornherein als Zweckbehauptung abgetan werden. Konkrete, detaillierte und plausible Einwände gegen die Lärmbewertung des GUV-Trägers müssen im Gutachten unvoreingenommen diskutiert werden.

Bedauerlicherweise scheint der Proband bei Formblatt-22-Begutachtungen oft garnicht nach seiner eigenen Beurteilung des Arbeitslärms gefragt zu werden, obwohl in Abschn. 2.1 genügend Raum für ergänzende Angaben, auch zur Lärmexposition, gelassen ist.

Lärmmessungen sind auch gegen *innerbetriebliche Manipulationen* nicht gefeit, vor allem wenn sie nach Ankündigung statt überraschend erfolgen. Im allgemeinen werden die Beschäftigten an höheren, der Unternehmer an niedrigeren L_r-Werten interessiert sein. In Lärmbereichen mit vielen Arbeitsgängen und lärmerzeugenden Arbeitsmitteln läßt sich der Lärmpegel relativ einfach nach oben wie nach unten verändern; wer selbst Lärmmessungen vorgenommen oder miterlebt hat, weiß auch von mehr oder weniger pfiffigen Beeinflussungsversuchen zu erzählen.

Ein Beurteilungspegel von 89 statt von 91 dB$_A$ bedeutet, daß der Lärmbereich nicht kennzeichnungspflichtig ist, daß Gehörschützer zwar zur Verfügung gestellt, aber nicht generell getragen werden müssen und ihre Benutzung nicht überwacht zu werden braucht, und vor allem, daß die länger als ein Jahr Exponierten nicht alle 3, sondern nur alle 5 Jahre gemäß G 20 nachuntersucht und für die Dauer dieser Nachuntersuchungen dem Arbeitsprozeß entzogen werden müssen.
83 statt 85 dB$_A$ haben zur Folge, daß betriebliche Lärmminderungsmaßnahmen, die Bereitstellung von Gehörschützern und alle Gehörvorsorgeuntersuchungen entfallen; da jede einzelne G-20-Untersuchung den Unternehmer mindestens DM 200,– kostet [72], dürfte die aus der Differenz von 2 dB resultierende Ersparnis heutzutage sehr interessant sein. Die BG kann bei einem L_r von 83 dB die „arbeitstechnischen Voraussetzungen für eine Lärmschwerhörigkeit" in ihrer Verwaltungsakte für den betreffenden Beschäftigungszeitraum verneinen.

Eine zurückhaltende Bewertung der Aktenangaben zum Beurteilungspegel sei besonders dann empfohlen, wenn diese nur auf *betriebsinternen Lärmmessungen* beruhen, die die BG ungeprüft übernommen hat.

Gehörschädigungsgrenzwert

Arbeitslärm, dessen Beurteilungspegel mit Sicherheit unter 85 dB liegt, kann zwar keinen *lärmbedingten Gehörschaden* (Hörverlust für 3000 Hz über 40 dB) und damit keine u. U. leistungsrechtlich relevante LS verursachen; das bedeutet jedoch nicht, daß unter Lärmeinwirkung zwischen 80 und 85 dB$_A$ keine lärmkausale Hörschwellenverschiebung mehr möglich ist, insbesondere bei bereits vorgeschädigten ÄHZ.

Ein eingetretener Lärmhörverlust kann also auch durch Arbeitslärm mit einem L_r unter der Gehörschadensgrenze noch zunehmen.

Nach den Untersuchungen und Literaturrecherchen von Spreng [96] liegt der untere Grenzwert für bleibende lärmbedingte Hörschwellenverschiebungen sogar bei einem L_r von nur 75 dB.

Zur Abschätzung der tatsächlichen Zahl der Lärmarbeitsjahre müssen selbstverständlich die aktenkundigen *A. U.-Zeiten* abgezogen werden.

Benutzung von Gehörschützern

Das Tragen persönlicher Gehörschutzmittel ist eine zentrale Frage nicht nur der Verhütung, sondern auch der Begutachtung der LS. Theoretisch läßt sich keine BK so sicher und vollständig vermeiden wie gerade diese am häufigsten anerkannte und entschädigte von allen.

Keine LS ist heilbar. Jede LS ist vermeidbar; vorausgesetzt, daß

- betriebliche Lärmminderung im Rahmen des Möglichen realisiert und
- persönlicher Gehörschutz konsequent durchgesetzt wird;
- an den wenigen Lärmarbeitsplätzen, wo arbeitstechnische oder Sicherheitsgründe die Benutzung von Gehörschutzmitteln nicht zulassen, ebenso konsequent kein Versicherter beschäftigt wird, der aufgrund der G-20-Befunde (Hörverlustermittlung bei jährlichen Nachuntersuchungen) der kleinen Minorität der Exponierten mit besonders lärmempfindlichen Innenohrweichteilen zugerechnet werden muß.

Wie die Zahl der jährlichen LS-Verdachtsanzeigen, -Neuanerkennungen und neuen Lärmrenten in den Jahrzehnten seit Inkrafttreten der VBGen 100 „Arbeitsmedizinische Vorsorge" und 121 „Lärm" belegt, haben sich diese essentiellen Vorbedingungen der Primärprävention nur partiell realisieren lassen. Der Anteil der Lärmarbeiter, die Gehörschützer tragen, ist schwer abzuschätzen; dem Verf. sind Angaben von ca. 60 % bekannt.

Leider besagen auch bejahende Probandenangaben und Akteneinträge nicht, daß die Gehörschützerbenutzung tatsächlich *während der gesamten Expositionsjahre sachgerecht und ganzschichtig* erfolgt ist, daß also kein haarzellgefährdender Arbeitslärm an die Innenohren gelangt sein kann.

Hauptursachen von Gehörschäden unter Gehörschutz:

- Zur *Beobachtung von Arbeitsgeräuschen oder zur sprachlichen Verständigung* werden Kapselgehörschützer zeitweise abgesetzt und Gehörschutzstöpsel aus dem Gehörgang herausgezogen. Das kann einen wirksamen Schutz relativ rasch zunichte machen; beträgt der Lärmpegel beispielsweise 100 dB, so genügen schon 60 Minuten pro Schicht ohne Gehörschutz für einen innenohrbezogenen Beurteilungspegel von 91 dB, d. h. für einen Wert eindeutig im gehörgefährdenden Bereich [72].
- Um unter Gehörschutz mehr und besser hören zu können, werden Gehörschutzstöpsel nur locker vor den Gehörgang gelegt statt vorschriftsmäßig eingeführt und Kapselgehörschützer durch gewaltsames Aufbiegen des Bügels, Perforieren der Kapseln usw. undicht gemacht [73]. Zu solchen *die LS-Verhütung konterkarierenden Maßnahmen der Exponierten* trägt sicher eine gutgemeinte, jedoch im Endeffekt schädliche *Überprotektion* bei; denn sie veranlaßt den Lärmarbeiter, der vorübergehenden Erhaltung einer beschränkten lautsprachlichen Kommunikation, Arbeitsgeräusch-Beurteilung und Signalwahrnehmung den Vorrang vor der dauernden Erhaltung seines Gehörs zu geben.

> Zur Innenohrerkrankung durch Lärm kann also auch die Unkenntnis oder Nichtbeachtung der *wichtigsten Maxime für die Dimensionierung persönlicher Gehörschutzmittel* beitragen: *So wenig Schalldämmung wie nötig – die allerdings muß gewährleistet sein.*

Oft differieren die im Labor gemessenen *Schalldämmwerte von Gehörschützern* erheblich von denen beim praktischen Gebrauch. Berger [8] hat Unterschiede zwischen den Dämmwerten unter Laborbedingungen und am Arbeitsplatz bei Gehörschutzstöpseln von 18 dB (32 vs. 14 dB) bis zu 26 dB (28 vs. 2 dB) und bei Kapselgehörschützern von 7 dB (35 vs. 18 dB) bis zu 18 dB (25 vs. 7 dB) festgestellt. Die Laborwerte bedeuten mithin im Einzelfall keinen ausreichenden Lärmschutz für das Innenohr.

Folgerung für die Zusammenhangsbeurteilung im Gutachten

- Eine Hörverlustprogression während Lärmarbeitsjahren mit (angeblich) getragenem Gehörschutz spricht a priori nicht gegen deren Lärmkausalität; es sei denn, die Zunahme ist mit dem audiologischen Muster der Lärmhörschädigung nicht vereinbar (z. B. Hinzutritt einer Schalleitungsstörung oder, bei konstantem Hochton-Mitteltonverlust, eines sensorineuralen Tieftonhörverlustes).
- Wenn jedoch, wie es für das Fortschreiten der LS typisch ist, der Hochton-Mitteltonverlust zugenommen oder sich in Richtung untere Frequenzen ausgedehnt hat, ist die von manchen Gutachtern gezogene Folgerung „Hörverlustzunahme unter Gehörschutz eingetreten, also nicht lärmbedingt", womöglich mit der Konsequenz der gänzlichen Negierung einer LS, eine vor-

schnelle, nicht oder zumindest nicht ausreichend begründbare Vermutung, die als gutachtliche Aussage einseitig den Berufserkrankten benachteiligt.

Zeitliche Entwicklung der Schwerhörigkeit und Ohrgeräusche

> Der *unmittelbare zeitliche Zusammenhang zwischen gehörgefährdender Lärmexposition und Hörverschlechterung* stellt nach der geltenden, wohlbegründeten wissenschaftlichen Lehrmeinung die conditio sine qua non für die Wahrscheinlichkeit des *kausalen Zusammenhangs* und damit für die Annahme einer LS dar. Das Gleiche ist für einen LS-assoziierten *Tinnitus* als fakultatives Epiphänomen der lärmkausalen Haarzell-Läsion zu fordern.

Die LS beginnt schleichend und für Menschen, die keine besonderen Ansprüche an die lautsprachliche Kommunikation stellen, nahezu unmerklich. Daher können die Aktenangaben und mündlichen Aussagen, wann das Nachlassen des Gehörs subjektiv aufgefallen ist, um 5 oder mehr Jahre differieren, ohne daß dies gegen die Glaubwürdigkeit des Erkrankten spricht.

Vage Eintragungen im Gutachten wie „seit Jahren zunehmend schwerhörig" sind kaum mehr als Floskeln. Wenn GUV-Träger oder Gericht beispielsweise in einem der sehr häufigen Erkrankungsfälle mit stützender MdE (41,4 bis 60,9 % aller neuen Lärmrenten laut „BK DOK" 1978–93) die retrospektive zeitliche Staffelung der LS-bedingten MdE benötigen, muß wenigstens versucht werden, den Beginn einer MdE von 10 v. H. näherungsweise zu datieren.

Einige *gezielte Fragen* erfordern wenig Zeit und geben viel Information:

Seit wann ungefähr

- wird Flüstern nur noch am Ohr gehört?
- werden Haus- oder Telefonklingel überhört?
- klagt die Familie über häufiges Nachfragen „wie bitte?" oder Nicht-Reagieren und zu laut eingestellten Fernseher?
- wird Sprache bei Betriebsbesprechungen, Vorträgen, Gottesdienstbesuchen, Gesprächen im Familienkreis usw. schlecht verstanden?

Und vor allem:

- Seit wann wird *Unterhaltungssprache aus Zimmerentfernung* nicht mehr verstanden und
- wann hat die Schwerhörigkeit ihr derzeitiges Ausmaß erreicht?

Wenn das BK-Verfahren erst nach jahrzehntelanger Lärmtätigkeit, aber vor deren Beendigung eingeleitet wird, unterstellen manche bevorzugten BG-Gutachter eine „*Sättigung*" *des Lärmhörverlustes*, d.h., daß er nach etwa 20 Jahren Lärmarbeit trotz unverändert fortgesetzter gehörschädigender Lärmeinwirkung stationär bleibe und spätere Hörverschlechterungen folglich nicht lärmkausal seien. Eine definitive Sättigung gibt es jedoch höchstwahrscheinlich nicht; richtig ist nur, daß die LS *im Spätstadium immer langsamer fortschreitet*.

Gegen eine gesetzmäßige Sättigung sprechen:

- das Datenmaterial, das der für die Relationen zwischen Lärmeinwirkung und Hörschwellenverschiebung maßgebenden internationalen Norm ISO 1999 [48] zugrundeliegt: Es belegt die Progression lärmkausaler Hörverluste noch im 4. Jahrzehnt der Lärmeinwirkung;
- die jährlichen Neuberentungen wegen LS: In ca. 20–50 % ist die LS erst im 4. oder sogar 5. Lärmarbeitsjahrzehnt so weit fortgeschritten, daß sie ein rentenberechtigendes Ausmaß erreicht („BK DOK" 1984–1993).

> Es ist also nicht gerechtfertigt, bei *lärmschadenskompatibler Spätprogression* deren Lärmkausalität mit der Sättigungshypothese zu bestreiten, daraus einen schicksalsmäßigen Schwerhörigkeitsanteil zu deduzieren, diesen von der Gesamtschwerhörigkeit abzuziehen und damit am Ende womöglich die Schätzung einer nicht rentenberechtigenden LS-bedingten MdE zu begründen.

Dagegen ist kritischste Zurückhaltung geboten, wenn ein ehemaliger Lärmarbeiter, sein Rechtsbeistand oder seine behandelnden Ärzte das BK-Verfahren erst Jahre *nach dem Ende der Lärmexposition* in Gang gesetzt haben. Die LS kann sich – im Gegensatz zu manchen anderen BKen – *nach dem Ende der gefährdenden Einwirkung nicht mehr verschlimmern*; auch dies ist gefestigte wissenschaftliche Erkenntnis, scheint allerdings manchen Rechtsbevollmächtigten von Lärmrentenbewerbern nicht bekannt zu sein.

Gelegentlich kommt es in den ersten Monaten nach dem Ausscheiden aus der Lärmarbeit sogar zu einer geringfügigen Rückbildung der Hörverluste, wie Lang [55] schon vor 30 Jahren bei der Nachuntersuchung von Kesselschmieden festgestellt hat. Nach den Erfahrungen des Verf. erreicht eine solche Verminderung der Hörschwellen-Verschiebungen allerdings kein versicherungsrechtlich erhebliches Ausmaß.

Begreiflicherweise fällt eine Schwerhörigkeit nach dem Wechsel vom Lärmarbeitsplatz ins ruhigere Milieu der lärmfreien Tätigkeit oder des häuslichen Lebens vermehrt auf. Die Gewöhnung daran dürfte jedoch spätestens nach etwa einem halben Jahr eingetreten sein. Dann hat auch die LS ihren definitiven Schweregrad erreicht und kann quantifiziert werden.

> Falls die Hörverschlechterung jedoch erst Jahre nach Beendigung der lärmbelasteten Tätigkeit geltend gemacht worden ist und zum BK-Verfahren geführt hat, spricht das nachdrücklich für einen *nicht berücksichtigungsfähigen Nachschaden* zumindest als Mitursache (s. auch Abschn. 4.3.4 des K.M.).

Maßgebend für die Quantifizierung der LS ist dann das letzte während der Lärmarbeitszeit aufgenommene Audiogramm, hilfsweise der letzte G-20-Hörtest.

Nur wenn das bei der Begutachtung erstellte Tonaudiogramm mit diesem übereinstimmt, können die gutachtlichen Hörbefunde einschließlich des Sprachaudiogramms (soweit sie nicht LS-inkompatibel sind) der Quantifizierung der LS zugrunde gelegt werden.

Hat der Hörverlust jedoch postexpositionell zugenommen, so sind die bei der Begutachtung ermittelten Hörverlustwerte um diese Zunahme zu vermindern; lediglich die verbleibenden *und* LS-kompatiblen Hörverluste dürfen zur Anerkennung als BK-Folge vorgeschlagen werden und kommen für die MdE-Schätzung in Betracht.

Ohrgeräusche, die als Folge der Haarzellschädigung durch Lärm angesehen werden können, beginnen – so hat es jedenfalls die Mehrzahl der Gutachtenprobanden des Verf. geschildert – als *Nachdröhnen des Arbeitslärms* nach der Schicht, gehen dann in ein zunächst zeitweiliges Pfeifen, Zischen oder ähnliche hochfrequente Hörsensationen über und werden schließlich zum Dauertinnitus, der in ruhiger Umgebung belästigen kann, am Arbeitsplatz aber nicht oder nur ganz schwach wahrzunehmen ist.

> Entwickelt sich der Tinnitus erst *Jahre nach Expositionsende* und gewinnt er erst dann eigenständigen Krankheitswert, so ist ein Zusammenhang mit der Innenohrerkrankung durch Lärm nach Überzeugung des Verf. wenig wahrscheinlich und mit dem heutigen Erkenntnisstand von der Pathophysiologie der LS nicht zu begründen.

Zusätzliche berufliche Ursachen

Das Arbeitsunfähigkeitsverzeichnis altgedienter Lärmarbeiter enthält nicht selten Arbeitsunfälle (einschließlich Wegeunfälle) mit Kopf-Ohr-Beteiligung, Explosionstraumen, schweren Knalltraumen oder ähnlichen potentiell innenohrschädigenden Ereignissen. Sie können als additive Schwerhörigkeitsursachen Verlauf und Schweregrad einer LS beeinflussen.

Zur Abklärung sollte festgestellt werden, ob zusätzlich zum D-Arztverfahren das für solche Unfälle vorgeschriebene *HNO-Verletzungsverfahren* eingeleitet worden war; es gehört selbstverständlich in die BK-Akte. Ist es unterlassen worden, so hat der GUV-Träger etwa resultierende Unklarheiten zu verantworten; dem Berufserkrankten darf daraus kein Nachteil für die gutachtliche Beurteilung seiner Schwerhörigkeit erwachsen. Die im HNO-Bericht enthaltenen Befunde, insbesondere natürlich ein nach dem Unfall aufgenommenes Tonaudiogramm, sind im Gutachten zu berücksichtigen.

Fehlen entsprechende Aktenunterlagen, so frage man den Probanden beiläufig, ob das Gehör nach dem Ereignis deutlich schlechter gewesen ist als zuvor oder ob die Hörminderung nach Wiederaufnahme der Lärmarbeit merklich rascher fortgeschritten ist als in den Jahren vor dem Unfall. Jedes suggestive Hineinfragen solcher zeitlichen Zusammenhänge ist selbstverständlich zu vermeiden.

Die *zeitlichen Relationen* zwischen potentiellen beruflichen Mitursachen und LS-Entwicklung sollten aufgrund der Aktenlage und der mündlichen Angaben des Probanden *schon im ersten LS-Gutachten* und so klar wie möglich dargelegt werden.

! Nur so lassen sich die oft diffizilen kausalgenetischen Erwägungen auf glaubwürdige anamnestische Angaben gründen. *Nach* dem Feststellungsverfahren ist mit Unstimmigkeiten durch nachgeschobene Argumente im Widerspruchs- oder Streitverfahren zu rechnen.

Ein frühzeitiges, ausführliches Gutachten in freier Form liegt somit auch bei einer zu vermutenden Kombination von Berufsunfall- und Berufskrankheitsfolgen gleichermaßen im Interesse des Versicherten und des Versicherungsträgers.

4
Geklagte Beschwerden

Soll die Befragung zum aktuellen Beschwerdebild keine Formsache sein, muß sie vor allem die für die gutachtliche Beurteilung relevanten Angaben erfassen:

- Auf beiden Ohren schwerhörig? Gleich stark oder auf welchem mehr?
- Wie wird Unterhaltungssprache in ruhiger Umgebung verstanden? Aus Zimmerentfernung? Nur noch über einen Tisch hinweg?
- Wie ist das Sprachverstehen bei Nebengeräuschen und Gruppengesprächen? Wird die Sprache dann nur noch gehört oder auch noch verstanden? Aus welcher Entfernung ungefähr?
- Kann Vorträgen (z. B. bei Fortbildung, Meisterkursen usw.) gefolgt werden?
- Oder strengt das konzentrierte Hinhören so an, daß bald nichts mehr begriffen wird?
- Beschweren sich die Angehörigen über zu lautes Einstellen des Fernsehers?
- Ohrgeräusche? Wenn ja, welchen Klangcharakters? Pfeifen, Zirpen, Singen, Zischen und dergleichen? Oder mehr dunkles Rauschen?
- Einschlaf- und Durchschlafstörungen? (Keine Verursachung von Schlafstörungen durch Tinnitus in den Probanden „hineinfragen"!)
- Werden die Ohrgeräusche ständig wahrgenommen oder nur in ruhiger Umgebung (z. B. im Schlafzimmer)?
- Gleichgewichtsstörungen und Schwindel? Unbestimmt oder mit Scheinbewegungen der Umgebung wie Dreh-, Schwank-, Liftschwindel?

Ergänzend:

- Welche Art von Gehörschutz wurde bzw. wird benutzt?
- Wurde er gut vertragen oder machte er Beschwerden? Welche?
- Mußte er zeitweilig weggelassen werden? Warum?
- Sonstige Beschwerden auf dem HNO-Gebiet?

5
Befunderhebung

Bei Otorrhöe, Verdacht auf Mittelohrentzündungen in der Anamnese oder bei Unverträglichkeit von Gehörschutzstöpseln ist selbstverständlich die *Ohrmikro-*

skopie indiziert. Im übrigen sollte die klinische HNO-Untersuchung jedoch auf das für den Gutachtenauftrag Notwendige beschränkt werden.

Plath [79] hat mit Recht darauf hingewiesen, daß audioelektroenzephalographische, vestibulometrische und Röntgenuntersuchungen nur aus konkretem Anlaß, nicht aber routinemäßig zum Untersuchungsumfang gehören. Sie sind z. B. bei seitendifferentem Hörverlust und stärkerer retrokochleärer Komponente auf dem schlechteren Ohr angezeigt, aber auch zur Abklärung einer binauralen psychoakustischen retrokochleären Teilsymptomatik.

Zur Routine gehören dagegen *Impedanzmessungen am Trommelfell* einschließlich der *Stapediusreflex-Registrierung*, wann immer der Trommelfellbefund es zuläßt. Die manuelle dB-Einstellung und die Beobachtung des Reflexverhaltens durch den Arzt liefern mehr Informationen als automatisch registrierende Geräte.

Audiometrisches Testprogramm. Bei der *Schwellenaudiometrie* sollte aus Qualitätsgründen, ebenso wie bei der Ergänzungsuntersuchung nach dem G 20, die Norm DIN ISO 8253 Teil 1 „Grundlegende Verfahren der Luft- und Knochenleitungs-Schwellenaudiometrie mit reinen Tönen" eingehalten werden; Kernstück ist Abs. 2 auf S. 7, wonach im verkürzten Verfahren jede Schwelle *zweimal* auf- und absteigend aufgesucht werden muß.

Die *subjektiven überschwelligen Tests* haben dank der BERA, TEOAE- und Impedanzdiagnostik sehr an Bedeutung verloren.

Bei der *sprachaudiometrischen Untersuchung* sind die Vorgaben des K. M. in Abschn. 3.6 – Zahlenverständlichkeit in 5-dB-Stufen, Einsilber in 10-dB-Stufen mit ganzen Gruppen prüfen – unbedingt einzuhalten.

6
Beurteilung – Auswertung der audiologischen Befunde

6.1
Art der Schwerhörigkeit

6.1.1
Abgrenzung von Schalleitungsanteilen

Die auch bei rein sensorineuraler Schwerhörigkeit gewohnten, meist im Meßunsicherheitsbereich liegenden Knochen-Luftleitungs-Differenzen sind für die klinisch-diagnostische Audiometrie kaum von Bedeutung. In der vorwiegend quantitativ orientierten Gutachten-Audiometrie können sie jedoch in Grenzfällen gravierende leistungsrechtliche Auswirkungen haben.

Hier dürfen die *Knochenleitungswerte* deshalb *erst nach Objektivierung einer Schalleitungsstörung* an Stelle der Luftleitungs-Hörschwellen als *Maß des sensorineuralen Hörverlustes* gewertet werden, insbesondere wenn sie nur bis zu 10 dB besser liegen.

Ein annähernd normales Tympanogramm *und* ein auf der gleichen Seite ableitbarer Stapediusreflex schließen eine Schalleitungsstörung des Sondenohres praktisch mit Sicherheit aus.

! Die Gründe für die *weitaus geringere Zuverlässigkeit der Knochenleitungs- als der Luftleitungsmessung* liegen in technischen Änderungen, denen die Tonaudiometer (nach Ansicht des Verf.: bedauerlicherweise) aus internationalen normungsrechtlichen Zwängen in den letzten Jahren unterzogen worden sind:

Seit die früheren, großflächig aufliegenden, von erfahrenen Mitarbeitern der Audiometerhersteller psychoakustisch kalibrierten Knochenleitungshörer anfangs der 90er Jahre gemäß DIN EN 60645-1 („Audiometer. Teil 1: Reintonaudiometer", Abschn. 9.2.1) endgültig durch Knochenleitungshörer mit einer kreisförmigen Kontaktfläche von 175 mm² ± 25 mm² ersetzt werden mußten, ist zwar für den Hersteller eine zuverlässige objektive Kalibrierung möglich (und obligat), für den Anwender in Klinik und Praxis jedoch eine exakte Hörschwellenbestimmung über Knochenleitung am Patienten problematisch geworden; eine Erfahrung, die in den U.S.A., Dänemark, Holland und anderen Ländern schon länger gemacht worden war. In Deutschland hat dies u. a. zu zahlreichen Protesten und Rückfragen niedergelassener Fachkollegen geführt.

> *Eine schlechtere Luft- als Knochenleitungs-Hörschwelle ist erst ab einer Differenz von ca. 20 dB als Hinweis auf einen Mittelohrschaden signifikant;* die Bedeutung der Knochenleitungsprüfung für den Nachweis oder Ausschluß einer Schalleitungsstörung nimmt also ab, die der Impedanzmessungen nimmt zu [82a].

Im G 20, der auch für den in die arbeitsmedizinische Gehörvorsorge involvierten HNO-Facharzt gilt, wird dieser begrenzten Aussagefähigkeit von Knochenleitungs-Hörverlusten bereits seit den 80er Jahren Rechnung getragen: Erst bei Luft-Knochenleitungs-Differenzen von *mehr als 10 dB in mehr als einer Frequenz* ist eine Schalleitungsstörung in Betracht zu ziehen, und nur dann sind die Knochenleitungsschwellen für die arbeitsmedizinische Beurteilung maßgebend.

Folgerung für die *Begutachtung der Lärmschwerhörigkeit*: Ohne objektiv nachgewiesene Schalleitungsstörung sollten grundsätzlich die *Luftleitungsschwellen* der Quantifizierung des sensorineuralen Hörverlustes zugrunde gelegt werden.

6.1.2
Abgrenzung neuraler (retrokochleärer) Schwerhörigkeitsanteile

Bei kaum einer anderen Einzelfrage der LS-Begutachtung wird zum Nachteil des Berufserkrankten mit so fragwürdigen Argumenten operiert wie bei der Differenzierung zwischen Haarzell- und Hörnervenschaden. Die Tendenz geht dahin, im BK-Feststellungsverfahren psychoakustische (subjektive) Hinweise auf einen Hörnervenschaden als ausschlaggebendes Indiz einer nicht oder nur partiell lärmkausalen Schwerhörigkeit zu interpretieren, entsprechende Abzüge von der audiometrierten Schwerhörigkeit vorzunehmen – womöglich bis kein entschädigungspflichtiger Lärmanteil verbleibt – oder eine LS überhaupt zu verneinen; selbst dann, wenn Anamnese, Beschwerdebild, Ton- und Sprachaudiogramm durchaus für eine LS sprechen.

Begründet wird eine solche Beurteilung vor allem mit einem negativen oder nicht lehrbuchmäßig positiven SISI-Test und einem sog. Gangliontyp des Geräuschaudiogramms.

Zur Validität des SISI-Tests

Ein *positiver SISI-Test* ist bei beidseitiger sensorineuraler Schwerhörigkeit (außer im Falle besonders raffinierter, eigens antrainierter Aggravation) zwar so gut wie beweisend für eine Innenohr-Haarzellschwerhörigkeit – bekanntlich die häufigste Schwerhörigkeitsart überhaupt und folglich auch nicht pathognomonisch für einen Lärmschaden; ein *negativer SISI-Test* reicht aber nicht aus, um einen überwiegenden Haarzellschaden in Frage zu stellen und stattdessen eine Hörnervenschwerhörigkeit als wesentliche Mitursache anzunehmen.

J. Jerger, der als Erfinder des SISI-Tests gilt, hat selbst vor der Differenzierung zwischen kochleärer und retrokochleärer Schwerhörigkeit nur aufgrund seines Tests gewarnt [50, 51].

Seine *begrenzte Zuverlässigkeit* für den Nachweis einer retrokochleären Störung und damit gerade für die Infragestellung einer Haarzellschädigung bei LS-Gutachtenprobanden wird im neuesten Fachschrifttum bestätigt; Untersuchungen in der Univ.-HNO-Klinik Münster an einem größeren Versichertenkollektiv zeigen, „daß der negative SISI-Test im Lärmgutachten häufiger durch Aggravation als durch eine retrocochleäre Störung hervorgerufen wird und daß die Aussagekraft dieser Methode bei negativem Testergebnis somit deutlich eingeschränkt ist" [62].

Dabei muß keineswegs immer Kooperationsunwilligkeit des Probanden oder gar Aggravation die Ursache des formal negativen Testausfalls sein. Denn ein positiver SISI-Test erfordert nicht nur ein verfeinertes Lautstärke-Unterscheidungsvermögen, sondern auch die minutenlange Konzentration auf eben wahrnehmbare, kurzzeitige Lautstärkeerhöhungen eines Dauertones; gerade damit aber tun sich viele ältere Lärmarbeiter erfahrungsgemäß schwer.

Geräuschaudiometrie

Hier gelten ähnliche Einschränkungen wie für den SISI-Test. Das vor einem halben Jahrhundert erstmals vorgestellte Verfahren [56] war für die Verwendung eines gleichmäßig verdeckenden Breitbandrauschens konzipiert worden. Aus einem solchen Geräusch lassen sich vor allem die bei der LS betroffenen höheren Töne an der Mithörschwelle (dem „Klartonpunkt") gut heraushören. Die meisten heutigen Audiometer erzeugen aber nur die für Vertäubungszwecke bevorzugten Schmalbandgeräusche (gemäß DIN EN 45 645-1 Abschn. 6.3.1).

Diese nehmen, wovon sich jeder Untersucher an seinem Audiometer überzeugen kann, *mit zunehmender Frequenz zunehmend tonalen Charakter an*; d.h. sie werden den Prüftönen, die der LS-Proband vom Geräusch separieren soll, immer ähnlicher.

Da aber die Schädigung der ÄHZ bekanntlich das Frequenzunterscheidungsvermögen reduziert [34, 86–88], wird das Erkennen des Tones im tonähnlichen Geräusch erschwert. Daraus können dann erhöhte Mithörschwellen für Töne, daraus ein Ausweichen der Kurve der Mithörschwellen im Geräusch (der sog. geräuschaudiometrischen Kurve), also ein (scheinbarer) Gangliontyp des Geräuschaudiogramms, und daraus die irrige Diagnose einer retrokochleären Schwerhörigkeit oder Schwerhörigkeitskomponente resultieren.

Differentialdiagnostische Folgerungen

Falls der SISI-Test oder das Geräuschaudiogramm oder beide nicht für einen Haarzellschaden sprechen,

- muß die Klärung durch *objektive hörphysiologische Tests* erfolgen (Impedanzmessungen mit Stapediusreflexprüfung auf Metz-Recruitment *und* BERA; TEOAE),
- darf aber keineswegs vorschnell (zugunsten des auftraggebenden GUV-Trägers und zu Ungunsten des erkrankten Versicherten) die fragwürdige Diagnose einer retrokochleären, nicht oder nur partiell lärmkausalen Schwerhörigkeit gestellt werden.

Davon abgesehen spricht eine retrokochleäre *Schwerhörigkeitskomponente* noch nicht gegen Lärmkausalität. Denn zum pathologisch-anatomischen Substrat der LS gehören nicht nur mehr oder weniger ausgedehnte Haarzellverluste, sondern auch eine Degeneration der von den geschädigten Sinneszellarealen ausgehenden Hörnervenfasern bis hin zum Ganglion spirale [24, 36, 82, 85, 89, 95].

Schwerhörigkeitsgrad und MdE-Schätzung orientieren sich an den Tongehörverlusten und am Sprachverstehen; ein Abzug mit seinen versicherungsrechtlichen Folgen setzt also ohnehin voraus, daß die retrokochleäre Komponente

- eine zusätzliche, *abgrenzbare* Hörschwellenverschiebung bewirkt hat und
- die Einsilberdiskrimination deutlich stärker herabsetzt, als innenohrbedingte Hochton-Mittelton-Verluste das erfahrungsgemäß tun.

Von den Hörnervenfasern können bekanntlich bis zu 50 % ausgefallen sein, *ohne daß die Hörschwellen abwandern* [69 a].

Nicht einmal Akustikusneurinome gehen in jedem Fall mit einer Verschiebung der Tonhörschwellen einher, auch nicht bei bereits suspekten Stapediusreflex- und BERA-Befunden [97].

Im *Sprachaudiogramm* wird bei Lärmschwerhörigkeiten bis zu einem (seltenen) mittleren Grad praktisch regelmäßig eine Einsilberdiskrimination von über 80 % bei Sprachpegeln von 90 und 100 dB erreicht. Neurale Schwerhörigkeiten fallen dagegen durch eine flache oder wieder absinkende Einsilberkurve und ein weites Auseinanderklaffen von Zahlen- und Einsilberkurve auf [59].

Gutachtliche Konsequenz

> Erst wenn ein sonst LS-kompatibles audiologisches Befundmuster mit einer Kombination von
> - objektiv nachgewiesener, *überwiegend* retrokochleärer Störung *und*
> - mit dem Tonaudiogramm nicht erklärbarer, *extrem schlechter Einsilberdiskrimination*
>
> einhergeht, sind Abzüge eines nicht lärmkausalen Schwerhörigkeitsanteils oder die Verneinung einer Innenohrerkrankung durch Lärm als wesentliche Bedingung der zu begutachtenden Schwerhörigkeit gerechtfertigt.

Die gängige Praxis nicht weniger Gutachter, quasi automatisch bei jedem fraglichen SISI-Test und Geräuschaudiogramm einen quantitativ undefinierten, meist willkürlich bemessenen Abzug als nicht lärmkausal vorzunehmen, ist medizinisch-wissenschaftlich nicht oder unzureichend begründet, damit auch juristisch fragwürdig und nach Überzeugung des Verf. mit der Verpflichtung des Gutachters zur Unparteilichkeit unvereinbar.

6.1.3
Fraglich lärmkausale Hörkurvenverläufe

Seitendifferente Hörverluste

Die LS ist im wesentlichen seitengleich ausgeprägt, aber nicht streng symmetrisch. Oft weist das linke Ohr etwas stärkere Hörverluste als das rechte auf (s. Niemeyer [68]).

Seitendifferente Lärmeinwirkungen werden als Ursache seitendifferenter Hörverluste überschätzt [71, 74, 94].

Baldus und Wittgens [5] haben vorgeschlagen, auf dem schlechteren Ohr Abzüge als nicht lärmkausal erst vorzunehmen, wenn die Tonhörverluste in mindesten zwei Frequenzen um ≥ 20 dB, die sprachaudiometrischen Hörverluste nach der B.-R.-Tabelle um ≥ 20 % differieren *und* ein „qualitativer Bruch" des Befundbildes aufkommt wie ein einseitiger starker Tieftonverlust und/oder einseitig fehlende Recruitment-Äquivalente.

Diese auf der Auswertung von 884 BK-2301-Verfahren beruhenden Empfehlungen sollten weiterhin als Beurteilungsgrundlage dienen; die Praxis mancher Gutachter, in jedem Fall nur den Hörverlust des besseren Ohres zum Maß der beidseitigen LS zu machen, ist eine weitere meist unbegründete, einseitige Benachteiligung des Berufserkrankten.

Tiefton-Hörverluste

Sie gehören nicht zum klassischen Bild der LS, können aber wahrscheinlich durch kombinierte Lärm-Infraschall-Einwirkung verursacht werden [68, 96] und stellen dann eine Variante der LS dar.

> Bei *Untertage-Bergarbeitern* ist die Einbeziehung der unteren Frequenzen in den Hörverlustbereich aufgrund der Untersuchungen von Hülse und Partsch [42] und Bründel und Hartung [14] wohl als gesicherte BK-Folge anzusehen.

Für die Bejahung einer wahrscheinlichen Lärmgenese zusätzlicher Tieftonverluste wird man selbstverständlich fordern müssen, daß sie sich *während nachgewiesener kombinierter Lärm-Vibrations-Exposition* entwickelt haben.

Ist der Hochton-Mittelton-Hörverlust wahrscheinlich lärmkausal, der Tieftonverlust aber nicht, stellt sich die Frage der näherungsweisen Abgrenzung von beruflichen und außerberuflichen Schwerhörigkeitsanteilen. Eine schematische Alles- oder Nichts-Entscheidung würde unsere Kenntnisse von der LS nicht adäquat ausnutzen. Vielmehr scheint es vertretbar, die Hörschwellenverschiebungen unterhalb von 1500 Hz auf 10–20 dB, in schwereren Fällen unterhalb von 1000 Hz auf 20 dB zu reduzieren, den sprachaudiometrischen Hörverlust für Zahlen dementsprechend mit 20 dB, maximal mit 25 dB anzunehmen und den danach verbleibenden Schwerhörigkeitsgrad zur Anerkennung als BK-Folge vorzuschlagen.

Fehlende Hochtonsenke („c^5-Senke")

Die ÄHZ-Degeneration beginnt bei der Innenohrerkrankung durch Lärm meistens zirkumskript ca. 10–15 mm vom basalen Ende des Cortischen Organs, wo die Frequenzen von 3–6 kHz verarbeitet werden; dieser organpathologische Befund bedingt die Hochtonsenke.

Die Senke liegt bei jugendlichen Exponierten öfter bei 6 als bei 4 kHz [3], bei der Audiometrie in 1-kHz- statt in Halboktav-Abständen generell am häufigsten bei 5 und 6 kHz, *am seltensten bei 4 kHz* (s. [93]); die obsolete „c^5-Senke" sollte wenigstens aus dem Sprachgebrauch unseres Faches und aus HNO-Gutachten verschwinden. Wenn sich im weiteren Erkrankungsverlauf die Degenerationszone der Haarzellen zum basalen Ende des Corti-Organs und zur Mittelwindung ausgedehnt hat, zeigt die Hörkurve statt der Senke einen stufenförmigen Abfall; zunächst zwischen mittleren und hohen, später in den mittleren Frequenzen (s. Abb. 1). Die anfängliche Senke geht also in der breiten Hörverlustzone oberhalb des Kurvenabfalls auf; im konventionellen Schwellenaudiogramm ist sie dann nicht mehr erkennbar.

Etwaige Residuen von Hochtonsenken können zwischen den Meßfrequenzen 3, 4, 6 und 8 kHz liegen; schon statistisch ist das weitaus wahrscheinlicher, als daß ihr Maximum mit einer dieser Testfrequenzen zusammenfällt.

> *Folgerung für die Kausalitätsbeurteilung:* Eine „fehlende c^5-Senke" spricht bei sonst LS-kompatibler Anamnese und Befundkonstellation in keiner Weise gegen die Lärmgenese einer Hochton-Mittelton-Schwerhörigkeit in dem Stadium, in dem sie meistens zur Begutachtung ansteht.

6.2
Schwerhörigkeitsgrad und MdE-Schätzung

Der zweite Hautpgrund für Widerspruchs- und Streitverfahren ist die nach Meinung des an LS Erkrankten zu niedrige Einstufung seiner Hörbehinderung. Besonders trifft das für (tabellarisch) geringgradige Schwerhörigkeiten und Fälle mit stützender MdE zu, bei denen es um eine meßbare LS-MdE von 10 oder 15 v. H. geht.

Der Wortlaut des K. M. zur graduellen Abstufung der LS ist in sich widersprüchlich: Einerseits wird der Gutachter auf die sozialgesetzliche Definition der MdE und das Verbot der schematischen MdE-Festsetzung bzw. -Schätzung aufgrund der im Merkblatt enthaltenen Tabellen verwiesen („*dürfen ... nicht*", s. S. 11), andererseits strikt („*ist ... zu*", im folgenden Satz) zur dezidierten Berechnung von prozentualem Hörverlust und MdE-Vorschlag anhand eben dieser Tabellen angehalten.

> Die Praxis lehrt, daß von den meisten Gutachtern, BGen und Sozialgerichten der bequemen tabellarischen MdE-Festsetzung der Vorzug gegeben wird, zumal sich diese mit dem Pseudo-Argument der „Gleichbehandlung der Versicherten" bei medizinischen Laien und mit den Besonderheiten der LS nicht vertrauten Ärzten trefflich verteidigen läßt.

Die Berücksichtigung des Anteils der Erwerbsmöglichkeiten, der dem Berufserkrankten infolge seiner LS bei realistischer Beurteilung verschlossen ist, und damit die definitionsgerechte MdE-Bemessung, bleibt gegen das Zahlenwerk des K. M. auf der Strecke; allerdings glücklicherweise keineswegs bei allen Sozial- und Landessozialgerichten und nur in einem Teil der die LS betreffenden BSG-Urteile.

6.2.1
Tabellarische MdE-Berechnung

Laut K. M. ist der Ermittlung des prozentualen Hörverlustes, damit des Schwerhörigkeitsgrades und der MdE maßgebend das *Sprachaudiogramm* zugrundezulegen, und zwar unter ausschließlicher Benutzung der Boenninghaus-Röser-Tabelle für den prozentualen Hörverlust aus dem Sprachaudiogramm (im folgenden kurz „B.-R.-Tabelle"). Sie geht in ihrer ersten Fassung auf die 50er Jahre zurück [12], ist hinsichtlich der Auswertung des Einsilberverstehens 1973 [13] wesentlich und für bestimmte audiologische Sachverhalte 1990 nochmals leicht modifiziert worden (sog. gewichtetes Gesamtwortverstehen nach Feldmann [31]; zur Entwicklung der Hördiagnostik mit Sprache s. Feldmann [28, 30].

Das Sprachaudiogramm soll in bestimmten Fällen durch Einbeziehung des *Tonschwellenaudiogramms* ergänzt werden. Bei fehlendem oder nicht verwertbarem Sprachaudiogramm (Ausländer) gibt das Tonaudiogramm den Ausschlag für die quantitative Klassierung; dann ist für prozentualen Hörverlust und MdE-Vorschlag die *Dreifrequenztabelle „Röser 80"* maßgebend [84]. Sie basiert auf einer rein rechnerischen Korrelation von Ton- und Sprachaudiogrammen und wurde in den Jahren der meisten LS-Neuberentungen (1977–80 im Jahresmittel über 3000) speziell für die LS-Begutachtung konzipiert.

1986–1996 wurde in der 2. und 3. Auflage des K.M. noch eine weitere Tabelle der prozentualen Hörverluste aus dem Tonaudiogramm empfohlen, die sog. 2-Frequenz-Tabelle nach Röser [83]. Sie ergab höhere Hörverlust-Prozente als die 3-Frequenz-Tabelle von 1980 und sollte in Grenzfällen zwischen annähernd normalem Hörvermögen und (annähernd geringgradiger) Schwerhörigkeit Anwendung finden, „wo eine gewisse nach oben korrigierende Abweichung von der Sprachaudiometrie erwünscht ist"; die Anwendung der Dreifrequenz-Tabelle „Röser '80" war hierfür ausdrücklich ausgeschlossen („keinesfalls...") und unmißverständlich dem Sprachaudiogramm-Ersatz, insbesondere bei Ausländern mit unzureichenden Deutschkenntnissen, vorbehalten.

Die Anwendung der für Lärmschwerhörigkeiten annähernd geringen und geringen Grades günstigeren *Zweifrequenztabelle „Röser 73"* [83] zur Abgrenzung gegen ein – tabellarisch – annähernd normales Hörvermögen ist mit der 4. K.M.-Auflage entfallen. Dies bedeutet für die meisten Versicherten mit einem sprachaudiometrischen Hörverlust von < 20 % den Wegfall der Mindest-MdE von 10 v.H., d.h. eine gravierende Verschlechterung gegenüber der 1986–1996 empfohlenen graduellen Einstufung und MdE-Bemessung.

Die alljährlichen neuen BK-Renten wegen annähernd geringgradiger und geringgradiger LS mit einer MdE von < 20 v.H. bildeten vor 1996 die größte Einzelgruppe der erstmaligen Entschädigungen nicht nur wegen LS, sondern aller BKen: 1987 55,1 %, 1990 41,7 % und 1993 42,9 % der neuen LS-Renten und 16,0 %, 10,1 % und 9,6 % aller neuen BK-Renten (BK DOK '87, '90 und '93); infolge einer aus anderen Gründen offenbar sehr häufig zuerkannten „stützenden" MdE von mindestens 10 v.H. waren sie entschädigungspflichtig. Jede LS-Rente von 10 oder 15 v.H., die aufgrund geänderter Bemessungsempfehlungen wie des Wegfalls der bis 1996 erwünschten „gewissen nach oben korrigierenden Abweichung von der Sprachaudiometrie" ab 1996 nicht gewährt wird, erspart dem Kostenträger zugleich die Stützrente, sofern auch diese unter 20 v.H. der Vollrente lag.

Entfallen ist in der 4. K.M.-Auflage auch die 20 Jahre lang enthaltene Empfehlung, daß in Fällen, wo eine abschließende Beurteilung aufgrund der im K.M. spezifizierten Untersuchungen nicht möglich war, u.a. die Sprachaudiometrie um den sog. *Marburger Satztest* ergänzt werden sollte; die Sprachaudiometrie mit den Sätzen nach DIN 45621 Teil 2 und 45626 Teil 2 stellte wenigstens näherungsweise den Bezug zur Realität der lautsprachlichen Kommunikation im Erwerbsleben her.

Was schließlich die im neuen K.M. abgedruckten Erhöhungen der MdE-Sätze für Schwerhörigkeit betrifft (einseitige Taubheit von 15 auf 20 v.H., beidseitige hochgradige Schwerhörigkeit von 45 auf 50 v.H. usw.), so sparen sie die LS aus – ob gezielt oder zufällig, bleibe dahingestellt.

Denn eine *Taubheit durch Lärm* gibt es nicht, weder beid- noch einseitig, und hochgradige oder noch stärkere Lärmschwerhörigkeiten machten laut BK DOK '78 bis '96 nicht mehr als 0,229 % der neuen LS-Rentenfälle aus.

Die neuen höheren MdE-Sätze belasten die GUV also nur in den, verglichen mit der Inzidenz der LS, verschwindend wenigen Fällen, wo ein Arbeitsunfall eine stärkere Schwerhörigkeit verursacht hat; hauptsächlich werden sie den meist schicksalsmäßig Hörbehinderten zugutekommen, für die sich der GdB nach dem SchwbG analog der MdE erhöht.

Für 99,77 % der an LS Erkrankten, die durch gesundheitsschädigende Einwirkungen bei ihrer Berufsarbeit zu lebenslangen Hörbehinderten geworden sind, ändert sich interessanterweise nichts.

6.2.2
Die lautsprachliche Kommunikation im Erwerbsleben und ihre Relevanz für die Schätzung der MdE

Im Gegensatz zur sprachaudiometrischen Untersuchung erfolgt die lautsprachliche Verständigung im Arbeitsleben in aller Regel
1. nicht monaural über Kopfhörer, sondern binaural im diffusen, seltener im annähernd freien Schallfeld;
2. nicht mit isolierten Einzelwörtern ohne Sinnzusammenhang, sondern mit kurzen sinnvollen Sätzen;
3. nicht mit Sprachschallpegeln von 60–100, sondern ganz überwiegend von ca. 50 bis höchstens 80 dB;
4. nicht unter aufwendiger Ausschaltung aller Störeinflüsse, sondern in Anwesenheit und unter Einwirkung von Nebengeräuschen.

Zu 1: Das *beidohrige Hören* ist nicht nur eine Voraussetzung der *Schallrichtungserkennung*, sondern verbessert auch wesentlich die *Selektion von Sprachsignalen aus einem Nebengeräusch*. Beide Leistungen des Gehörs können in Bereichen des Arbeitslebens benötigt werden, und ihre Herabsetzung kann demgemäß die betreffenden Erwerbsmöglichkeiten verschließen; vor allem das praktisch eminent wichtige Sprachverstehen bei Neben- oder Störgeräuschen wird mit der K. M.-konformen, monauralen Kopfhörer-Sprachaudiometrie nicht geprüft.

Zu 2: Die kleinste sprachliche Einheit, die einen geschlossenen Gedanken zum Ausdruck bringen kann, ist der Satz [52]. Sofern bei der Arbeit Einzelwörter benutzt werden, dienen sie als Ersatz oder Abkürzung von Sätzen; die Bedeutung des Einzelwortes muß dann vorher vereinbart worden sein (was wiederum mittels Sätzen erfolgt) und ergibt sich aus dem Sinnzusammenhang oder der Arbeitssituation.

Mittermaier [63] hat in seinem im Auftrag der Deutschen Gesellschaft für HNO-Heilkunde verfaßten und bis heute grundlegenden Begutachtungs-Referat nachdrücklich (und im Grunde selbstverständlich) die Herabsetzung des *binauralen Satzverstehens in Umgangssprache* als Gradmesser der Schwerhörigkeit klargestellt: „Die grobe Einteilung in Schwerhörigkeit leichten Grades (mehr als

4 m), mittleren Grades (1 – 4 m) und hohen Grades (unter 1 m) bezieht sich im allgemeinen auf das Hörvermögen für Umgangssprache".

Zu 3: Auf diesen von Mittermaier [63] eingeführten Hörweiten basiert die Gradeinteilung der Schwerhörigkeit, ergänzt um die an Taubheit grenzende Schwerhörigkeit (Hörweite unter 0,25 m), nach wie vor. Ihnen entsprechen logische, auch für den Nicht-HNO-Arzt und den Juristen gut nachvollziehbare Korrelate der lautsprachlichen Verständigung; zugleich erleichtern sie die Abschätzung des Anteils der durch die Schwerhörigkeit verschlossenen Erwerbsmöglichkeiten (in Streitfällen stellt das Gericht die Höhe der MdE fest; der ärztliche Sachverständige hat nur seinen Vorschlag als Entscheidungshilfe zu erläutern):

- Als *geringgradig schwerhörig* gilt, wessen Hörweite für Umgangssprache (normal unter Optimalbedingungen über 50 m) erheblich eingeschränkt ist, aber noch eine Verständigung aus Zimmerentfernung zuläßt.
- Der *mittelgradig Schwerhörige* versteht aus Zimmerentfernung nicht mehr oder nur noch bruchstückhaft, kann sich aber noch über einen Tisch weg unterhalten (1 – 4 m).
- Der *hochgradig Schwerhörige* muß seinen Gesprächspartner um forcierten Stimmeinsatz bitten oder sich ihm auf weniger als 1 m nähern, was den meisten Menschen unangenehm ist (Unterschreitung der Individualdistanz), kann ein Gespräch aber noch en face und binaural führen (0,25 – 1 m).
- Der *an Taubheit grenzend Schwerhörige* ist darauf angewiesen, daß ihm sein Partner ins Ohr - in *ein* Ohr - spricht (unter 0,25 m).

Für die *Sprachaudiometrie* werden diese Hörweiten näherungsweise in dB Sprachschallpegel transponiert; als Zentralwert gelten allgemein ca. 65 dB SPL bei einer Sprechdistanz von 1 m. Sprache aus Zimmerentfernung gelangt dann, je nach schallverstärkendem Einfluß der Reflexion, mit ca. 53 – 55 dB ans Ohr, etwas verhaltene Umgangssprache mit ca. 50 dB SPL. Sprachpegel über 65 dB (entsprechend < 1 m Hörweite als Grenzwert zur hochgradigen Schwerhörigkeit) spielen bereits eine untergeordnete Rolle; 80 dB erfordern schon das Einsprechen ins Ohr aus ca. 0,2 m mit normalem Stimmaufwand oder Schreien über einen Tisch. Von diesen tatsächlichen Sprachschallpegeln im Arbeitsleben kann sich jedermann selbst überzeugen, indem er bei der lautsprachlichen Kommunikation einen kleinen Schallpegelmesser beobachtet.

Die Verständlichkeitsprüfung mit 100 dB SPL, gleich ob für das gewichtete oder ungewichtete Gesamtwortverstehen, ist *als Faktor der MdE-Schätzung* unrealistisch, irrelevant und benachteiligt den an LS Erkrankten nur.

Die hohen Verstehensquoten bei 100 dB SPL erhöhen das Gesamtwortverstehen und erniedrigen den prozentualen Hörverlust – und damit die MdE – aufgrund der Verwendung eines Sprachpegels und einer Sprachqualität, die nur mit dem Sprachaudiometer oder theoretisch mit Hörgerät realisierbar sind; *die MdE bezieht sich aber auf die Hörleistung ohne Hörhilfe.*

Nicht einmal für die Abschätzung des Hörgeräterfolges bei LS taugen die 100 dB Sprachpegel nach der B.-R.-Tabelle. Denn kaum ein lärmschwerhöriger Hörgeräträger, selbst die kleine Minderheit der 4% mittelgradig oder stärker Schwerhörigen mit einer LS-MdE von ≥ 30 v. H. nicht, stellt den Ausgangspegel der Hörhilfe auf die unangenehme und gehörgefährdende Lautstärke 100 dB ein. 80–85 dB reichen ihm erfahrungsgemäß für die gewünschte Sprachverständlichkeit völlig aus.

> *Resümee:* Für die Begutachtung der LS zwecks MdE-Schätzung kommt es auf den Sprachpegelbereich von 50–80 dB an; die im K. M. obligate Methode der Sprachaudiometrie für die MdE-Schätzung ist hinsichtlich des vorgeschriebenen Pegelbereichs von 60–100 dB irreal.

Nicht unumstritten ist überdies die Eignung der einsilbigen Wörter (DIN 45 621 und 45 626) für eine hinreichend zuverlässige Ermittlung des Schwerhörigkeitsgrades bzw. prozentualen Hörverlustes aus dem Sprachaudiogramm. Schon bei der Ermittlung der normalen Verständlichkeitskennlinien ergaben sich bei gleichem Sprachpegel von Gruppe zu Gruppe Differenzen bis zu 14%; zu welchen Gradationsproblemen und -fehlern das gerade in Grenzfällen führen kann, liegt auf der Hand.

Die Einführung der Sprachaudiometrie in den 50er Jahren sollte die quantitative Diagnostik des Sprachverstehens von den Ungenauigkeiten der Hörweitenprüfung mit der lebenden Sprache des Untersuchers befreien; dies hat sie erreicht. Daß mit der Weiterentwicklung der sprachaudiometrischen Testverfahren, ihrer mathematischen Auswertung und der mehr und mehr perfektionierten Wiedergabequalität der Sprachaudiometer die graduelle Abstufung der Schwerhörigkeit sich immer weiter von ihrem ursprünglich logischen, realitätsbezogenen und – abgesehen von der nachfolgend besprochenen Bedeutung von Nebengeräuschen für das Sprachverstehen des Lärmschwerhörigen – auch realitätskonformen Konzept entfernen würde, war damals für Mittermaier ebensowenig vorhersehbar wie später für Boenninghaus und Röser.

Zu 4: Die lautsprachliche Verständigung erfolgt im Erwerbsleben praktisch überall und immer unter Einwirkung von Umgebungsgeräuschen, die dem Sprachsignal auf seinem Weg vom Sprecher zum Hörer beigemischt werden und zusammen mit der Sprache ans Ohr gelangen.

Nach Erhebungen der OECD (1976) mußten sich schon vor über 20 Jahren 72% unserer Bevölkerung bei Umweltgeräuschen mit einem Schallpegel ab 55 dB (Außenwerte am Tage) verständigen [49]. Die seitherige Zunahme der Schallbelastung in einem hochindustrialisierten Land und damit auf dem allgemeinen Arbeitsfeld in Deutschland ist in diesen Zahlen noch garnicht berücksichtigt. – Bedacht werden muß zudem, daß die Bedeutung der lautsprachlichen Kommunikation seit damals in den meisten Bereichen des Erwerbslebens gewachsen ist und noch ständig wächst.

Einen Geräuschpegel von 55 dB läßt bekanntlich auch die Arbeitsstättenverordnung [2] sogar bei überwiegend geistigen Tätigkeiten zu.

> Für die Beurteilung des Hörhandicaps durch LS hat man davon auszugehen, daß die lautsprachliche Verständigung auf dem allgemeinen Arbeitsfeld ganz überwiegend bei Einwirkung von Umgebungsgeräuschen mit einem Pegel von mindestens 50 dB$_A$ vonstatten geht.

Diese Nebengeräusche weisen an ihrem Entstehungsort durchweg ein breitbandiges Schallspektrum mit wenig frequenzabhängiger Energieverteilung auf. Bei ihrer Fortpflanzung durch die Luft und andere Medien wie Wände, Fenster usw. werden jedoch die höherfrequenten Geräuschkomponenten stärker absorbiert als die niederfrequenten. Wenn die Umgebungsgeräusche ans Ohr gelangen, sind sie größtenteils zu *Tiefpaßgeräuschen* geworden, d. h. ihre Hauptenergie liegt im tiefen Frequenzbereich; unzählige Raumgeräuschanalysen haben das seit Jahrzehnten immer wieder bestätigt.

> Folglich betrifft der Verdeckungseffekt üblicher Nebengeräusche präferentiell den unteren Sprachfrequenzbereich.

6.2.3
Konsequenzen für die Begutachtung der Lärmschwerhörigkeit

Vor dem Hintergrund dieser akustischen und kommunikativen Gegebenheiten müssen die Definition der MdE im SGB VII, nämlich daß sie sich „nach dem Umfang der sich aus der Beeinträchtigung des körperlichen und geistigen Leistungsvermögens ergebenden verminderten Arbeitsmöglichkeiten auf dem gesamten Gebiet des Erwerbslebens" richtet (§ 56 (2) Satz 1 SGB VII), und die entscheidende Aussage im K. M. zur Relativierung des tabellarischen Zahlenwerks, daß für die Höhe der MdE im Einzelfall entscheidend ist, in welchem Umfang seine LS dem Probanden den allgemeinen Arbeitsmarkt verschließt (K. M. S. 11), in die gutachtliche Beurteilung der LS eingebracht werden.

> Das Sprachverstehen des Lärmschwerhörigen ist durch drei Hauptfaktoren beeinträchtigt:
>
> - den Hochton- oder Hochton-Mittelton-Hörverlust,
> - die überschwelligen Funktionsdefizite,
> - die Sprachverdeckung durch tieffrequente Nebengeräusche.

Auch wenn infolge von Hochton-Mittelton-Hörverlusten nur noch die Hälfte oder ein Drittel der Sprachbestandteile wahrnehmbar ist, sorgt die Redundanz (der Informationsüberfluß) der Sprache für eine ausreichende Verständlichkeit; vorausgesetzt, die Übertragung von der Sprachquelle zum Ohr erfolgt störungsfrei. Das ist bei der konventionellen Sprachaudiometrie der Fall (und erklärt den gelegentlich immer noch in HNO-Lehrbüchern zu lesenden Fehlschluß, das Sprachverstehen des Lärmschwerhörigen sei „auffallend gut").

Die überschwelligen Funktionsdefizite bei LS sind zur Hauptsache

- der Lautheitsausgleich; sein Kehrwert, die expansive Verzerrung der Lautstärkedifferenzen zwischen Vokalen und Konsonanten, erschwert die Konsonantenerkennung zusätzlich zum Hochton-Mittelton-Verlust;
- die verschlechterte Frequenzdifferenzierung; sie erschwert u. a. die Selektion von Sprachkomponenten aus Nebengeräuschen (z. B. [68]);
- das verschlechterte Zeitauflösungs- und auch Readaptationsvermögen; es erschwert die Erkennung von Konsonanten zusätzlich, wenn sie auf einen energiereicheren Vokal folgen, und setzt die Verständlichkeit fließender Rede herab.

Die *überschwelligen Funktionsdefizite* hat die LS mit der Mehrzahl der Innenohrschwerhörigkeiten – die den Großteil aller Schwerhörigkeiten ausmachen – gemein; ihre Besonderheit besteht

- in der ungewöhnlich stark ausgeprägten Differenz zwischen den Hörverlusten oberhalb und unterhalb des Kurvenabfalls; außerdem offenbar [68]
- in überschwelligen Hörstörungen auch in den unteren Frequenzen, obwohl die Hörschwellen hier meist noch im Normbereich liegen.

Ausschlaggegend jedoch ist für den Lärmschwerhörigen unter den auf dem allgemeinen Arbeitsmarkt vorherrschenden akustischen Gegebenheiten („listening conditions") die Sprachverdeckung durch die tieffrequenten Nebengeräusche, die in den meisten Bereichen des Erwerbslebens einwirken.

Der Verdeckungseffekt eines exemplarischen Umwelt- oder Raumgeräusches ist, umgerechnet in dB Hörpegel („Hörverlustdarstellung"), schematisch in die Tonaudiogramme der Abbildungen 2, 4 und 5 eingezeichnet. Der Geräuschpegel beträgt 50–55 dB$_A$, wie es die Arbeitsstättenverordnung für überwiegend geistige Tätigkeiten zuläßt.

Abbildung 2 verdeutlicht den Verdeckungseffekt auf Sprache aus Zimmerentfernung bei Normalhörigkeit, bei einer hörgeräterfordernden Schalleitungsschwerhörigkeit vom Versteifungstyp und bei einer lärmkausalen Hörminderung, die nach den K. M.-Tabellen als „Normalhörigkeit" mit einem Hörverlust von 0 % gilt.

Man erkennt, daß der größere Teil des sog. Sprachfeldes vom Umweltgeräusch nicht verdeckt wird. Den durch die Verdeckung tieffrequenter Sprachbestand-

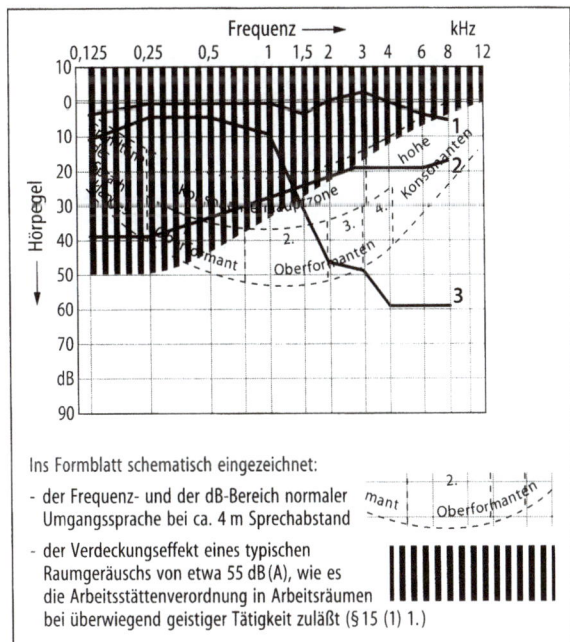

Abb. 2.
Sprachwahrnehmung aus Zimmerentfernung im Umweltgeräusch. *1* Hörschwellenkurve eines Normalhörigen, *2* eines Schalleitungsschwerhörigen (Luftleitungsschwellen bei Versteifungstyp), *3* eines Lärmschwerhörigen, der tabellarisch als „normalhörig" einzustufen ist

Ins Formblatt schematisch eingezeichnet:
- der Frequenz- und der dB-Bereich normaler Umgangssprache bei ca. 4 m Sprechabstand
- der Verdeckungseffekt eines typischen Raumgeräuschs von etwa 55 dB(A), wie es die Arbeitsstättenverordnung in Arbeitsräumen bei überwiegend geistiger Tätigkeit zuläßt (§ 15 (1) 1.)

teile entstehenden Informationsverlust kompensiert der Normalhörige mühelos und unbewußt aus den mittel- und hochfrequenten Bestandteilen – dank der Redundanz der Lautsprache, die sie gegen solche Störungen absichert. Auch dem geringgradig Schalleitungsschwerhörigen ist ein Sinnverstehen noch möglich, sogar ohne Hörgerät.

Ganz anders der Lärmhörgeschädigte: Was an Sprache vom Umweltgeräusch nicht verdeckt wird, das schneidet der Abfall der Hörschwellenkurve großenteils von der Wahrnehmung ab; was dazwischen hörbar bleibt, reicht zum Hören, daß gesprochen wird, aber nicht mehr zum Verstehen aus.

> Die fast stereotype Klage der meisten Lärmschwerhörigen „Ich höre ja, aber ich verstehe doch nicht", hat ihre Hauptursache in dieser *Kombinationswirkung von tieftonverdeckendem Umweltgeräusch und lärmbedingtem Hochton-Mittelton-Hörverlust*; Grisanti [35] hat sie auch tonaudiometrisch evaluiert und darauf hingewiesen, daß Umweltgeräusche oft nur unbewußt wahrgenommen werden, bei Hochtonschwerhörigkeit aber den gravierendsten Verdeckungseffekt ausüben.

Hochtonverlust und Tieftonverdeckung erklären auch den schon erwähnten Widerspruch zwischen der Kommunikationsbehinderung des Lärmschwerhörigen außerhalb des Hörprüfraumes und den tabellarischen Hörverlusten – im Beispiel 0 % – bei der konventionellen Sprachaudiometrie.

Der gleiche Widerspruch gilt für die tonaudiometrischen Hörverlust-Prozentwerte nach der Dreifrequenz-Tabelle „Röser '80", die auf der rechnerischen Korrelation mit ebenfalls unter unrealistischen Idealbedingungen aufgenommenen Sprachaudiogrammen basiert; die *effektive Kommunikationsbehinderung im Arbeitsleben*, ihre Konsequenzen für den Umfang der verschlossenen Erwerbsmöglichkeiten und damit die sozialgesetzliche Grundlage für die MdE-Bemessung sind unberücksichtigt geblieben. Gerade das hatten Boenninghaus und Röser [13] 1973 aber noch verhindern wollen, indem sie die Berücksichtigung stärkerer Hochtonverluste für die MdE in den Fällen forderten, bei denen die Sprachaudiometrie-Tabelle keine MdE ergab.

Abbildung 3 zeigt das Ton- und Sprachaudiogramm des Probanden aus Abb. 2: Nach der B.-R.-Tabelle und Tabelle Röser '80 kein meßbarer (< 10 %) ton- und sprachaudiometrischer Hörverlust, also laut K. M. „normalhörig". MdE selbstverständlich 0 v. H.; im Arbeitsleben könnte er aber, wie der Vergleich mit Abb. 2 ergibt, nicht einmal Umgangssprache aus Zimmerentfernung (ca. 4 m Sprechdistanz – Grenzwert zwischen gering- und mittelgradiger Schwerhörigkeit), in einem Raum verstehen, dessen Geräuschpegel *für überwiegend geistige Tätigkeiten zulässig* ist. Unsere sprachaudiometrischen Satzverstehensprüfungen im Geräusch haben das bei Umrechnung des Sprachpegels in Hörweiten auch durchweg bestätigt.

Daß einem Menschen mit solcher Hörbehinderung 100 % der Erwerbsmöglichkeiten auf dem allgemeinen Arbeitsmarkt offenstehen – nichts anderes bedeuten „Normalhörigkeit" und MdE von 0 v.H. –, ist mit dem MdE-Begriff

Abb. 3.
Ton- und Sprachaudiogramm des Probanden von Abb. 2. *Z* zweistellige Zahlwörter, *EW* einsilbige Hauptwörter nach DIN 45 621). Hörverlust für Zahlwörter ca. 17 dB, gewichtetes Gesamtwortverstehen 250, prozentualer Hörverlust nach der B.-R.-Tabelle 0, also „Normalhörigkeit"

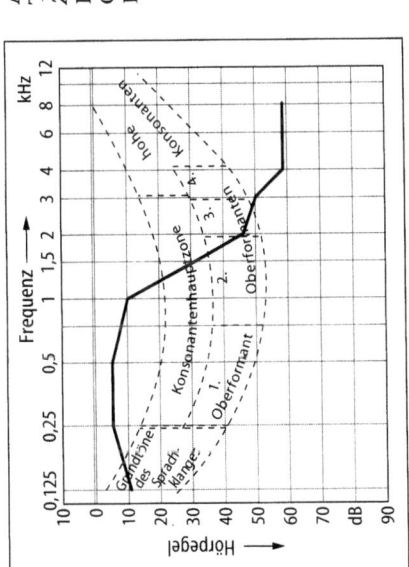
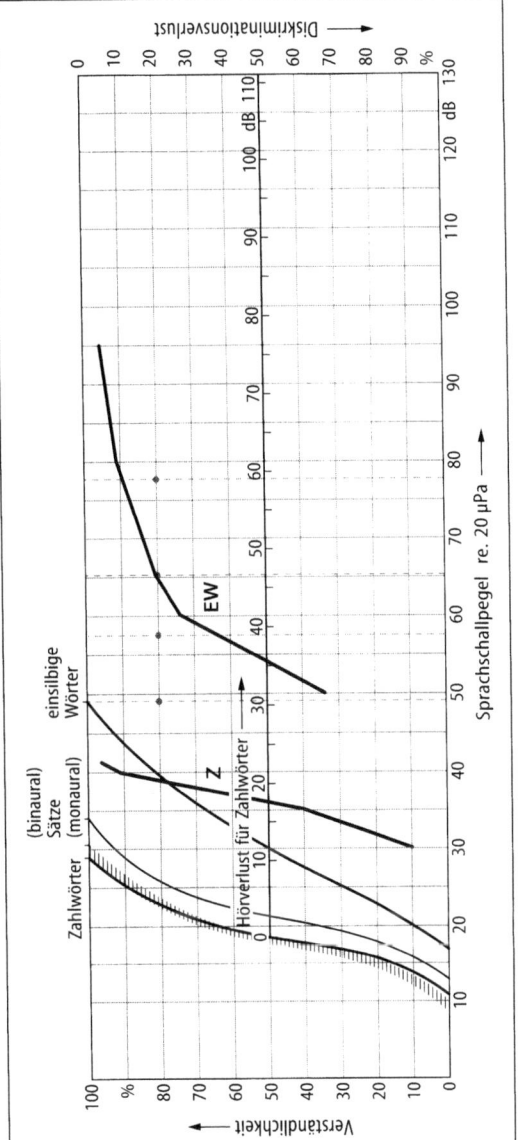

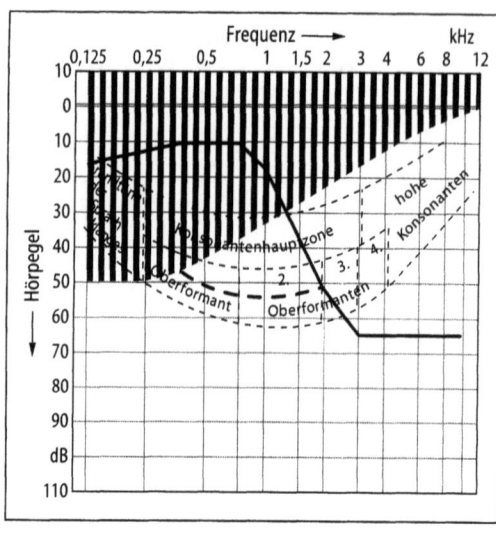

Abb. 4.
Sprachwahrnehmung bei tabellarisch annähernd bzw. „knapp" geringgradiger Lärmschwerhörigkeit. Prozentualer Hörverlust nach Tabelle „Röser '80" 20% (- - - Sprachfeld aus Zimmerentfernung)

unvereinbar und schlechthin absurd. Entsprechendes gilt für annähernd (bzw. „knapp") geringgradig und geringgradig Lärmschwerhörige (Hörverlust 20 bzw. 30%), deren MdE (10 bzw. 15 v. H.) ohne Stütztatbestand nicht entschädigungspflichtig ist: Wie Abb. 4 zeigt, kann der „knapp geringgradig" Lärmschwerhörige (Hörverlust nach „Röser '80": 20%) zum Sinnverständnis normaler Umgangssprache erst bei ca. 65 dB Sprachpegel gelangen; das entspricht einer Hörweite von ca. 1 m, der Grenzdistanz zwischen *mittel- und hochgradiger Schwerhörigkeit*.

Bei diesen tabellarisch Normalhörigen und geringgradig Lärmschwerhörigen handelt es sich nicht nur um die Versicherten, deren tatsächliche Hörbehinderung am gravierendsten unterschätzt wird, sondern zugleich um die Majorität aller, die einen lärmbedingten Gehörschaden (Hörverlust für 3 kHz über 40 dB) erlitten haben. Ihr Hochton-Hörverlust reicht sehr häufig bereits bis zu 2 kHz herunter und schneidet den für die Konsonantenerkennung nötigen Frequenz- und Schallpegelbereich normaler Konversationssprache bei über 1 m Gesprächsdistanz von der Wahrnehmung ab. Auf dem allgemeinen Arbeitsmarkt bleiben ihnen praktisch alle berufliche Tätigkeiten verschlossen, die eine Sprachverständigung ohne dauerndes Nachfragemüssen und/oder Falschverstehen erfordern.

Das BSG [17] hat in seinem Urteil 9 RVs 6/77 festgestellt, daß (im Schwerbehindertenrecht bei mehreren Behinderungen) die Gesamt-MdE nicht aus mathematischen Formeln hergeleitet werden darf, sondern aus einer „natürlichen, wirklichkeitsorientierten, funktionalen Betrachtungsweise, die auf medizinischen Erkenntnissen beruht. Dies ist der einzige rechtmäßige Beurteilungsmaßstab."

Dem Verf. ist von sozialrichterlicher Seite mehrfach bestätigt worden, daß diese Maxime nicht auf das Schwerbehindertenrecht und die integrierende Bildung der Gesamt-MdE (heute: des Gesamt-GdB) beschränkt, sondern ebenso für das Rechtsgebiet der GUV und für die Bemessung der Einzel-MdE gültig ist.

Die Zahlentabellen des K.M. waren schon zur Zeit der 1. bis 3. Auflage nicht unumstritten. So hat das SG Lüneburg (1985) in seinem Urteil zu Az. 2 U 100/82 die MdE-Tabelle des K.M. als „traditionelle Minderbewertung der berufsbedingten Lärmschwerhörigkeit" bezeichnet; und gerade der Landessozialrichter, der sich nach Kenntnis des Verf. am intensivsten in die Problematik der LS-Begutachtung eingearbeitet hat (Husmann [43 a]), hielt eine Änderung der quantitativen Beurteilungskriterien des K.M. für geboten, weil sie der tatsächlichen Hörbehinderung nicht gerecht würden.

Von otologischer bzw. audiologischer Seite sind ebenfalls gravierende Einwände gegen die Unterschätzung insbesondere leichterer Grade der LS (zu der die K.M.-Tabellen den HNO-Gutachter drängen) im Fachschrifttum erschienen.

Aniansson [1] hat schon 1974 ausführlich dargelegt, wie sehr der Effekt von Hochton-Hörverlusten unterbewertet wird; unter alltäglichen Schallfeldbedingungen erwies sich bei seinen Untersuchungen ein normales Gehör sogar bis herauf zu 3 kHz als notwendig.

Passchier-Vermeer [70], eine der auf dem Gebiet der LS erfahrensten und über Europa hinaus angesehensten Audiologinnen, klassiert einen mittleren Hörverlust für 2 und 4 kHz von 30–60 dB als „partially hard of hearing" und von über 60 dB als „hard of hearing"; wenn man den Hörverlust bei 4 kHz als identisch mit dem für 3 kHz unterstellt – meist ist er größer – und eine annähernd normale Hörschwelle bei 1 kHz annimmt, entsprechen der Gradation „partially hard of hearing" nach der Tabelle Röser '80 ein Hörverlust von 0 %, d.h. eine Normalhörigkeit, und der höchsten Gradation „hard of hearing" ein Hörverlust ab 20 %; das ist die niedrigste Schwerhörigkeitsstufe, die überhaupt eine meßbare MdE bedingt.

Von den auf dem Gebiet der LS renommierten deutschen Otologen haben besonders Plath [75–78] und Seifert [90–92], der langjährige Vorsitzende des Deutschen Berufsverbandes der HNO-Ärzte, die tabellarische Klassierung und MdE-Bemessung bei leichteren Fällen kritisiert. Die von Plath [78] angeführte tabellarische „annähernde Normalhörigkeit" bei zugehaltenen Ohren scheint dem Verf. ein nützliches Argument in SG-Gutachten zu sein; denn der Richter muß dann entscheiden, ob bei verschlossenen Gehörgängen 100 % der Erwerbsmöglichkeiten auf dem allgemeinen Arbeitsmarkt offenstehen.

Auch Feldmann [33] scheint jetzt für eine Höherbewertung lärmkausaler Höreinbußen einzutreten, die weit im Vorfeld der meßbaren MdE nach den K.M.-Tabellen liegen. In einer Stellungnahme zu Baldus et al. beanstandet er, daß erst ein lärmbedingter Gehörschaden (Hörverlust für 3 kHz > 40 dB) die BK-Anzeige auslösen soll, und weist stattdessen auf die Hörgeräte-Indikationskriterien der GKV hin.

Das wären nur 30–40 statt > 40 dB Hörverlust bei 3 kHz und ≤ 80 % Einsilberverstehen bei 65 dB SPL. Legt man die gegenwärtigen umstrittenen Hörverlust-Prozentwerte des K.M. zugrunde, würde Feldmanns Vorschlag bedeuten, daß der Versicherte auch bei einem Hörverlust von 0 %, also einem normalen Hörvermögen, Anspruch auf die Versorgung mit Hörhilfe(n) im Wert von einigen Tausend DM hätte und ein kostspieliges und arbeitsintensives BK-Feststellungsverfahren wegen Verdachts auf *Lärmschwerhörigkeit* auch bei erwiesener *tabellarischer Normalhörigkeit* eingeleitet werden müßte.

Da eine solche Widersprüchlichkeit kaum vorstellbar ist, trägt Feldmanns Anregung vielleicht zu einer realistischeren Gewichtung insbesondere der vielen vermeintlich leichten Lärmhörschädigungen bei. Hierfür mag auch ein Hinweis auf die derzeitige Diskussion um die Quantifizierung von „Hearing Impairment and Handicap" in den U.S.A. [25; 54 a] interessant sein, obwohl sie die Besonderheiten der LS nicht erkennbar berücksichtigt; denn Kryter, der die bisherige Bewertung für zu niedrig hält, stützt dies auf Untersuchungen mit Alltagssprache im alltäglichen akustischen Milieu, also auf die Satzverständlichkeit bei Nebengeräuschen.

Als *Quintessenz* für die quantitative Klassierung und MdE-Schätzung im Falle von Lärmhörschäden, bei denen

- die *B.-R.-Tabelle* und/oder die Drei-Frequenz-Tabelle „Röser '80"
  - < 40 % *Hörverlust* gemäß S. 20 – 23 der 4. K.M.-Auflage und damit eine
  - *tabellarische MdE von* < 20 v.H. ergibt,
- sowie im Falle von Lärmhörschäden, bei denen die B.-R.-Tabelle und/oder die Drei-Frequenz-Tabelle Röser '80
  - < 20 % *Hörverlust* und damit eine
  - *tabellarische MdE von* < 10 v.H. ergibt,

sei bis zur Umstellung des K.M. auf eine realitätsbezogene Schwerhörigkeitsklassierung und definitionsgerechte MdE-Schätzung vorläufig folgende Gradation empfohlen (Tabelle 1), [83; vgl. auch 76; 33]:

Tabelle 1.

tonaudiometrischer Hörverlust	Schwerhörigkeitsklassierung	MdE-Schätzung
3 kHz ≤ 40 dB	annähernd normalhörig	< 10 v.H.
3 kHz > 40 dB	annähernd geringgradig	10 v.H.
3 kHz > 40 dB, 2 kHz > 30 dB	geringgradig	15 v.H.
2 kHz > 40 dB	gering- bis- mittelgradig	20 v.H.
Schrägabfälle bereits im unteren Frequenzbereich (s. S. 23 – 24)	nach den Hörverlust-Prozenten der 4-Frequenz-Tabelle „Röser 73" [83]	entsprechend

6.2.4
Lärmschwerhörigkeit auf dem letzten Ohr

Bei vorbestehender einseitiger Taubheit kann eine berufliche Lärmschwerhörigkeit des anderen, „letzten" Ohres nur entstehen, wenn vorsätzlich oder fahrlässig gegen den G 20 verstoßen wurde, oder wenn eine inkompetente Hilfskraft das taube Ohr ohne Vertäubung audiometriert, ins Audiogramm eine Schalleitungsschwerhörigkeit eingezeichnet und der Proband infolge dieser Fehldiagnose einen Lärmarbeitsplatz bekommen hat.

Der Ausfall eines Ohres hat außer dem Verlust des binauralen Richtungshörens auch komplexe Beeinträchtigungen des Sprachverstehens zur Folge [80]. Die Verständlichkeitsschwelle ist im störgeräuschfreien Schallfeld beim Angesprochenwerden von der tauben Seite um 6 – 7 dB erhöht, bei Störgeräuschen je nach Hörsituation um ca. 13 dB (wobei die Schalleinfallsrichtung eine untergeordnete Rolle spielt). Die Verschlechterung der Sprachverständlichkeit beruht hauptsächlich auf der Abschwächung der oberen Frequenzen durch den Schallschatten des Kopfes – nach Pollack [80] oberhalb 2 kHz um 15 – 30 dB –, die vor allem die Konsonanten betrifft und die Sprache verwaschen erscheinen läßt.

> Insgesamt wird der einseitig Gehörlose bei der lautsprachlichen Kommunikation etwa in den Status eines annähernd geringgradig Schwerhörigen versetzt, wozu noch die erhebliche Einschränkung der Schallrichtungserkennung kommt. Die Erhöhung der MdE für einseitge Taubheit von bisher 15 auf 20 v. H. erscheint daher gerechtfertigt.

Für die Einschätzung der LS-MdE wird die bei einohrigem Hören verbliebene Erwerbsfähigkeit gleich 100 gesetzt; der Gutachter hat darzulegen, um wieviel sie durch die LS, den sog. Zweitschaden [38], gemindert ist.

Die *Kompensationsmechanismen beim einohrigen Hören* beruhen im wesentlichen auf der Ausnutzung der Richtwirkung der Ohrmuschel, die als lineares akustisches Filter fungiert [9, 10], und des Kopfschallschattens. Sie können sogar zu einer in der Horizontalebene bis auf 20° zutreffenden Schallquellenortung verhelfen [20]. Infolge der kleinen Dimensionen der Kopfes (Durchmesser ca. 16–18 cm) und der Ohrmuschel (ca. 7 cm, Cavum conchae ca. 4 cm) sind sie jedoch an ein einwandfreies Gehör für die kurzwelligen oberen Frequenzen auf dem letzten Ohr gebunden.

> Hochton-Mittelton-Verluste schon bei tabellarisch nur annähernd geringgradiger LS machen die recht wirksamen, aber anfälligen Kompensationsmechanismen des einohrigen Hörens rasch zunichte und reduzieren das residuale Gesamthörvermögen unter den akustischen Gegebenheiten des Erwerbslebens rasch auf den Grenzbereich zwischen mittel- und hochgradiger Gesamtschwerhörigkeit. Die *vor* der LS verbliebene Erwerbsfähigkeit wird mindestens um ein Fünftel gemindert.

Das BSG [18] hat dem mit seinem Urteil 9 b RU 18/82 Rechnung getragen, indem es die MdE für eine annähernd geringgradige LS auf dem letzten Ohr auf 25 v. H. festsetzte. Entsprechende Urteile haben das Hessische LSG [39] und das Bayerische LSG [6] gefällt.

Die im K. M. auf S. 29/30 aufgeführten 15 v. H. beruhen auf einer rein rechnerischen Theorie, berücksichtigen nicht die realen Auswirkungen für das Erwerbsleben und stehen im Gegensatz zur neueren Rechtsprechung.

6.2.5
Tinnitus und MdE

In der Begutachtungspraxis geht es dem Probanden in der Mehrzahl der Verwaltungs- und Streitverfahren um eine Erhöhung der MdE auf die rentenberechtigenden 20 v. H. bzw. 10 v. H. bei Stütztatbestand, wenn die LS allein hierfür nicht ausreicht.

Ohrgeräusche können in der Tat eine schwere psychische und psychophysische Belastung bis zur Suizidgefahr bedeuten. Ein Zuschlag zur LS-MdE ist schon lange vor dem K. M. empfohlen worden [54]. Als Erhöhungsbetrag scheinen die z. B. von Lehnhardt [58] vorgeschlagenen 5–10 v. H. in Fachkreisen allgemein akzeptiert zu sein; im K.M. wird gefordert, die Erhöhung nicht durch einfache Addition zur LS-MdE, sondern in Form der integrierenden Bildung einer Gesamt-MdE für die BK-2301-Folgen vorzuschlagen.

Auch der Verf. – selbst Tinnitus-Patient – hält eine MdE-Erhöhung für Ohrgeräusche, die

- mit pathophysiologisch und psychoakustisch begründeter Wahrscheinlichkeit als zusätzliches Symptom einer Innenohrerkrankung durch Lärm und damit als BK-Folge angesehen werden müssen *und*
- eigenständigen Krankheitswert erlangt haben,

für durchaus gerechtfertigt, glaubt aber dessen ungeachtet, auf einige Unklarheiten hinweisen zu sollen.

Ein als BK-Folge geltend gemachter Tinnitus kann nur dann mit hinreichender Wahrscheinlichkeit auf die Innenohrerkrankung durch Lärm zurückgeführt werden, wenn er als *innenohrbedingter Tinnitus* spezifiziert ist. Am zuverlässigsten gelingt das wohl nach wie vor mit der Verdeckungsprüfung nach Feldmann [29].

Für innenohrbedingte Ohrgeräusche ist bei der Verdeckungsprüfung ebenso wie im geräuscherfüllten Berufsleben kennzeichnend, daß sie sich durch von außen ins Ohr eingeleiteten Schall verdecken lassen.

> Im akustischen Milieu des Arbeitslebens fällt ein innenohrbedingter Tinnitus dementsprechend kaum auf; jedenfalls belästigt er dort nicht. Ehrliche Gutachtenprobanden bestätigen das in aller Regel: Die Arbeitsgeräusche mindern die Lästigkeit der Ohrgeräusche quasi nach dem Maskerprinzip.

Lästig wird der innenohrbedingte Tinnitus hauptsächlich im ruhigeren privaten Lebensbereich (typischerweise im Schlafzimmer); und erst dort beeinträchtigt er empfindliche Personen in solchem Maße, daß ihm eigenständiger Krankheitswert zugemessen werden kann.

In Abschn. 4.3.1 des K.M. ist jedoch – in Übereinstimmung mit der Definition der MdE in 56 Abs. 2 SGB VII – präzisiert:

„Die Berücksichtigung der *Einschränkungen im privaten Bereich* ist nicht Aufgabe der gesetzlichen Unfallversicherung."

Aufgrund dieser MdE-Definition, die insoweit *nicht mit dem GdB nach dem SchwbG* übereinstimmt – dort gilt „in *allen Lebensbereichen*" –, könnte ein hauptsächlich oder ausschließlich im privaten Bereich lästiges, im Arbeitsleben aber nur selten, schwach oder nicht wahrnehmbares Ohrgeräusch den Umfang der dem Versicherten verschlossenen Erwerbsmöglichkeiten nicht vergrößern.

Ein Zuschlag zur LS-MdE wäre nur zu begründen, wenn das Ohrgeräusch z.B. so schwere *Einschlaf-* und *Durchschlafstörungen* verursacht, daß deren objektivierbare Auswirkungen auf internistischem oder neurologischem Gebiet dem Versicherten den allgemeinen Arbeitsmarkt in beurteilbarem Umfang verschließen. Diese MdE-Schätzung würde aber die Kompetenz des HNO-Gutachters übersteigen; das K.M. stellt für solche Fälle auch eine zusätzliche *neurologisch-psychiatrische Begutachtung* anheim. Hinzu kommt,

- daß Tinnitus – im Gegensatz zur LS – bei wenig kooperativen und auf ihr Rentenbegehren fixierten Probanden mit dem derzeitigen Repertoire der subjektiven und elektrophysiologischen Hördiagnostik weder nachgewiesen noch ausgeschlossen noch zuverlässig quantitifiziert werden kann;
- daß also häufig keine funktionsdiagnostisch objektivierbaren Gesundheitsschäden, sondern subjektive Klagen zur Entschädigung mit Verletztengeld anstehen;
- daß Ohrgeräusche, wiederum im Gegensatz zur lärmkausalen *Schwerhörigkeit*, therapeutisch beeinflußbar und im Falle einer – hier allein in Rede stehenden – schweren Belästigung auch therapiebedürftig sind; d.h.,
- daß die Dauer-MdE durch den LS-assoziierten Tinnitus nicht eher zutreffend geschätzt werden kann, als der Erfolg der Therapie zu beurteilen ist oder sie sich *glaubhaft* als erfolglos erwiesen hat.

6.3
Aggravation

Der Verdacht auf Aggravation ist bei der Begutachtung der LS zweifellos oft begründet; ihn auszusprechen will aber gut bedacht sein.

Immerhin unterstellt ein im Gutachten dokumentierter Verdacht auf Aggravation oder Simulation dem Probanden, daß er sich bei der vom zuständigen Träger der gesetzlichen Unfallversicherung als einer Körperschaft des öffentlichen Rechts oder von einem Gericht angeordneten gutachtlichen Untersuchung durch bewußte Vortäuschung eines schwereren als des tatsächlichen berufsbedingten Gesundheitsschadens eine BK-Rente oder sonstige Vorteile zu erschleichen versucht und damit einen Versicherungsbetrug beabsichtigt hat.

Ein solcher Vorwurf sollte ohne konkrete Hinweise, die vom Gutachter selbst oder in seinem Beisein durchgeführte (auch ganz einfache) Aggravationstests erbracht haben, nicht geäußert und erst recht nicht aktenkundig gemacht werden (Zusammenstellung geeigneter Tests z.B. bei Niemeyer [66]).

Pauschale Abzüge wegen des bloßen Eindrucks einer Aggravation sind abzulehnen. Erst wenn Aggravationstests geringere als die vom Probanden behaupteten Hörverluste ergeben haben *und* diese, z.B. aufgrund des Meterabstandes, aus dem *Umgangssprache außerhalb der Hörprüfungssituation* richtig verstanden wird, einem niedrigeren Schwerhörigkeitsgrad als dem zuvor demonstrierten zugeordnet werden können, ist auch die niedrigere Klassierung der LS im Gutachten gerechtfertigt, geboten und mit unzureichender Kooperation zu begründen.

Bringt die audiologische Simulations- oder Aggravationsprüfung keine verwertbaren Hördaten, wird der Proband unter vier Augen freundlich, aber unmißverständlich über die nur für ihn selbst nachteiligen Folgen seiner „mangelnden Mitarbeit" aufgeklärt. Lassen sich auch nach diesem Gespräch von Mann zu Mann keine plausiblen Befunddaten bei der konventionellen Ton- und Sprachaudiometrie gewinnen, ist die Aggravation in der gutachtlichen Beurteilung als Aggravation zu dokumentieren.

7
Hörsturz als BK-Folge?

„Hörsturz" ist keine Diagnose, sondern die griffige und deshalb rasch populär gewordene Symptombeschreibung einer meist einseitigen, akut aufgetretenen, sensorineuralen Hörminderung bis zur Ertaubung. Ihre Ursachen sind wissenschaftlich noch weitgehend ungeklärt; lediglich im nichtmedizinischen Schrifttum werden Vermutungen unterschiedlichster Art als Erkenntnisse hingestellt. Dazu gehört auch die Verursachung durch Arbeitslärm. Wie die Diskussion auf G-20-Fortbildungsveranstaltungen zeigt, muß sich der HNO-Arzt als Gutachter auch zur Lärmkausalität eines Hörsturzes äußern; insbesondere wenn dieser *während oder unmittelbar nach einer Lärmarbeitsschicht eingetreten ist und deshalb als lärmkausaler Schaden geltend gemacht wird.*

Die Definition der BK, auch in der seit dem Unfallversicherungs-Einordnungsgesetz vom 7. August 1996 in § 9 SGB VII etwas geänderten Fassung, impliziert logischerweise, daß die im Vergleich zur übrigen Bevölkerung erheblich *erhöhte Gefährdung* der Exponierten durch besondere Einwirkungen (hier also durch starken Arbeitsplatzlärm) auch eine *erhöhte Erkrankungshäufigkeit* zur Folge hat. Für die chronische LS mit ihrer typischen Entwicklung des audiometrischen Befundes in unmittelbarem zeitlichem Zusammenhang mit langdauernder Lärmeinwirkung ab 85 dB$_A$ steht das außer Frage.

Eine zumindest wahrscheinlich erhöhte Inzidenz während der Lärmeinwirkung ist auch für den Hörsturz zu fordern, wenn er als *Hörsturz durch Lärm* und nicht *im Lärm* gelten soll. Dabei geht es nicht um plötzliche außergewöhnliche Schallbelastungen, wie sie Feldmann [32] als „akutes Lärmtrauma" an Beispielen schildert, sondern um Hörstürze während einer normalen oder die normale Belastung nur wenig übersteigenden Lärmarbeitsschicht.

Der Terminus „akutes Lärmtrauma" wurde 1962 vom Verf. als Bezeichnung für im Verlauf einer Arbeitsschicht akut aufgetretene pankochleäre Innenohrschwerhörigkeiten gewählt, um diese sowohl vom chronischen Lärmtrauma, also der LS, als auch von Unfallereignissen wie Explosionstraumen, schweren Knalltraumen und kurzzeitigen extremen Lärmeinwirkungen abzugrenzen [65].

! Dem Verfasser sind keine Publikationen bekannt, die ein häufigeres Auftreten von Hörstürzen während innenohrgefährdender Lärmexposition belegen, als sich bereits aus der statistisch anzunehmenden Inzidenzrate ergibt. Damit dürfte eine wesentliche Vorbedingung für den „Hörsturz *durch* (Arbeits-)Lärm" als BK-Folge nicht erfüllt sein.

Für die Bejahung eines wahrscheinlichen Kausalzusammenhangs sollte man deshalb die Kriterien heranziehen, die Boenninghaus [11] für die Anerkennung als „Arbeitsunfall" – damals unter anderen versicherungsrechtlichen Kautelen – empfohlen hat:

- Eintritt innerhalb kurzer Zeit während Belärmung mit mindestens 90 dB$_A$,
- HWS-Fehlbelastung,
- Tinnitus,

- kein vestibulärer Schwindel,
- irreversibler Hörverlust mit muldenförmiger Tonschwellenkurve („Hydropskurve").

8
Stellungnahme zu weiteren versicherungsrechtlichen Fragen

8.1
Eintritt des Versicherungsfalles

Nach dem BSG-Urteil 2 RU 54/88 ist dies das Datum der erstmaligen Feststellung einer lärmbedingten Hörminderung, auch ohne meßbare MdE [19].

8.2
Eintritt des Leistungsfalles

Dem entspricht das Datum

- des Beginns einer MdE von 20 v. H. wegen BK-2301-Folgen,
- bei Stütztatbestand von 10 oder 15 v. H.,
- der Indikation für die Versorgung mit Hörgerät(en) (s. unten),
- der Behandlungsbedürftigkeit wegen lärmschadenskausaler Ohrgeräusche.

8.3
Versorgung mit Hörhilfe

Gemäß HVBG-Rundschreiben VB 110/99 v. 05. 08. 1999 [46] ist die noch in Abschn. 4.4.3 des K.M. als Indikation „im allgemeinen" aufgeführte mindestens geringgradige LS durch die Indikationskriterien abgelöst worden, die der *Bundesausschuß der Ärzte und Krankenkassen* – nicht die KBV, wie es im K.M. irrtümlich heißt – in den sog. Heilmittel- und Hilfsmittel-Richtlinien in der Fassung vom 01.10. 92, Abschn. F. „Hörhilfen", Ziff. 62. „Indikationsstellung" für den Bereich der GKV spezifiziert hat; die Unterschiede sind aus Abb. 5 zu ersehen.

Der Hörverlust muß für mindestens eine der Frequenzen von 500 bis 3000 Hz auf dem besseren Ohr mindestens 30 dB betragen; das Einsilberverstehen darf bei 65 dB 80% nicht überschreiten; der Patient muß zum Tragen der Hörhilfe entschlossen und in der Lage sein, sie zu bedienen.

Der Verf. hatte in einer für den HVBG erarbeiteten Empfehlung einen 3-kHz-Hörverlust von über 40 dB als Indikation für angemessen gehalten, weil die Hörschwellenverschiebungen im Frühstadium der LS bekanntlich meistens auf die hohen Frequenzen beschränkt sind; außerdem wäre damit die Übereinstimmung mit der Definition des lärmbedingten Gehörschadens gemäß VDI 2058 Bl. 2 [98] und dem G 20, mit den Empfehlungen zur Erstattung der BK-Anzeige nach Baldus et al. [4] und der derzeit noch geltenden BK-Anzeigepflicht bei Stütz-MdE hergestellt gewesen.

Regelversorgung bei LS ist die binaurale Versorgung.

Abb. 5.
Beispiele für die Indikationskriterien der Versorgung mit Hörhilfe: *1* nach der noch geltenden Fassung des K. M., Hörverlust 35 % nach K. M.-Tabellen, *2* nach den Heilmittel- und Hilfsmittelrichtlinien des Bundesausschusses der Ärzte und Krankenkassen, *Z* Zahlwörter, *EW* einsilbige Hauptwörter

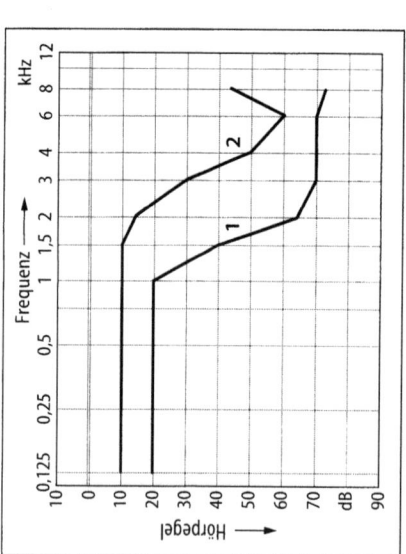
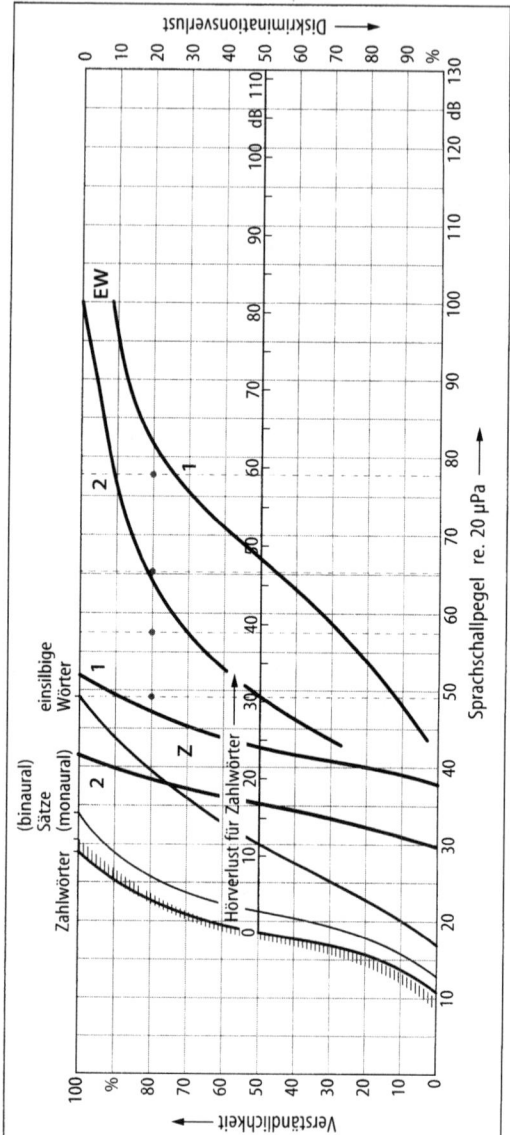

8.4
Empfehlungen zum Tragen von persönlichem Gehörschutz

Der HNO-Gutachter sollte sich auf die otologischen Aspekte (Gehörgangsepithel, Gefährdung atrophischer Trommelfellnarben beim Herausnehmen von Gehörschutzstöpseln usw.) beschränken. Das Studium der ZH 1/705 „Regeln für den Einsatz von Gehörschützern" und des Abschnittes „Ärztliche Beratung zum Gehörschutz" [45a] sei dringend empfohlen; S. 13–14 und siehe [68].

8.5
Umsetzung an einen lärmarmen Arbeitsplatz

Die Problematik ist bei Feldmann [31] und Niemeyer [68] erörtert.

Faustregel: Bei älteren Lärmarbeitern kann der Vorrang der Arbeitsplatzerhaltung im allgemeinen verantwortet werden, bei jüngeren mit Progressionsgefahr muß die Erhaltung eines sozial ausreichenden Gehörs für den langen Rest des Lebens den Ausschlag für die Empfehlung des HNO-Gutachters geben.

8.6
Termin der nächsten Begutachtung

Maßgebend für den Vorschlag ist die zeitliche Entwicklung der LS. Zeitabstände von 5 Jahren haben sich dem Verf. zumindest in den späteren Lärmarbeitsjahren bewährt. Bei der Gefahr einer rascheren Progredienz oder bei einer LS knapp unter der Entschädigungsgrenze oder bei noch nicht definitiv geklärter Lärmkausalität kommen selbstverständlich Nachuntersuchungen schon in einem oder zwei Jahren in Betracht.

Ist die Begutachtung *nach* dem Ausscheiden aus der Lärmarbeit oder dem Arbeitsprozeß erfolgt, kann der Passus „Eine Nachuntersuchung erübrigt sich. Mit einer Besserung im Zustand der BK-Folgen ist nicht zu rechnen. Eine etwaige künftige Zunahme der Schwerhörigkeit kann keinesfalls der abgeschlossenen beruflichen Lärmeinwirkung zugeschrieben werden" späteren aussichtslosen Ansprüchen mit Widerspruchs- und Streitverfahren vorbeugen.

9
Fazit

Die Lärmschwerhörigkeit – medizinisch korrekt: die Innenohrerkrankung durch Lärm – ist *die am häufigsten zu begutachtende Krankheit unseres Faches.* Sie ist außerdem von allen Berufskrankheiten die am häufigsten anerkannte und entschädigte; dies mag zusammen mit dem psychologisch begründeten Phänomen, daß sie wie alle Schwerhörigkeiten als Krankheit im geheimen nicht für voll genommen wird, zu mancherlei Benachteiligungen der Versicherten in der Begutachtungspraxis beigetragen haben.

Bei der *Kausalitätsbeurteilung* werden häufig Abstriche vom lärmbedingten Hauptanteil der Schwerhörigkeit gemacht, die wissenschaftlich fragwürdig sind, den Begriff der wesentlichen Bedingung außer Acht lassen und den Berufserkrankten um Anerkennung oder Berentung seiner Lärmschwerhörigkeit bringen.

Die zweite Benachteiligung liegt in der *tabellarischen Gradation* besonders der leichteren Erkrankungsfälle und damit bei der Masse aller erfaßten Lärmschwerhörigkeiten. Sie führt zu einer Unterschätzung der MdE, die deren sozialgesetzlicher Definition bis zur Absurdität widersprechen kann; so gilt die gleiche Schwerhörigkeit, die nach den Kriterien der gesetzlichen Krankenversicherung den Anspruch auf die Versorgung mit Hörhilfen im Wert von mehreren Tausend DM begründet, nach den Zahlentabellen des „Königsteiner Merkblattes" als Normalhörigkeit mit einem Hörverlust von null Prozent.

Entweder sollte der Gesetzgeber festlegen, daß die Definition der MdE für den an beruflicher Lärmschwerhörigkeit Erkrankten nicht gilt; oder die quantitative Beurteilung und MdE-Bemessung muß auf *realitätsbezogene Kriterien* umgestellt werden, die die wissenschaftlichen Erkenntnisse der letzten Jahrzehnte einbeziehen und der erhöhten, ständig weiter zunehmen Bedeutung der lautsprachlichen Kommunikation im heutigen Erwerbsleben gerecht werden.

Literatur

1. Aniansson G (1974) Methods for assessing high frequency hearing loss in every-day listening situations. Acta Otolaryng (Stockh) Suppl 320
2. Arbeitsstättenverordnung (ArbStättV) v. 20. 3. 1975, zuletzt geändert am 4.12.1996. Bundesgesetzblatt 1996 I, 1841
3. Axelsson A, Jerson T, Lindberg U, Lindgren F (1981) Early Noise-Induced Hearing Loss in Teenage Boys. Scand Audiol 10: 91–96
4. Baldus S, Jürgens WW, Niemeyer W, Plath P (1999) Empfehlungen für die Erstattung einer ärztlichen Anzeige bei Verdacht auf berufliche Lärmschwerhörigkeit. Arbeitsmed Sozialmed Umweltmed 34: 72–76/Z Laryngol Rhinol 78: 410–411
5. Baldus S, Wittgens H (1983) Asymmetrischer Gehörschaden als Begutachtungsproblem bei Lärmschwerhörigkeit. Arbeitsmed Sozialmed. Präventivmed 18: 294–301
6. Bayerisches Landessozialgericht (1997) Urteil zu Az L 17 U 335/95
7. Beck C (1984) Pathologie der Innenohrschwerhörigkeit. Arch Oto Rhino Laryngol (Suppl 1): 1–57
8. Berger EH (1994) The naked truth about noise reduction ratings. Hearing Instruments 45: 8–11, 30
9. Blauert J (1972) Räumliches Hören. Hirzel, Stuttgart
10. Blauert J (1985) Räumliches Hören – Nachschrift. Neue Ergebnisse und Trends seit 1972. Hirzel, Stuttgart
11. Boenninghaus HG (1962) Wann soll eine akute Hörstörung als Arbeitsunfall anerkannt werden. Z Laryng Rhinol Otol 41: 661–668
12. Boenninghaus HG, Röser D (1958) Prozentuale Hörverlustbestimmung des Sprachgehörs und Festsetzung der Minderung der Erwerbsfähigkeit. Z Laryng Rhinol Otol 37: 719–738
13. Boenninghaus HG, Röser D (1973) Neue Tabellen zur Bestimmung des prozentualen Hörverlustes für das Sprachgehör. Z Laryng Rhinol Otol 52: 153–161
14. Bründel KH, Hartung G (1978) Über die Hörkurvenverläufe von Bergleuten der Grube Anna. HNO 26: 174–179

15. Brusis T (1978) Die Lärmschwerhörigkeit und ihre Begutachtung. Demeter, Gräfelfing
16. Brusis T (1996) Hörverlustbestimmung und MdE-Einschätzung aus Tonaudiogramm und Sprachaudiogramm bei beruflicher Lärmschwerhörigkeit. Z Laryng Rhinol Otol 75: 732–738
17. Bundessozialgericht (1979) Urteil 9 RVs 6/77
18. Bundessozialgericht (1984) Urteil 9b RU 18/82
19. Bundessozialgericht (1989) Urteil 2 RU 54/88
20. Butler RA (1975) Influence of the external ear and middle ear on auditory discriminations. In: Keidel WD, Neff WD (eds) Handbook of sensory physiology. Springer, Berlin Heidelberg New York, pp 249 ff
21. Decher H (1969) Die zervikalen Syndrome in der Hals-Nasen-Ohrenheilkunde. Thieme, Stuttgart
22. Deutsche Elektrotechnische Kommission im DIN und VDE (DKE) (1992) DIN ISO 8253-1: Audiometrische Prüfverfahren, Teil 1: Grundlegende Verfahren der Luft- und Knochenleitungsaudiometrie mit reinen Tönen. Beuth, Berlin
23. Deutsche Elektrotechnische Kommission im DIN und VDE (DKE) (1994) DIN EN 60 645-1: Audiometer, Teil 1: Reintonaudiometer. Beuth, Berlin
24. Dishoek HAE van (1966) Akustisches Trauma. In: Berendes J, Link R, Zöllner F (Hrsg) Hals-Nasen-Ohren-Heilkunde, Bd 3/3. Thieme, Stuttgart, S 1764–1799
25. Dobie RA (1999) Calculating hearing handicap. J Am Acad Audiol 10: 63–65
26. Elies W (1984) HWS-bedingte Hör- und Gleichgewichtsstörungen. HNO 32: 485–493
27. Federspil P (1990) Ototoxische Risiken durch Arzneimittel. Dtsch Ärztebl 87: C-207–C-210
28. Feldmann H (1960) Die geschichtliche Entwicklung der Hörprüfungsmethoden. In: Leicher H, Mittermaier R, Theissing G (Hrsg) Zwanglose Abhandlungen aus dem Gebiet der Hals-Nasen-Ohren-Heilkunde, H 5. Thieme, Stuttgart, S 61–74
29. Feldmann H (1969) Untersuchungen zur Verdeckung subjektiver Ohrgeräusche. Ein Beitrag zur Pathophysiologie des Ohrensausens. Z Laryng Rhinol Otol 48: 528–545
30. Feldmann H (1984) Die Entwicklung der Hörprüfungsmethoden. HNO-Informationen 1/84: 19–25
31. Feldmann H (1988) Die Problematik der quantitativen Bewertung von Hörstörungen in der Begutachtung. Ein neuer Vorschlag zur Berechnung des prozentualen Hörverlustes. Z Laryng Rhinol Otol 67: 319–325
32. Feldmann H (1998) Das Gutachten des Hals-Nasen-Ohren-Arztes, 4. Aufl. Thieme, Stuttgart
33. Feldmann H (1999) Empfehlungen für die Erstattung einer ärztlichen Anzeige bei Verdacht auf berufliche Lärmschwerhörigkeit. Stellungnahme zu Baldus et al. [4]. Arbeitsmed Sozialmed Umweltmed 34: 72–76
34. Filling S (1958) Difference limen for frequency. Dissertation, Kopenhagen. Andelsbog Trykkeriet, Odense
35. Grisanti G (1966) Ambient noise effect on auditory threshold. Int Audiol 5: 221–222
36. Habermann J (1890) Über die Schwerhörigkeit der Kesselschmiede. Arch Ohrenheilk 30: 1–25
37. Henderson D, Subramaniam FA, Boettcher FA (1993) Individual susceptibility to noise-induced hearing loss: An old topic revisited. Ear Hear 14: 152–168
38. Hennies G (1992) Rechtsgrundlagen der Begutachtung im System der sozialen Sicherung. In: Marx HH (Hrsg) Medizinische Begutachtung. Grundlagen und Praxis, 6. Aufl. Thieme Stuttgart
39. Hessisches Landessozialgericht (1992) Urteil zu Az L 3 U 1647/86
40. Hülse M (1993) Die zervikale Hörstörung. Eur Arch Oto Rhino Laryng (Suppl II): 143–145
41. Hülse M (1994) Die zervikogene Hörstörung. HNO 42: 604–613
42. Hülse M, Partsch CJ (1975) Der Unterschied zwischen der Lärmschwerhörigkeit im Bergbau und der „klassischen" Lärmschwerhörigkeit in der metallverarbeitenden Industrie. Z Laryng Rhinol 54: 398–403
43. Huizing EH (1980) Hereditäre Innenohrschwerhörigkeit. In: Berendes J, Link R, Zöllner F (Hrsg) Hals-Nasen-Ohrenheilkunde in Praxis und Klinik, 2. Aufl, Bd 6. Thieme, Stuttgart, S 40.1–26
43 a. Husmann M (1984) Die quantitative Bemessung von beruflicher Lärmschwerhörigkeit in sozialgerichtlichen Verfahren. Sozialvers 39: 262–266 u. 290–294
44. HVBG: Hauptverband der gewerblichen Berufsgenossenschaften (1974–1996) Empfehlungen des Hauptverbandes der gewerblichen Berufsgenossenschaften zur Begutachtung der beruflichen Lärmschwerhörigkeit. 1. Aufl 1974, 1977; 2. Aufl 1986; 3. Aufl 1988, 1991; 4. Aufl 1996. 53754 Sankt Augustin

45. HVBG (Hrsg) (1989) Berufsgenossenschaftliche Grundsätze für arbeitsmedizinische Vorsorgeuntersuchungen, Nr 20 „Lärm". 53754 Sankt Augustin
45 a. HVBG (1996) Arbeitsmedizinische Gehörvorsorge. Lehrgangs- und Ausbildungsmappe für Ärzte und Fachpersonal
46. HVBG (1999) Rundschreiben VB 110/99. 53754 Sankt Augustin
47. Ilberg C von (1980) Toxische Schäden des Hörorgans. In: Berendes J, Link R, Zöllner F (Hrsg) Hals-Nasen-Ohren-Heilkunde in Praxis und Klinik, 2. Aufl, Bd 6. Thieme, Stuttgart, S 43.1–24
48. ISO: International Organization of Standardization (1990) ISO 1999 – Acoustics: determination of occupational noise exposure and estimation of noise-induced hearing impairment. Geneva
49. Jansen G, Klosterkötter W (1980) Lärm und Lärmwirkungen. Ein Beitrag zur Klärung von Begriffen. Hrsg Bundesmin. d. Innern. Bonn 1980
50. Jerger J (1960) Recruitment and allied phenomena in differential diagnosis. Int Audiol 190/61, Kongreßband 5. Kongreß 1960: 197–205
51. Jerger J, Harford E, Shedd J (1959) On the detection of extremely small changes in sound intensity. Arch Otolaryng 69: 200–211
52. Kainz F (1956) Psychologie der Sprache. Enke, Stuttgart
53. Kessler L, Tymnik G, Braun HS (1977) Hereditäre Hörstörungen. Barth, Leipzig
54. Koch J, Loebell H (1968) Das Gutachten des Hals-Nasen-Ohrenarztes. Thieme, Stuttgart
54 a. Kryter KD (1998) Evaluation of hearing handicap. J Am Acad Audiol 9: 141–146
55. Lang HPA (1970) Das Verhalten der chronischen Lärmschwerhörigkeit nach beendeter Lärmexposition. Med Diss, Universität Frankfurt a. M.
56. Langenbeck B (1950) Geräuschaudiometrische Diagnostik. Die Absolutauswertung. Arch Ohr Nas Kehlk Heilk 158: 458–469
57. Larsby R, Arlinger S (1999) Auditory temporal and spectral resolution in normal and impaired hearing. J Am Acad Audiol 10: 198–210
58. Lehnhardt E (1982) Ohrensausen und Gutachten. HNO 29: 169–172
59. Lehnhardt E (1987) Praxis der Audiometrie, 6. Aufl. Thieme, Stuttgart
60. Lehnhardt E, Plath P (Hrsg) (1981) Begutachtung der Schwerhörigkeit bei Lärmarbeitern. Springer, Berlin Heidelberg
61. Lucka J (1997) Schleudertrauma – Update. Eine Zusammenfassung der neueren Erkenntnisse. Schleswig-Holsteinisches Ärztebl 50: 255–262
62. Micheely M, Schmäl F, Stoll W (1998) Die Bedeutung des SISI-Tests im Rahmen der Begutachtung von Lärmschwerhörigkeiten. HNO 46: 459
63. Mittermaier R (1952) Ohrenärztliche Begutachtung unter besonderer Berücksichtigung der Erwerbsminderung. Arch Ohr Nas Kehlk Heilk 161: 94–205
64. Mulheran L, Harpur ES (1998) The effect of gentamycin and furosemide given in combination on cochlear potentials in the guinea pig. Brit J Audiol 32: 47–56
65. Niemeyer W (1962) Akutes Lärmtrauma. HNO 10: 320–323
66. Niemeyer W (1984) Aggravationsprüfungen und objektive Audiometrie. In: Ganz H, Schätzle W (Hrsg) HNO Praxis Heute, Bd 4. Springer, Berlin Heidelberg New York, S 1–39
67. Niemeyer W (1967–1992) Erkrankungen von Ohren, Nase und Hals. In: Marx HH (Hrsg) Medizinische Begutachtung. Grundlagen und Praxis, 1.– 6. Aufl. Thieme, Stuttgart
68. Niemeyer W (1998) Schwerhörigkeit durch Lärm. In: Ganz H, Iro H (Hrsg) HNO Praxis heute, Bd 18, Springer, Berlin Heidelberg New York Tokyo
69. OECD (1976) Decision criteria for noise abatement policies (Draft report prepared by Monin M). ENV/N/76.2. Paris 1976 (Zit. nach [49])
69 a. Otte Garcia J (1968) Estudio del ganglio espiral y su relación con la discriminación. Rev otorinolaringol 28: 89– (zit. n. Beck [7] u. Schuknecht [89])
70. Passchier-Vermeer W (1991) Noise exposure and hearing impairment in young people. Audiology in practice (Eindhoven) 7 (4): 2–5
71. Pfeiffer BH (1983) Welche Hörverlust-Seitendifferenzen sind bei asymmetrischer Lärmbelastung nach ISO 1999 (1983) zu erwarten? Arbeitsmed Sozialmed Präventivmed 18: 302–304
72. Pfeiffer BH (1997) Lärm am Arbeitsplatz. In: Florian HJ, Franz J, Zerlett G (Hrsg) Handbuch Betriebsärztlicher Dienst, 50. Ergänzungslieferung. ecomed, Landsberg
73. Pfeiffer BH (1999) Vorträge im Kurs 52/52e „Die arbeitsmedizinische Gehörvorsorge (für HNO-Ärzte)", 33. Fortbildungsveranstaltung für HNO-Ärzte (Mannheim)

74. Pfeiffer BH, Maue JH (1983) Seitendifferente Lärmbelastung am Arbeitsplatz? Arbeitsmed Sozialmed Präventivmed 18: 268-276
75. Plath P (1981) Die MdE-Bewertung bei geringgradiger Lärmschwerhörigkeit. HNO 29: 165-168
76. Plath P (1981) Bemessung der Minderung der Erwerbsfähigkeit bei Lärmschwerhörigkeit. In: Lehnhardt E, Plath P (Hrsg) Begutachtung der Schwerhörigkeit bei Lärmarbeitern. Springer, Berlin Heidelberg Tokyo
77. Plath P (1983) Gutachtliche Stellungnahme für das Landessozialgericht für das Land Nordrhein-Westfalen, Az L 15 Bu 16/83
78. Plath P (1985) Stellungnahme für das Sozialgericht Gelsenkirchen in der Unfallversicherungsstreitsache, Az S 10 U 236/85
79. Plath P (1991) Lärmschäden des Gehörs und ihre Begutachtung. Schlütersche, Hannover
80. Pollack MC (1980) Amplification for the hearing impaired, 2nd edn. Grune & Stratton, New York, pp 265 ff
81. Ptok M, Zenner HP (1992) Aktuelle Aspekte der Pharmakologie der Kochlea. Otorhinolaryngol Nova 2: 12-27
82. Püttmann R (1952) Diskussionsbem. 34. Tagung. Niedersächs. HNO-Ärzte. HNO 3: 274
82 a. Richter U (1990) Mitt an Dtsch Berufsverb d HNO-Ärzte
83. Röser D (1973) Das Tonaudiogramm als Grundlage für die MdE-Skala. Z Laryng Rhinol 52: 666-673
84. Röser D (1980) Schätzung des prozentualen Hörverlustes nach dem Tonaudiogramm. In: Kolloquium Berufliche Lärmschwerhörigkeit. Fragen der Begutachtung. Schriftenreihe des Hauptverbandes der gewerblichen Berufsgenossenschaften, Bonn 1980
85. Schip EP van het (1983) Bildatlas Innenohr. Duphar Pharma, Hannover
86. Schorn K, Zwicker E (1989) Zusammenhänge zwischen gestörtem Frequenz- und gestörtem Zeitauflösungsvermögen bei Innenohrschwerhörigkeiten. Arch Oto Rhino Lryng (Suppl 1): 116-118
87. Schorn K, Zwicker E (1990) Frequency selectivity and temporal resolution in patients with various inner ear disorders. Audiology 29: 8-20
88. Schubert K (1951) Über die Prüfung des Tonhöhenunterscheidungsvermögens. Arch Ohr Nas Kehlk Heilk 159: 339-354
89. Schuknecht HF (1974) Pathology of the ear. Harvard University Press, Cambridge/MA, pp 302-308
90. Seifert K (1984) Probleme bei der Begutachtung der Lärmschwerhörigkeit. Med Sachverst 80: 86-91
91. Seifert K (1985) Probleme bei der Begutachtung der Lärmschwerhörigkeit. HNO-Mitt Berufsverb Dtsch HNO-Ärzte 35: 97-122/162-172
92. Seifert K (1988) Zur gutachtlichen Bewertung der Innenohrschwerhörigkeit mit Recruitment, insbesondere der beruflichen Lärmschwerhörigkeit. HNO-Mitt Berufsverb Dtsch HNO-Ärzte 38: 16-26
93. Shida S (1994) Dip distribution in the early stage of noise deafness. Hearing Internat 3 (2): 16-17
94. Simpson TH, McDonald M, Stewart M (1993) Factors affecting laterality of standard threshold shift in occupational hearing conservation programs. Ear Hear 14: 322-331
95. Spoendlin H (1980) Akustisches Trauma. In: Berendes J, Link R, Zöllner F (Hrsg) Hals-Nasen-Ohren-Heilkunde in Praxis und Klinik, 2. Aufl, Bd 6. Thieme, Stuttgart, S 42.1-88
96. Spreng M (1982) Auswirkungen des Lärms auf das Hören. Audiol Akustik 21: 94-113
97. Valente M, Peterein J, Goebel J, Neely JG (1995) Four cases of acoustic neuromas with normal hearing. J Am Acad Audiol 6: 203-210
98. VDI (1988) Richtlinie VDI 2058 Bl. 2: Beurteilung von Lärm hinsichtlich Gehörgefährdung. Beuth, Berlin 1988
99. Yardley MPJ, Davies CM, Stevens JC (1998) Use of transient evoked otoacoustic emissions to detect and monitor chochlear damage caused by platinum-containing drugs. Brit J Audiol 32: 305-316

Störungen der auditiven Wahrnehmung
Diagnostische Möglichkeiten

R. BERGER

1	Einleitung	49
2	Zentrale auditive Verarbeitung	50
3	Symptome einer gestörten auditiven Verarbeitung	52
4	Testmöglichkeiten	53
4.1	Audiologische Diagnostik	53
4.2	Nichtaudiologische Tests	56
5	Eigene Untersuchungen	56
6	Fazit	58
	Literatur	59

1
Einleitung

Die menschliche Kommunikation wird zum allgemeinen Informationsaustausch genutzt und erfolgt überwiegend über die lautsprachliche und damit akustische Ebene.

Zur Übertragung dient ein Schallereignis. Der Stimmschall wird im Kehlkopf gebildet und in den Artikulationsräumen akustisch zu Sprachschall verändert. Sprachschall stellt eine zeitliche Aufeinanderfolge von Klängen, Geräuschen und Pausen dar, der durch kurze Nadelimpulse mit schnellen und langsamen Übergangen charakterisiert ist.

Unser Ohr hat die Aufgabe Sprachschall zu analysieren. Die auditive Verarbeitung von Sprachschall ist eine der wichtigsten Voraussetzungen zur Sprachwahrnehmung und zum Spracherwerb. Bei vielen Kindern mit Störungen in der Sprachentwicklung können auch Probleme in der auditiven Verarbeitung angenommen werden. Für die Beurteilung von sprachlichen Fähigkeiten müssen deshalb auch Fähigkeiten der auditiver Verarbeitung eingeschätzt werden. Probleme ergeben sich allerdings in der Bewertung einer „auditiven Wahrnehmungsstörung".

„Wahrnehmen" beschreibt eine Tätigkeit, die eine Aufnahme von Informationen beinhaltet. Sehr häufig wird mit dem Begriff „Wahrnehmen" auch das Ergebnis der Aufnahme und damit die Beurteilung der Information gleichgesetzt. Diese Tatsache verdeutlicht die Schwierigkeit, die sich bei der Diagnose einer Wahrnehmungsstörung ergibt.

Der Begriff der *Wahrnehmungsstörung* wird bisher nicht einheitlich definiert. Zusätzlich fehlen uns konkrete diagnostische Verfahren, um eine solche Störung eindeutig diagnostizieren zu können. Besonders bei Kindern gestaltet sich die Überprüfung der zentralen Hörverarbeitung schwierig, da einerseits keine *gesicherten* audiologischen Testverfahren bekannt sind und andererseits die nichtaudiologischen Verfahren auch intellektuelle Fähigkeiten prüfen, so daß die damit gewonnenen Ergebnisse nicht allein der auditiven Verarbeitung zugeschrieben werden können.

2
Zentrale auditive Verarbeitung

Die zentrale Verarbeitung akustischer Information ist bisher noch nicht eindeutig geklärt. Zu den Fähigkeiten des Hörsystems gehört neben der Frequenz- und Schalldruckanalyse auch die Einschätzung der Richtung und des Abstandes der Schallquelle. Die Fähigkeit auditiver Verarbeitung ermöglicht uns Gehörtes zu erkennen, zu verarbeiten und zu behalten.

Zimbardo [25] interpretiert Wahrnehmung als einen Gesamtprozeß, der durch die ständig einströmenden Reize in unserem ZNS und dessen Organisation zu einem Gesamtereignis beschrieben werden kann. McAdams [1] und Bredman [5] sehen die auditive Verarbeitung als einen Prozeß zur auditiven Identifikation. Ihr Modell sieht einen stufenweisen Prozeß vor, der nach der Schallaufnahme durch das Ohr als ersten Schritt eine auditive Gruppierung nach akustischen Eigenschaften beinhaltet. Danach erfolgt eine Analyse dieser auditiven Eigenschaften im Vergleich mit dem auditiven Gedächtnis. Die auditive Identifikation ist durch die Einbeziehung auditiver Merkmalsanalysen, die sich in einem *Langzeitspeicher* befinden, gegeben. Die Einbeziehung des gegenwärtigen Kontexts hat dabei eine große Bedeutung. Einen wesentlichen Platz in diesem Modell nehmen Rückkoppelungen zu verschiedenen Phasen des Identifikationsprozesses ein.

Nach Semel [22] lassen sich die auditiven Wahrnehmungsprozesse in drei Abschnitte unterteilen:

1. Antwort auf Stimuli,
2. Organisation der Stimuli,
3. Erfassen des Sinnes einer Botschaft.

Dieses *Stufenmodell* läßt sich wie folgt interpretieren:

Erste Stufe. Um eine ungestörte Verarbeitung zu ermöglichen, ist eine intakte periphere akustische Signalaufnahme notwendig, die mit der Umwandlung der mechanischen Energie in bioelektrische Aktivität einhergeht. Dabei werden Informationen über Intensität, Frequenz und Lokalisation der Schallquelle bereits in der Kochlea vorverarbeitet. Plinkert und Zenner [21] betonen, daß die hohe Frequenzauflösung zur Sprachverständlichkeit bereits auf kochleärer Ebene realisiert wird. Eine gestörte Signalaufnahme durch Erkrankungen im Mittel- und Innenohr macht auch eine gestörte Verarbeitung wahrscheinlich.

Zweite Stufe. Unter Organisation von Stimuli werden die Schallokalisation, die auditive Diskrimination, die Integration und Fusion verstanden. Dazu zählen

- die Bedeutung der *zeitlichen Aspekte* bei der Verarbeitung von akustischem Signalen und
- die Auswirkungen der *binauralen Integration*.

Dies hat für das Verstehen im Störgeräusch, also die Spracherkennung unter ungünstigen akustischen Bedingungen, sowie für das Richtungshören eine große Bedeutung.

Dritte Stufe. Das menschliche Gehirn läßt sich nach phylogenetischen Gesichtspunkten in primäre, sekundäre und tertiäre kortikale Regionen einteilen. Die hinteren sekundären Bezirke stehen mit unterschiedlichen sensoriellen Bereichen in gegenseitigen Verbindungen, die durch die Reizung der Sinnesorgane aufgenommen werden. Die tertiären Bereiche stellen Überlappungszonen dar und sind für höhere psychische Fähigkeiten im Sinne der kognitiven Intelligenz anzusehen. Für die Verarbeitung und Erkennung von Sprache gibt es geeignete Areale im Kortex, die im Schläfenlappen über Assoziationsfasern an die sekundären und primären Hörfelder grenzen. Diese Bereiche und werden als *akustischer Assoziationskortex* bezeichnet.

Zur Sinnerfassung einer Botschaft sind Ergänzung und Synthese notwendig. Dazu werden zusätzliche Informationen durch andere Sinnesorgane (Auge, Kinästhesie, Taktilität) genutzt. Demnach kann die „Wahrnehmung" nicht nur einem Areal zugeordnet werden, sondern basiert auf der Verknüpfung unterschiedlicher Sinnesleistungen.

Dieroff [7] hat in einer Übersicht das Hörsystem in 5 Ebenen eingeteilt und diesen Ebenen spezielle Hörleistungen zugeordnet (Abb. 1). Nach seiner Definition übernehmen die Ebenen 1, 3, 4 und 5 eine wichtige Aufgabe in der *Selektionsfähigkeit*, wobei diesen Ebenen die Fähigkeit einer aktiven Selektion zukommt.

Bisher fehlen uns genaue Kenntnisse über die Verarbeitungsschritte der einzelnen Hörbahnstationen. Moore [17] beschrieb eine Erregungsverstärkung infolge kontralateraler und ipsilateraler Signalsteuerung in der oberen Olive. Wir wissen, daß in den „höheren" Bereichen der Hörbahn wichtige Informationen wie Pegeländerungen, Frequenzänderungen sowie zeitliche Differenzen zwischen rechten und linkem Ohr für die Bearbeitung akustischer Signale notwendig sind, um sie als akustische Änderungen kortikal verarbeiten zu können.

Störungen in der zentralen Hörverarbeitung können im Bereiche des Hirnstamms, des Mittelhirns oder noch weiter zentral liegen. Welcher Bereich unserer

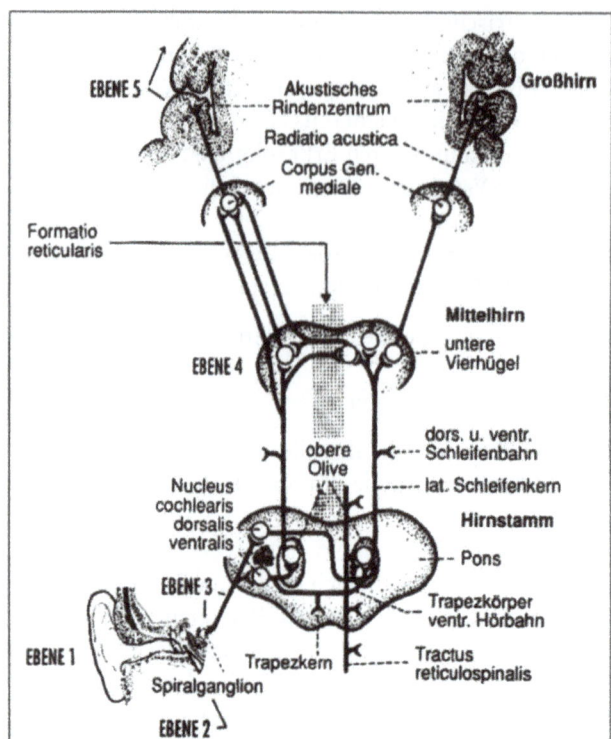

Abb. 1.
Hörsystem mit Einteilung in 5 Ebenen nach Dieroff [7]

Hörbahn die größere Bedeutung für die Hörverarbeitung hat, ist zum gegenwärtigen Zeitpunkt noch nicht klarer zuzuordnen.

Die *binaurale Verarbeitung von Reizen* stellt eine zentrale Hörleistung dar. Die Auswirkungen solcher Fähigkeiten zeigen sich in einem deutlichen Hörgewinn zwischen monauraler und binauraler Hörverarbeitung sowie der Erkennung von Sprache im Geräusch. Sie sind weiterhin wichtig beim Richtungshören.

3
Symptome einer gestörten auditiven Verarbeitung

Bei Kindern mit auditiven Verarbeitungsstörungen werden oft Probleme beim Verstehen, besonders unter lärmvoller Umgebung angegeben. Folge ist ein häufiges Nachfragen während des Gespräches. Oft wird auch eine schnelle *Ablenkbarkeit bzw. Konzentrationsschwäche* beschrieben. Ob dies als Folge einer auditiven Wahrnehmungsstörung auftritt oder bereits als eigenständiges Symptom der Gesamtsituation zu werten ist, ist zum jetzigen Zeitpunkt nicht genau geklärt. Hervorzuheben ist, daß diese „Hörprobleme" bei nachweisbarem unauffälligen peripheren Hörvermögen bestehen.

> Kinder mit Störungen der auditiven Wahrnehmung haben oftmals Probleme in der Sprachentwicklung und im Erwerb der Schriftsprache. Umgekehrt läßt sich so bei einem Teil von Kindern mit Lese-/Rechtschreibproblemen auch eine auditive Wahrnehmungsstörung diagnostizieren.

Eine eigene Untersuchung [6] sollte den Anteil auditiver Wahrnehmungsstörungen im Zusammenhang mit Sprachentwicklungsverzögerungen herausfinden. Die retrospektive Studie konnte deutlich machen, daß bei einem Drittel von insgesamt 128 Kindern im Alter von 5–12 Jahren, die wegen Sprachentwicklungsstörungen vorgestellt wurden, der Verdacht einer Wahrnehmungsstörung bestand.

Besonders deutlich wurden die Unterschiede bezüglich des *morphologisch-syntaktischen Bereiches* und der *phonematischen Diskrimination*. Kinder mit dem Verdacht auf akustische Wahrnehmungsstörungen hatten sehr viel häufiger einen Dysgrammatismus und Differenzierungsschwächen als Kinder ohne Hinweis einer auditiven Verarbeitungsstörung.

Ein weiterer wesentlicher Zusatzbefund war die Tatsache, daß die Händigkeit zum Untersuchungszeitpunkt noch nicht entschieden war. Wir sehen diese Ergebnisse als mögliche Hinweise einer gestörten auditiven Hemisphärendominanz.

4
Testmöglichkeiten

In der Diagnostik einer auditiven Wahrnehmungsstörung müssen sowohl audiologische als auch nichtaudiologische Testverfahren angewendet werden. Diese Vorgehensweise ist notwendig, um die verschiedenen Aspekte der zentralen Verarbeitung berücksichtigen zu können.

Besonders wichtig ist ein ausführliches Anamnesegespräch. Dabei sollten besonders Angaben zu Hörerkrankungen, zur Sprachentwicklung und zur schulischen Entwicklung erfragt werden.

Erfahrungsgemäß sind Tests für Kinder mit Wahrnehmungsstörungen schwierig durchzuführen und zu bewerten. Das liegt einerseits an einer ungenügenden Konzentrationsleistung der meisten dieser Kinder, andererseits aber auch an der unzureichenden Valenz der Testverfahren selbst. Wie bei jeder Testung muß auch bei der zentralen Hördiagnostik der Einfluß von *Motivation, Konzentration, Intelligenz* sowie besonders das *Entwicklungsalter* bei der Bewertung des Ergebnisses berücksichtigt werden.

4.1
Audiologische Diagnostik

Es werden sowohl subjektive als auch objektive audiologische Tests durchgeführt. Eine periphere Hörstörung muß vor der weiterführenden Diagnostik ausgeschlossen werden.

Die objektiven Tests werden einerseits zum Ausschluß einer Hörstörung im kochleären bzw. retrokochleären Bereich der zentralen Diagnostik eingesetzt. Die Messung später akustisch evozierter Potentiale (SAEP), die Mismatch Negativity (MMN) und die Messung der Welle P300 (P3) sind Verfahren zur Diagnosesicherung. Da diese Phänomene auch durch sprachliche Reize ausgelöst werden können, finden sie besonders in der Diagnostik von Lese-/Rechtschreibstörungen Anwendung [23].

Esser [8] empfiehlt die *Stapedius-Reflexmessung* und beschreibt einen charakteristischen Unterschied der Reflexschwellen für Sinustöne und Schmalbandrauschen. Bei auditiver Verarbeitungsstörung besteht eine Diskrepanz zwischen Ton- und Geräuschschwelle zugunsten des Schmalbandrauschens.

Als subjektive Tests kommen ganz unterschiedliche Prüfverfahren zum Einsatz. Neben den standardisierten Methoden wie *Tonschwellen- und Sprachaudiometrie* werden auch zentrale Tests mit Tönen oder Sprache eingesetzt. Die Prüfung kann monaural oder binaural durchgeführt werden.

Für Kinder wird nur ein Teil der möglichen zentralen Hörtests genutzt.

- Prüfung des Richtungshörens:
  Die Untersuchung kann im Freifeld oder mit Kopfhörern erfolgen. Wie eigene Untersuchungen zeigten, ergeben sich Probleme bei der exakten Bewertung von Untersuchungsbefunden im Freifeld (Macht [14]). Trotz guter Mitarbeit gelingt es keinem Kind, während der Messung vollkommen ruhig sitzen zu bleiben. Phasenunterschiede zwischen rechtem und linkem Ohr sind deshalb nicht auszuschließen. Ergebnisse im Freifeld sind durch diese Situation nur begrenzt verwertbar. Eine exakte Interpretation des Richtungshörens im Zusammenhang mit auditiven Verarbeitungsstörungen läßt sich möglicherweise nur mittels Testverfahren über Kopfhörer ermitteln. Präzise Untersuchungsergebnisse hierzu liegen noch nicht vor.

- Test mit bandpaßgefilterter Sprache:
  Dieser Test stellt eine Modifikation des Summationstests nach Matzker [15] dar. Hierbei wird Sprache sowohl durch Tiefbandfilter (500 – 800 Hz) als auch durch Hochbandfilter (2500 – 3000 Hz) verstümmelt und beiden Ohren parallel angeboten. Bei guter binauraler Verarbeitung (Summationsleistung im Hirnstamm) werden die Wörter richtig erkannt. Bei einer entsprechenden Funktionsstörung treten bei diesem Testverfahren Reaktionsfehler auf.

- Hörtest mit zeitkomprimierter Sprache:
  Nickisch und Biesalski [19] haben eine Methode beschrieben, bei der ein zeitkomprimiertes Sprachsignal (erhöhte Sprechgeschwindigkeit) eingesetzt wird. Dabei wurde die Sprechgeschwindigkeit während der Untersuchung stufenweise erhöht. Damit konnten altersspezifische Toleranzbereiche gefunden werden. Kinder mit feinmotorischen Koordinationsstörungen, Lernschwierigkeiten und Unruhe zeigten im Verstehen Unterschiede zur unauffälligen Kontrollgruppe. Die beschriebene Symptomatik dieser Kinder ist im Sinne einer auditiven Wahrnehmungsstörung zu bewerten.

- Dichotischer Test:
Der *dichotische Diskriminationstest* für Kinder könnte in der Diagnostik auditiver Wahrnehmungsstörungen einen wertvollen Beitrag leisten. [3, 4, 9, 13, 24]. Beim dichotischen Hören wird eine Untersuchungsbedingung geschaffen, bei der beide Ohren gleichzeitig unterschiedliche Informationen erhalten. Die auf beiden Ohren ankommenden Reize müssen auseinandergehalten werden. Uttenweiler [24] hat in Anlehnung an Feldmann [9] einen solchen Test für Kinder zur Diagnostik zentraler Hörstörungen entwickelt. Bei Störungen in der Hörverarbeitung treten Verstehensprobleme auf, und es lassen sich auch Seitendifferenzen erkennen.
- Tests mit Störgeräuschen:
Die Grundlage dieser Tests ergibt sich aus der Erkenntnis, daß die Sprachverständlichkeit bei binauraler Verarbeitung besser ist als bei monauraler. Dafür verantwortlich ist die Fähigkeit binauraler Integration von akustischen Signalen. Die auf beiden Ohren ankommenden Reize müssen dazu als ein Hörereignis zusammengekoppelt werden. Besonders deutlich wird das bei der Überprüfung der Sprachverständlichkeit unter einem Störgeräusch (Kollmeier et al. [13]). Dabei spielt die außerordentliche Fähigkeit unserer Ohren zur Störschallunterdrückung eine bedeutende Rolle. Untersuchungen von Hirsh [11] haben dieses Phänomen nachgewiesen. Ziel einer Untersuchung über die Verständlichkeit im Störgeräusch ist die Ermittlung des Signal-Rausch-Verhältnisses (dB/S/N) für ein 50%iges Sprachverstehen. Für Erwachsene konnte ein Signal-Rausch-Abstand von 6 dB für die 50%-Verständlichkeit gefunden werden. Wird ein größerer Signal-Rausch-Abstand benötigt, spricht das für eine zentrale Schwerhörigkeit.
Trennt man Störschall und Nutzschall räumlich voneinander, dann entsteht infolge der binauralen Verarbeitung ein zusätzlicher Hörgewinn, der als *binaural intelligibility level difference* (BILD) bezeichnet wird. Der so ermittelte Sprachverständnisgewinn gestattet eine zusätzliche Aussage über die Leistungsfähigkeit der binauralen Verarbeitung. Normwerte bzw. Toleranzbereiche für Kinder sind noch nicht bekannt.
- Bestimmung der Ordnungsschwelle:
Bei der Ermittlung der Ordnungsschwelle wird der Zeitabstand gemessen, der es ermöglicht, zwei aufeinanderfolgende Sinnesreize als noch getrennt wahrzunehmen. Für die auditive Ordnungsschwelle werden Klickreize verwendet. Sie werden beiden Ohren in unterschiedlicher Reihenfolge angeboten und müssen der entsprechenden Seite zugeordnet werden. Die Angabe der jeweiligen Seite gilt auch als Kontrolle der Hörwahrnehmung. Zahlreiche Autoren haben die Ordnungsschwelle bestimmt und sind zu sehr unterschiedlichen Zeitangaben bei Erwachsenen und Kindern gekommen. Der Streubereich liegt zwischen 20 ms und 100 ms. Meister et al. [16] haben durch die Bestimmung der Ordnungsschwelle mittels eines adaptiven Verfahrens versucht, Normwerte zu berechnen. Weiterführende Vergleichsuntersuchungen müssen klären, inwieweit die Ermittlung der Ordnungsschwelle in der Diagnostik auditiver Verarbeitungsstörungen einen Stellenwert erhalten kann.

4.2
Nichtaudiologische Tests

Zu diesen Perzeptionsprüfungen zählen Tests zur Merkfähigkeit und Speicherung, der Prüfung von Gedächtnisleistungen, der phonematischen Diskrimination und der Lautsynthese.

- Merkfähigkeit und Speicherung:
    - Zahlenfolgegedächtnis nach dem Psycholinguistischen Entwicklungstest (PET) von Angermeier. Dabei müssen die Kinder Zahlen wiederholen, deren Anzahl steigt.
    - Mottier-Test [18]. Hierbei müssen Silben ansteigender Länge wiederholt werden.
- Prüfung von Gedächtnisleistungen:
    - Textgedächtnis aus dem Heidelberger Sprachentwicklungstest [10]. Die Kinder müssen einen vorgelesenen Text wiedergeben. Die Fehleranzahl wird altersnormiert bewertet.
- Lautsynthese:
    - Bremer Lautdiskriminationstest [20]. Die Kinder müssen ähnlich klingende Wortpaare als gleich oder ungleich erkennen und nachsprechen. Die Fehlerzahl wird altersentsprechend bewertet.

5
Eigene Untersuchungen

Noch immer stützt sich die Diagnostik der auditiven Wahrnehmungsstörungen auf eine Serie unterschiedlicher Verfahren. Ziel der eigenen Untersuchungen ist die Entwicklung eines verbesserten diagnostischen Tests zur Verständlichkeit im Störgeräusch.

Voruntersuchungen dienten der Ermittlung des Signal-Rausch-Abstandes bei Kindern.

Wir testeten 20 wahrnehmungsgestörte Kinder und vergleichend 20 unauffällige Kinder im Alter von 6–11 Jahren (benutzt wurde das Sprachverstehen im Störgeräusch) und überprüften die Verständlichkeit von Sprache im Störgeräusch bei unterschiedlichen akustischen Situationen. Einmal wurden das Störgeräusch und der Nutzschall aus dem gleichen Lautsprecher angeboten. Anschließend wurden Störgeräusch und Nutzschall um 90 Grad versetzt präsentiert. Für beide Situationen wurde die 50%ige Sprachverständlichkeit ermittelt. Bei den anamnestisch unauffälligen Kindern war für beide Situationen ein besserer Signal-Rausch-Abstand festzustellen [3, 4a].

Weiterhin haben wir die dichotische Diskrimination in unsere Untersuchungen einbezogen. Der dichotische Diskriminationstest für Kinder leistet in der Diagnostik auditiver Wahrnehmungsstörungen einen wertvollen Beitrag [3, 4]. Der Test besteht aus 5 Wortgruppen A bis E zu je 5 Wortpaaren. Bei nicht richtig wiedergegebenen Antworten wurde die Testlautstärke erhöht. Am Ende des Tests erfolgte die Wiederholung der Wortgruppe B.

Tabelle 1. Gegenüberstellung der alten und neuen Auswertung des dichotischen Diskriminationstests an einem Beispiel (Einzelheiten s. Text)

Links		Rechts		Paar
Das Schaukelpferd	+	Der Weihnachtsmann	+	1
Das Kinderbad	–	Schaukelberg	–	0
Der Ballon	–	Haustüre	+	0
Die Gießkanne	+	Fußspuren	–	0
Das Mädchenrad	–	Die Autobahn	+	0

Alte Auswertung: links 70%, rechts 60%.
Neue Auswertung: 1 richtiges Paar.

Die bisherige Testdurchführung und deren Auswertung ermöglichte allerdings nicht, die *auditive Diskriminationsfähigkeit* in nur einem Wert zu beschreiben. Zur Bewertung dieser Fähigkeit war die Beschreibung der Verständlichkeit jeder Seite sowie der benötigte Schallpegel erforderlich. Aufgrund dieser Auswertung ist eine vergleichende Aussage sowohl in quantitativer Hinsicht als auch im interindividuellen Vergleich aufgrund des unterschiedlichen Schallpegels statistisch nicht möglich. Auch können sich hinter vermeintlich gleichlautenden Ergebnissen gänzlich verschiedene Leistungen verbergen, wie bereits publiziert wurde [4].

Wir erarbeiteten deshalb einen neuen Auswertemodus, der versucht, das dichotische Hören strenger zu bewerten.

Ein Beispiel soll die Unterschiede in der Bewertung beider Auswertungsmodalitäten verdeutlichen. Die Untersuchungsergebnisse zeigten, daß ein 8jähriger Junge nach der alten Auswertung den Test links mit 70% und rechts mit 60% erfüllt hatte. Die neue Auswertung mit der Bewertung richtig wiedergegebener Wortpaare kennzeichnet die gleiche Leistung mit einem Punkt. (Tabelle 1).

Voruntersuchungen, die zur Ermittlung der günstigsten Lautstärke bezüglich der Verständlichkeit der Testwörter erfolgt waren, konnten 70 dB als besonders vorteilhaft ermitteln, so daß diese Lautstärke zur Testdurchführung gewählt wurde. Durch den Einsatz dieser einen konstanten Lautstärke und der Bewertung von nur vollständig wiedergegebenen Hörpaaren genügt ein einziger Wert als Testergebnis [4].

Die statistische Aufarbeitung erfolgte zur Ermittlung von Rangkorrelationen nach Spearman sowie mit Berechnungen im Chi-Quadrat-Test, sie wurde mit einem SAS-System (Version 6.12) durchgeführt.

Ergebnisse. Bei 46 Kindern, bei denen der dichotische Diskriminationstest wegen auditiver Wahrnehmungsstörung durchgeführt wurde, berechneten wir die Ergebnisse sowohl nach dem alten als auch nach unserem neuen Auswertemodus. Die untersuchten Kinder waren zwischen 5 und 12 Jahre alt (Mittelwert 9,5 Jahre).

Bei der neuen Auswertung sind maximal 20 richtige Antworten möglich. Im Vergleich zur herkömmlichen Auswertung lag die mittlere Anzahl richtiger Antworten deutlich niedriger.

Tabelle 2. Testergebnisse (Einzelheiten s. Text)

	Median	Mittelwert	Standardabweichung
Neue Auswertung (absolut)	16	14,67	4,8
Neue Auswertung (in Prozent)	80	73,35	24
Alte Auswertung (rechte Seite)	95	91,03	13,5
Alte Auswertung (linke Seite)	85	81,68	16
Alte Auswertung (Mittelwert)	90	86,36	12,59

Die neue Auswertung ergab im Durchschnitt 14,67 richtig wiedergegebene Wortpaare, was 73,4 % richtigen Einzelantworten entspricht. Nach der alten Auswertung ergaben sich bei den gleichen Kindern links 81 % und rechts 91 % richtige Antworten. Die Variationsbreite in Form der Standardabweichung erhöhte sich von 13 auf 16 bzw. 24 % und 5 Wortpaare (Tabelle 2). Noch deutlicher werden die Unterschiede, wenn man den Test in 4 Leistungsbereiche zu je 25 % aufteilt. Danach befanden sich nach der alten Auswertung 85 % aller untersuchten Kinder im oberen Leistungsviertel, in der untersten Leistungskategorie rangierte kein einziges Kind. Nach unserer neuen Bewertung erreichten nur 56,5 % der Kinder den obersten Leistungsbereich, dagegen fielen 6,5 % (3 Kinder) in die unterste Kategorie. Diese Unterschiede sind statistisch mit p = 0,000002 hoch signifikant.

Die Untersuchungsergebnisse ließen eine Altersabhängigkeit erkennen, die jedoch ab dem 10. Lebensjahr nicht mehr so deutlich war. Keith [12] hat 57 Kinder zwischen 6 und 18 Jahren mit dem englischsprachigen dichotischen Test untersucht und ist zu den gleichen Ergebnissen gekommen. Mit dem dichotischen Diskriminationstest und seiner neuen Auswertung lassen sich also auch weniger gravierende Störungen der zentralen auditiven Wahrnehmung aufdecken.

6
Fazit

Die zentrale Hörverarbeitung und die gesamte auditive Wahrnehmung sowie deren Störungen sind in den letzten Jahren verstärkt in das Interesse unterschiedlicher Fachgebiete gerückt. Von einer auditiven Wahrnehmungsstörung wird dann gesprochen, wenn trotz intaktem peripheren Gehör die Verarbeitung des „Gehörten", also das Verstehen, beeinträchtigt ist.

Solche Störungen können bei vielen Kindern mit Sprachentwicklungsstörungen und bei Störungen im Erwerb der Schriftsprache angenommen werden.

Eine umfangreiche Diagnostik zur Klärung der Diagnose ist zwingend notwendig. Noch immer werden zur Diagnosesicherung nur Teilbereiche einer auditiven Wahrnehmung bewertet. Eine solche Vorgehensweise muß als unvollständig und nicht tragbar eingeschätzt werden. Nur die Untersuchungsergebnisse einer umfangreichen Diagnostik unter Einbeziehung sowohl audiologischer als auch nichtaudiologischer Tests können eine auditive Wahrnehmungsstörung absichern.

Der Beitrag versucht den Stand unseres bisherigen Wissens hinsichtlich der Diagnostik solcher Störungen – auch beim Kinde – offenzulegen.

Für die Diagnostik auditiver Wahrnehmungsstörungen werden audiologische und nichtaudiologische Testverfahren eingesetzt, die im Voranstehenden kurz angesprochen wurden. Infolge der engen Vernetzung des zentralen Hörens mit anderen zentralen Funktionen ergibt sich als Schwäche dieser Tests eine ungenügende Spezifität und fehlende Validierung. Zusätzlich können Intelligenz, Konzentration und Motivation das Ergebnis beeinflussen. Den audiologischen Testverfahren wird deshalb eine größere Bedeutung beigemessen.

Als ein mögliches Untersuchungsverfahren gilt heute der *dichotische Diskriminationstest*. Wir haben ein „strengeres" Auswertungsverfahren dieses Tests erarbeitet. Die vorgestellte Auswertung stellt eine Grundlage für eine Bewertung der dichotischen Diskriminationsleistung dar und ermöglicht damit die Normierung dieses Tests. Dazu müssen weitere Untersuchungen zur Validität sowie ein Vergleich mit sprachlich unauffälligen Kindern erfolgen.

Wir stehen heute noch am Anfang unseres Verständnisses zentraler Hörstörungen. Erst wenn wir über zuverlässige Daten zur Physiologie und Pathophysiologie des zentralen Hörens verfügen, wird auch eine präzise Diagnostik von dessen Störungen möglich sein.

Literatur

1. McAdams S (1993) Recognition of sound sources and events. In: McAdams S, Bigand E (eds) Thinking in sound. The cognitive psychology of human audition. Clarendon, Oxford, pp 146–198
2. Angermaier M (1977) Psycholinguistischer Entwicklungstest (PET). Beltz, Weinheim
3. Beimesche H, Macht S, Berger R (1997/1998) Ergebnisse zur audiolischen Erfassung auditiver Wahrnehmungsstörungen mit dem Göttinger Kindersprachtest II im Geräusch. Median, Heidelberg (Aktuelle phoniatrisch-pädaudiologische Aspekte, Bd 5)
4. Berger, R, Macht, S, Beimesche H (1998) Probleme und Lösungsansätze bei der Auswertung des dichotischen Diskriminationstestes. HNO 46: 753–756
4a. Berger R, Demirakca T (2000) Vergleich zwischen dem alten und neuen Auswertemodus im dichotischen Diskriminationstest. HNO (Berl) 48 (im Druck)
5. Bredman AS (1993) Auditory scene analysis: Hearing in complex environments. In: McAdams S, Bigand E (eds) Thinking in sound. The cognitive psychology in human audition. Clarendon, Oxford, pp 146–198, Oxford Clarendon Press
6. Demirakca T, Berger R (1997) Anteil auditiv wahrnehmungsgestörter Kinder im Rahmen einer Sprachentwicklungsverzögerung In: Frühförderung im Alter von 0–3 Jahren. Referate, Vorträge und Poster zur 70. Jubiläumstagung der Deutschen Gesellschaft für Sprach- und Stimmheilkunde e.V., Münster 1997, S 101–103
7. Dieroff, H-G (1992) Zur Definition „Selektionsfähigkeit" bei erschwertem Sprachverstehen als Folge peripherer Perzeptionsschäden. HNO 40: 400–404
8. Esser G et al. (1987) Auditive Wahrnehmungsstörung und Fehlhörigkeit bei Kindern im Schulalter. Sprache Stimme Gehör 11: 10–15
9. Feldmann, H (1965) Dichotischer Diskrininationstest – eine neue Methode zur Diagnostik zentraler Hörleistungen. Arch Ohr Nas Kehlkopfheilkd 184
10. Grimm H, Schöler H (1978) Heidelberger Sprachentwicklungstest. Hogrefe, Göttingen
11. Hirsh I (1959) Auditory perception of temporal order. J Acoustic Soc Am 31: 759–767

12. Keith RW (1983) Interpretation of the Staggegered Spondatic Word (SSW) Ear Hear 4: 287-292
13. Kollmeiser B, Müller C, Kinkel M, Eysholdt U (1990) Binaurales Hören bei Innenohr-Schwerhörigkeiten. Räumliche Sprachverständlichkeit. Audiol Akustik 3: 76-84
14. Macht S (1999) Untersuchungen zentraler Hörleistungen bei Kindern mit auditiver Wahrnehmungsstörung - Sprechverstehen im Geräusch, Richtungshören und Dichotische Diskrimination. Inaug.-Diss., Marburg
15. Matzker J (1959) Two methods for the assessment of neuro-otological diagnosis. Ann Otol 68: 1185
16. Meister H, Klüster H, Dück M, Walger M, von Wedel H (1998) Adaptive Verfahren zur Messung der Ordnungsschwelle. Z Audiol 3: 110-121 (ISSN 1435.4691)
17. Moore DR (1991) Audiology and Physiology. Audiology 30: 125-134
18. Mottier M (1974) Akustische Differenzierung und Merkfähigkeitsüberprüfung. In: Die psychologische Erfassung des Legasthenikers. Huber, Bern
19. Nickisch A, Biesalski P (1984) Ein Hörtest mit zeitkomprimierter Sprache für Kinder. Sprache Stimme Gehör 8: 31-34
20. Niemeyer W (1976) Bremer Lautdiskriminationstest (BLDT). In: Bremer Hilfen für lese-rechtschreibschwache Kinder, 2. Aufl. Herbig, Bremen
21. Plinkert PK, Zenner H-P (1992) Sprachverständnis und otoakustische Emissionen durch Vorverarbeitung des Schalls im Innenohr. HNO 40: 111-122
22. Semel E (1970) Sound, order, sense: A developmental program in auditory perception. Follett Education Corporation, Chicago, pp 11-18
23. Sudoletz W v (1997) Neurobiologische Befunde bei Kindern mit umschriebenen Sprachentwicklungsstörungen. Z Kinder Jugendpsychiatr Psychotherap 25: 35-45
24. Uttenweiler V (1980) Dichotischer Diskriminationstest für Kinder. Sprache Stimme Gehör 4: 107-111
25. Zimbardo P (1995) Psychologie, 6. Aufl. Springer, Berlin, Heidelberg, New York Tokyo

Aerodynamik der Nase
Physiologie und Pathophysiologie

G. MLYNSKI

Unter Mitarbeit von S. GRÜTZENMACHER, C. LANG und BARBARA MLYNSKI

1	Einführung	62
2	Formelemente der Nase	62
3	Inspiratorischer Atemstrom	64
3.1	Einströmbereich	64
3.1.1	Vestibulum nasi	64
3.1.2	Isthmus nasi	66
3.1.3	Vorderes Cavum nasi	68
3.2	Funktionsbereich (Muschelregion)	70
3.3	Ausströmbereich	72
3.3.1	Meatus nasopharyngeus	72
3.3.2	Choane	72
3.3.3	Epipharynx	72
4	Exspiratorischer Atemstrom	72
4.1	Einströmbereich	73
4.1.1	Nasenrachen	73
4.1.2	Choane	73
4.1.3	Meatus nasopharyngeus	73
4.2	Funktionsbereich (Muschelregion)	74
4.3	Ausströmbereich	74
4.3.1	Vorderes Cavum	74
4.3.2	Isthmus	74
4.3.3	Vestibulum nasi	74
5	Aerodynamik bei pathologischem Einströmbereich der Nase	74
5.1	Strömung in einer Hängenase	75
5.2	Strömung in einer Hakennase	77
5.3	Strömung in einer Stupsnase	77
5.4	Strömung in einer Sattelnase	77
5.5	Strömung bei einer Septumdeviation	77
5.6	Kompensatorische Muschelhyperplasie	79
6	Fazit	79
	Literatur	80

1
Einführung

Die physiologische Eintrittspforte der Luft in den menschlichen Respirationstrakt ist die Nase. Voraussetzungen für einen ungestörten Gasaustausch in der Lunge sind eine Lufttemperatur von 37° und eine Luftfeuchtigkeit von 100 %. Aus diesem Grund ist die respiratorische Funktion der Nase, das Anwärmen, Anfeuchten und Säubern der Atemluft von großer Bedeutung. Obwohl diese Tatsache bereits zum Lehrbuchwissen gehört, bleibt die respiratorische Funktion der Nase bei unseren therapeutischen Bemühungen weitestgehend unbeachtet. So strebt die funktionelle Rhinochirurgie in allererster Linie eine Verbesserung der *Luftdurchgängigkeit* durch die Nase an. Eine gute Luftdurchgängigkeit ist aber nur die Grundvoraussetzung für die nasale Atemfunktion. Inwieweit das Anwärmen, Anfeuchten und Säubern der Atemluft durch unsere operativen Maßnahmen beeinflußt werden, kann man bisher aufgrund fehlender funktionsdiagnostischer Methoden höchstens an den postoperativen Folgen ablesen.

> Eine Grundvoraussetzung zur Erfüllung der *respiratorischen Funktion* ist ein ausreichender Kontakt der strömenden Luftpartikel mit der Nasenschleimhaut. Um diesen Kontakt zu gewährleisten, weist die Nase als Strömungskanal eine besondere Form auf. Außerdem ist die Schleimhautoberfläche im Bereich der Nasenmuscheln stark vergrößert.

Eine Reihe von Autoren haben sich experimentell mit der Atemströmung in der Nase beschäftigt [5-8, 11-14]. Die Ergebnisse sind jedoch teilweise widersprüchlich und auch nicht umfassend, so daß sich insgesamt ein sehr lückenhaftes Wissen auf diesem Gebiet ergibt.

Dieser Umstand war Motivation für eigene systematische strömungsphysikalische Untersuchungen in Nasen- und Funktionsmodellen zur nasalen Atemströmung unter physiologischen und pathophysiologischen Bedingungen. Die Ergebnisse werden hier zusammenfassend dargestellt und die Strömung in schematischen Skizzen wiedergegeben. Dabei wird laminare Strömung mittels durchgehender wandparalleler Strombahnen und turbulente Strömung durch kleine, seitwärts drehende Pfeile dargestellt.

2
Formelemente der Nase

Für ein besseres Verständnis des Zusammenhanges zwischen Form und Funktion der Nase ist es vorteilhaft, einzelne Abschnitte des Naseninnenraumes mit Formelementen zu vergleichen, deren Wirkung auf die Strömung aus der Strömungsmechanik bekannt sind. Im Ergebnis unserer Experimente können wir die von Bachmann [5] vorgeschlagene Aufteilung der Nase erweitern.

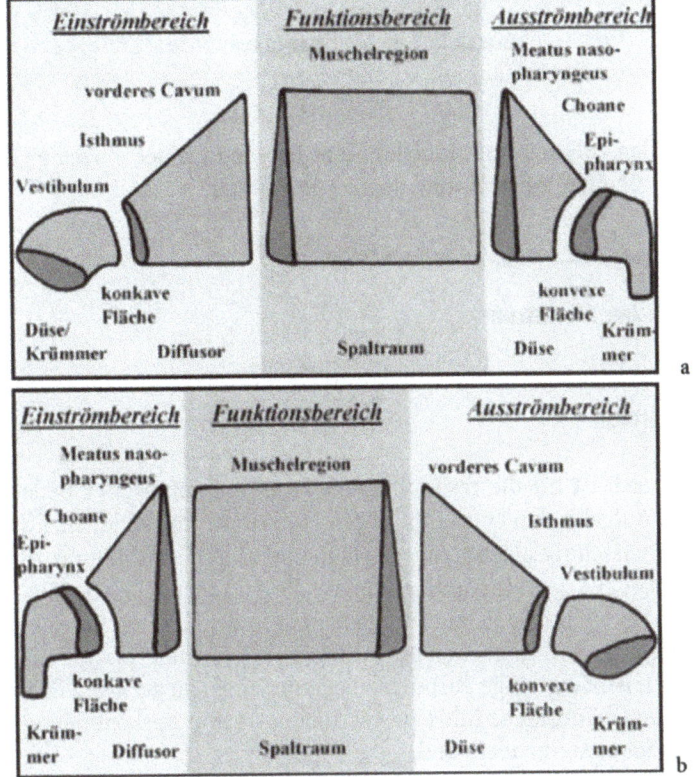

Abb. 1 a, b. Formelemente der Nase. a In inspiratorischer Strömungsrichtung, b in exspiratorischer Strömungsrichtung

Dabei entspricht in *inspiratorischer Richtung* das Vestibulum nasi einem Krümmer und einer Düse, der Isthmusbereich einer konkav gekrümmten Durchtrittsfläche, das vordere Cavum bis zum Kopf der mittleren Muschel einem Diffusor, der Bereich der Nasenmuscheln einem Spaltraum, der Meatus nasopharyngeus einer Düse, die Choane einer konvexen Durchtrittsfläche und der Nasenrachen einem Krümmer (Abb. 1a).

In *exspiratorischer Richtung* behält der Nasenrachenraum seine Krümmerwirkung, die Choane wird zu einer konkaven Durchtrittsfläche, der Meatus nasopharyngeus zu einem Diffusor, der Bereich der Nasenmuscheln wirkt wiederum als Spaltraum, das vordere Cavum wird zu einer Düse, die Isthmusregion zu einer konvexen Durchtrittsfläche und das Vestibulum zu einem Diffusor mit Krümmerwirkung (Abb. 1b).

Die Nase hat demzufolge einen etwa symmetrischen Aufbau. Dem Bereich der Nasenmuscheln, den wir als eigentlichen *Funktionsbereich* der Nase bezeichnen, ist ein *Einströmbereich* vorgeschaltet und ein *Ausströmbereich* nach-

> geschaltet. Bei Umkehr der Strömungsrichtung infolge Inspiration und Exspiration wird jeweils aus dem Einströmbereich ein Ausströmbereich bzw. aus dem Ausströmbereich ein Einströmbereich.

Im folgenden soll aus funktioneller Sicht der Einfluß der einzelnen Formelemente auf die Atemluftströmung dargestellt werden.

3
Inspiratorischer Atemstrom

3.1
Einströmbereich

Dieser Bereich ist für die respiratorische Funktion von großer Bedeutung. Er besitzt die Aufgabe, den Luftstrom in den Funktionsraum zu leiten, ihn über die gesamte Querschnittsfläche zu verteilen und durch Ausbildung turbulenter Strömungsanteile den Schleimhautkontakt der Luftpartikel zu begünstigen.

! Dabei ist es wichtig, daß der *Turbulenzgrad* in der Nase im Bereich physiologischer Atemgeschwindigkeiten bei mittelschwerer Arbeit (bis 300 ml/sec) sehr ausgewogen ist. Zu geringe Turbulenz bedeutet einen zu geringen Schleimhautkontakt, zu viel Turbulenz führt zu Austrocknung und Borkenbildung sowie zu einem erhöhten Atemwiderstand.

3.1.1
Vestibulum nasi

Krümmerwirkung des Vestibulums. Das Vestibulum nasi ist aus strömungsmechanischer Sicht ein Krümmer mit einer kompliziert verlaufenden zentralen Strombahn. Hauptaufgabe dieses Abschnittes ist es, die von unten und seitlich angesaugte Luft in Richtung des Funktionsraumes, d.h. in Richtung der Nasenmuscheln, umzulenken. Dabei wird die mittlere Strombahn in axialer und in sagittaler Ebene um etwa 30–40° in ihrer Richtung geändert, so daß die von vorn, unten und seitlich einströmende Luft in Richtung Muschelregion umgelenkt wird.

Die Richtungsänderung hat zur Folge, daß die mittlere Strombahn bei einer normal konfigurierten Nase durch das mittlere Cavum verläuft (Abb. 2a). Die darüber und darunter in die Nase eintretenden Luftanteile gelangen in das obere und untere Cavum. Damit ist die Grundvoraussetzung für eine Verteilung der Strömung über das gesamte Cavum gegeben.

> Wenn die Stellung des Vestibulums zum Cavum verändert wird, ändert sich auch die Strömungsverteilung im Cavum.

Abb. 2a–c.
Strömung in Nasenmodellen.
a Strömung in einem normal konfigurierten Modell. Strömungsrichtungsänderung im Vestibulum um 30–40° in sagittaler Ebene (Krümmerwirkung). Der Luftstrom ist im Cavum über den gesamten Querschnitt verteilt. Turbulente Strömungsanteile in der Muschelregion. **b** Strömungsverlauf bei kleinem Nasolabialwinkel. Die Atemluft wird zu hoch in das Cavum gerichtet. Die unteren Anteile des Cavum werden nicht durchströmt. **c** Strömungsverlauf bei großem Nasolabialwinkel. Die Strömung wird zu tief in das Cavum gerichtet. Die oberen Anteile des Cavum werden nicht durchströmt

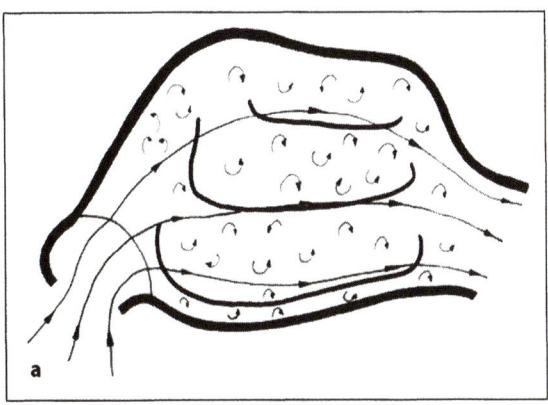

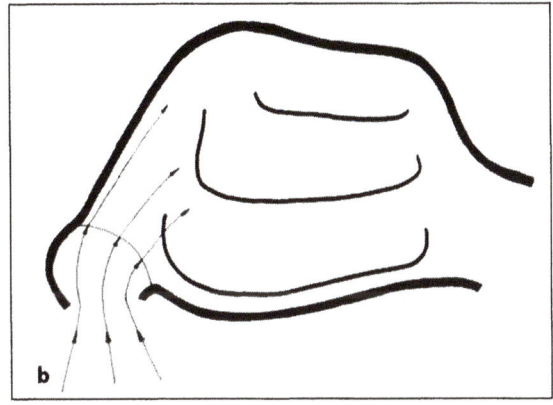

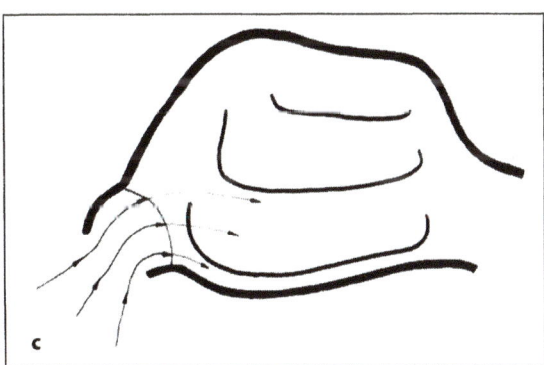

Bei einem nach kaudal rotierten Vestibulum, d.h. bei kleinem Nasolabialwinkel wie beispielsweise bei einer *Hängenase*, steigt die Luft zu hoch in die Nase (Abb. 2b). Die unteren Anteile des Cavums werden nicht belüftet. Die Folge ist, daß die gesunde Schleimhaut im unteren Cavum nasi an der respiratorischen Funktion nicht teilnehmen kann.

Ist das Vestibulum dagegen zu weit nach kranial rotiert (großer Nasolabialwinkel, „Stupsnase"), strömt die Luft zu tief durch das Cavum. Die oberen Anteile der Schleimhaut werden folglich nicht belüftet und stehen für die respiratorische Funktion nicht zur Verfügung (Abb. 2c).

> Eine *pathologische Stellung des Vestibulum* zum Cavum nasi bei zu kleinem oder zu großem Nasolabialwinkel führt zu einem erhöhten Atemwiderstand, da der Luftstrom nicht den gesamten Querschnitt nutzen kann. Vor allem bei der Hängenase drängt er sich durch den sehr engen oberen Cavumbereich. Außerdem ist die respiratorische Funktion behindert, da nur ein Teil der Schleimhaut die strömende Luft anwärmen, anfeuchten und säubern kann. In diesen Fällen ist die Korrektur der Stellung des Vestibulum zum Cavum nasi aus funktioneller Indikation erforderlich.

Düsenwirkung des Vestibulums. Typisch für das Vestibulum nasi ist eine Verkleinerung der Querschnittsflächen vom Ostium externum bis zum sog. funktionellen Ostium internum [1–3]. In der Strömungsmechanik bezeichnet man einen Strömungskanal mit Querschnittsflächenverengung als Düse.

Typisch für eine *Düse* ist die Beschleunigung der lokalen Strömungsgeschwindigkeit und die Abnahme von Turbulenz bzw. die Stabilisierung der laminaren Strömung. Für die Nasenatmung hat das eine große Bedeutung.

Wie bereits bekannt [2, 3, 9], ist der in inspiratorischer Richtung folgende *Isthmus* die engste Stelle der Nase mit dem größten reibungsbedingten Energieverlust. An dieser Engstelle würde turbulente Strömung zu einem erheblichen Anstieg des Atemströmungswiderstandes führen. Bei laminarer Strömung im Isthmus bleibt der Widerstand in einer Größenordnung, welche durch die Atemmuskulatur ohne größere Anstrengungen überwunden werden kann. Im Experiment ist die Strömung im Isthmus bei normal konfiguriertem Vestibulum auch bei großer Strömungsgeschwindigkeit (700 ml/s) laminar.

> Beim *Balooningphänomen* ist die Querschnittsabnahme und demzufolge die Düsenwirkung gering oder aufgehoben, so daß die Strömung turbulent in das vordere Cavum nasi gelangt, wo der Turbulenzgrad nochmals verstärkt wird (s. 3.1.3). In diesen Fällen muß die Isthmusregion durch Aufbau eines ausreichend hohen Septums wieder normal geformt werden.
>
> Bei chirurgischen Eingriffen in der *Klappenregion* (Kürzung des kaudalen Seitenknorpels zur Vergrößerung des Klappenwinkels) ist darauf zu achten, daß der Isthmus nicht zu weit wird. Dann ist der Strömungswiderstand zwar deutlich gesenkt, die massive Turbulenzentstehung führt aber zu Austrocknung mit Borkenbildung.

3.1.2
Isthmus nasi

Das funktionelle *Ostium internum* ist die engste Region der Nase und hat eine große Bedeutung für den Strömungswiderstand. Auf die Kollapsneigung, vor

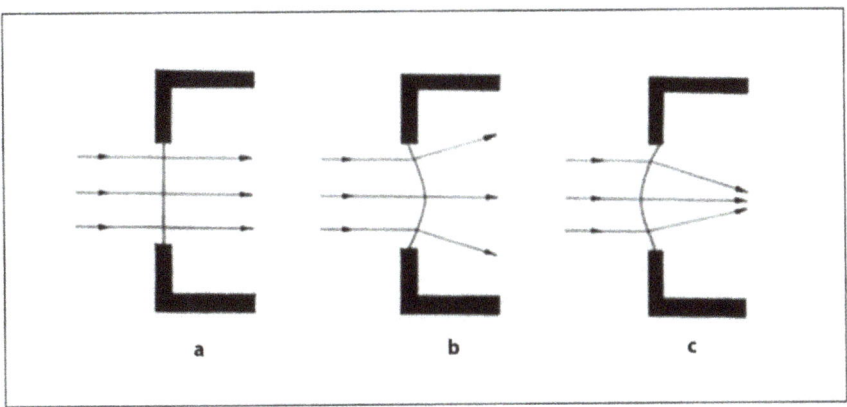

Abb. 3 a–c. Strömungsexperiment zur Wirkung unterschiedlich gekrümmter Durchtrittsflächen auf die Strömung. **a** Nicht gekrümmte Öffnung: Die Strombahnen bleiben nach dem Durchströmen parallel. **b** Konkav gekrümmte Öffnung: Die Strombahnen divergieren nach dem Durchströmen. **c** Konvex gekrümmte Öffnung: Die Strombahnen konvergieren nach dem Durchströmen

allem bei Inspiration, welche zu einer zusätzlichen Verengung und damit Widerstandserhöhung führt, soll in diesem Zusammenhang nicht eingegangen werden.

Bachmann [2,3] hat darauf hingewiesen, daß der Isthmus senkrecht zur Strömungsrichtung eine gekrümmte Querschnittsfläche besitzt. Sie ist in inspiratorischer Richtung *konkav gekrümmt*. Strömungsexperimentelle Untersuchungen belegen das aus der Strömungsmechanik bekannte Phänomen, daß sich die Strombahnen ähnlich den Lichtstrahlen an einer Linse senkrecht zu ihrer Durchtrittsfläche stellen. Folglich verlaufen die Strombahnen an einer geraden Durchtrittsfläche weiterhin parallel (Abb. 3a), an einer konkav gebogenen Durchtrittsfläche divergierend (Abb. 3b) und an einer konvex gebogenen Durchtrittsfläche konvergierend (Abb. 3c).

Das Strömungsexperiment an einem *Nasenmodell ohne Vestibulum* bestätigt diesen Effekt. Nach Durchströmen der gekrümmten Isthmusregion divergieren die Strombahnen und begünstigen damit eine Verteilung der Atemluft über das gesamte Cavum (Abb. 4).

> In Konsequenz dieser Erkenntnis muß bei *rhinochirurgischen Maßnahmen* die gekrümmte Form des Isthmus erhalten bleiben oder wieder hergestellt werden. Das bedeutet, daß bei einer Kürzung der kaudalen Seitenknorpelanteile im Rahmen der Nasenklappenchirurgie die Resektion so erfolgen muß, daß eine gebogene Form des Isthmus resultiert.

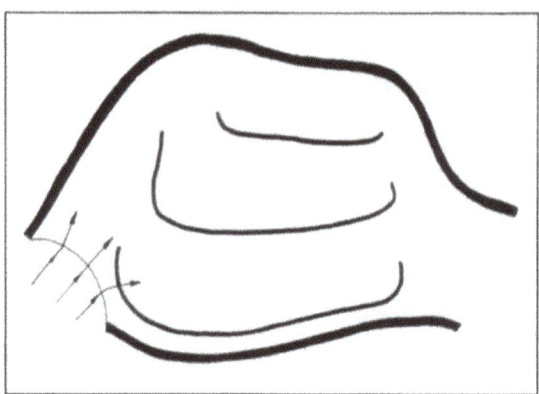

Abb. 4.
Strömung in einem Nasenmodell ohne Vestibulum. Die Strombahnen divergieren nach dem Durchströmen des Isthmus

3.1.3
Vorderes Cavum nasi

Das vordere Cavum nasi hat für die respiratorische Funktion der Nase eine besondere Bedeutung. Aus strömungsmechanischer Sicht ist für diesen Bereich eine *Querschnittsflächenerweiterung* typisch.

Einen solchen Strömungskanal bezeichnet man als *Diffusor*. In einem Diffusor verlangsamt sich infolge der Querschnittserweiterung die lokale Strömungsgeschwindigkeit.

Dies ist wiederum eine wichtige Voraussetzung für die respiratorische Funktion. Langsame Strömungsgeschwindigkeit bedeutet längeren Kontakt der Luftpartikel mit der Schleimhaut und damit eine verbesserte Möglichkeit zum Energie- und Flüssigkeitsaustausch.

Im Diffusor kommt es außerdem zu einer Zunahme turbulenter Strömung. Die infolge der Düsenwirkung des Vestibulum laminar, d.h. parallel zur mittleren Strömungsachse einlaufenden Partikel bewegen sich im vorderen Cavum zunehmend seitwärts und vermischen sich. An der Wand strömende Partikel bewegen sich in Richtung Zentrum der Strömung und machen so einen Platz an der Wand frei. Partikel aus der Mitte strömen seitwärts und bekommen Wandkontakt.

Diese turbulente Strömungsform ist ebenfalls eine sehr wichtige Voraussetzung für die respiratorische Funktion. Nur durch *Wandkontakt aller Partikel* ist das Anwärmen, Anfeuchten und Säubern der Atemluft möglich.

Wie oben erwähnt sind sowohl Strömungsverlangsamung als auch Turbulenzentstehung abhängig vom Ausmaß der Querschnittserweiterung. Das vordere Cavum nasi verfügt über einen Regelmechanismus, mit dem die Querschnittserweiterung geändert werden kann. Der Beginn des Diffusors ist der Isthmus nasi. Dieser ist abgesehen von seiner Kollapsibilität eine relativ konstante, enge Einströmöffnung in den Diffusor.

In dem darauf folgenden Teil des Diffusors befinden sich sowohl der *Septumschwellkörper* als auch der *Kopf der unteren Muschel*. Durch unterschiedlichen

Abb. 5 a–c.
CT-Frontalschnitte durch die Nase. **a** CT-Schnitt durch das Ende des nasalen Diffusors. Der unterschiedliche Schwellungszustand des Septumschwellkörpers und des unteren Muschelkopfes innerhalb des Nasenzyklus hat eine unterschiedliche Querschnittsflächenzunahme im Diffusor und damit eine unterschiedliche Strömungsverlangsamung und Turbulenzzunahme zur Folge. **b** CT-Schnitt durch den nasalen Spaltraum. Der Spaltraum ist im oberen Cavum enger als im unteren Bereich. Die weiteste Stelle ist die Einmündung des mittleren Nasenganges in den Ductus nasi communis. **c** CT-Schnitt durch den nasalen Spaltraum bei Septumdeviation mit Spornbildung. Das kompensatorische Verhalten der Muscheln hat einen fast regelrechten Spaltraum zur Folge

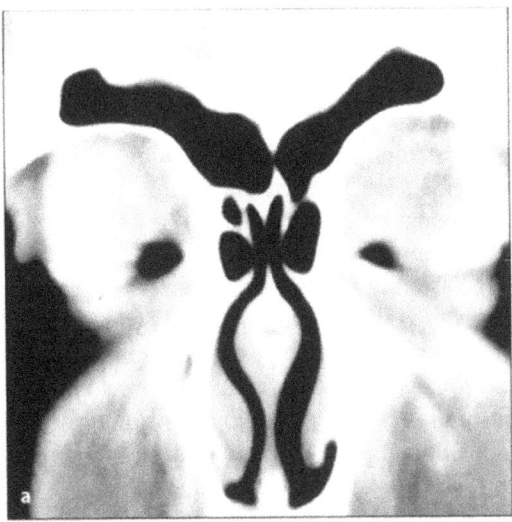
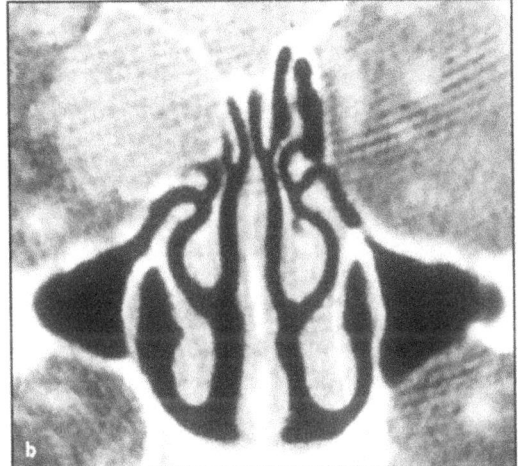
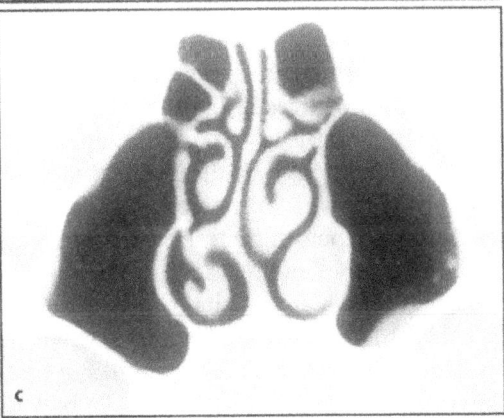

Schwellungszustand dieser Strukturen kann der Grad der Querschnittszunahme im Diffusor geregelt werden.

Abbildung 5a zeigt einen CT-Schnitt durch das Ende eines nasalen Diffusors. Der unterschiedliche Schwellungsgrad der Intumescentia septi und des unteren Muschelkopfes bewirkt eine unterschiedliche Querschnittsflächenzunahme in beiden Nasenseiten und damit unterschiedliche Turbulenzentstehung und Strömungsverlangsamung.

Das spielt vor allem beim sog. *Nasenzyklus* für die respiratorische Funktion der Nase eine große Rolle. In der *Arbeitsphase* ist durch Abschwellung der Diffusor weit gestellt. Damit wird die Strömungsverlangsamung und Turbulenzentstehung und demzufolge der Schleimhautkontakt der Luftpartikel begünstigt. In der *Ruhephase* kommt es durch Schwellung zu geringer Weitenzunahme im Diffusor und somit zu geringer Strömungsverlangsamung und Turbulenz. Die Schleimhaut gibt nur wenig Wärmeenergie und Feuchtigkeit an die strömende Luft ab und kann sich erholen.

> Durch *Septumdeviation* sowie *kompensatorische Hyperplasie bzw. Atrophie der Nasenmuscheln* kann die funktionell wichtige Diffusorfunktion und deren Regelmechanismus erheblich gestört sein. Operative Eingriffe in dieser Region des Septums sowie alle turbinoplastischen Maßnahmen müssen nicht nur die verbesserte Luftdurchgängigkeit, sondern auch den Erhalt bzw. die Wiederherstellung der Diffusorfunktion und deren Regulationsmechanismus zum Ziel haben.

3.2
Funktionsbereich (Muschelregion)

Im Bereich der *Nasenmuscheln* ist die Nase in Relation zu ihrer Querschnittsfläche mit einem sehr großen Umfang ausgestattet. Die besondere Anatomie dieses Bereiches ermöglicht einerseits den Antransport von Wärmeenergie und Feuchtigkeit, andererseits den Abtransport von Partikeln, welche nicht in die tieferen Atemwege gelangen sollen.

Wie oben dargelegt, wird die Strömung im Funktionsbereich wesentlich von der Konfiguration des Einströmbereiches bestimmt. Der Schleimhautkontakt in der Muschelregion wird einerseits durch Strömungsverlangsamung und Turbulenzausbildung, andererseits durch den sehr engen Bau in diesem Bereich begünstigt. In der Strömungsmechanik bezeichnet man einen solchen Raum als Spaltraum. Ein koronarer CT-Schnitt zeigt, wie dieser Spaltraum in der Nase geformt ist (Abb. 5b). Im kranialen Anteil ist er deutlich enger als im kaudalen, der weiteste Raum ist die Einmündung des mittleren Nasenganges in den Ductus nasi communis. Das entspricht auch unserer täglichen rhinoskopischen Erfahrung: Der Spalt zwischen unterer Muschel und Septum ist fast immer wesentlich weiter als zwischen mittlerer Muschel und Septum. Dazwischen findet sich ein relativ weiter Raum: die Einmündung des mittleren Nasenganges in den Ductus nasi communis.

Auch dieser Bau des Cavum nasi ist aus strömungsmechanischer und funktioneller Sicht sehr sinnvoll. Da das vordere Cavum an den Funktionsraum nicht symmetrisch sondern schräg von unten angesetzt ist, hat die Atemluft infolge des *Bernoulli-Phänomens* die Tendenz, zu hoch in die Nase einzuströmen. Das würde bedeuten, daß die unteren Anteile der Schleimhaut des Cavum nasi nicht an der respiratorischen Funktion teilhaben können. Da sich die Luft jedoch den Weg des geringsten Strömungswiderstandes sucht, weicht sie auch in den unteren Bereich des Cavum nasi mit seinem größeren Querschnitt und folglich geringerem reibungsbedingten Energieverlust aus. Durch die *Zunahme der Querschnittsfläche* von oben nach unten wird somit die Verteilung des Atemluftstroms über das gesamte Cavum nasi begünstigt. Ein großer Teil der Luft strömt durch den weitesten Anteil der Querschnittsfläche, die Einmündung des mittleren Nasenganges in den Ductus nasi communis.

> Pathologische Veränderungen an der Konfiguration des Funktionsraumes, wie Septumdeviationen, Leisten und Sporne in diesem Bereich, führen selten zu einer funktionellen Beeinträchtigung, da in der Muschelregion durch kompensatorische Größen wie Zu- oder Abnahme des schwellfähigen Gewebes der Spaltraum fast immer erhalten bleibt (Abb. 5c).

In Abb. 6 wird der Zustand nach *Resektion einer mittleren Muschel* demonstriert. Der weite Raum im Resektionsbereich bewirkt einen geringen reibungsbedingten Energieverlust und damit einen geringen Atemwiderstand.

Der subjektiv empfundene Gewinn infolge Verminderung der nasalen Obstruktion wird aber mit einem massiven *Verlust der respiratorischen Funktion* bezahlt: Die Luft strömt jetzt nur noch durch den Bereich, in welchem die Schleimhaut reseziert wurde.

Die weiter oben und unten im Cavum nasi befindlichen Anteile funktionstüchtiger Nasenschleimhaut stehen für die respiratorische Funktion nicht mehr zur Verfügung, da sie nicht mehr durchströmt werden. Das gleiche gilt sinnentsprechend für alle ausgedehnten Resektionen im Bereich der unteren Muschel.

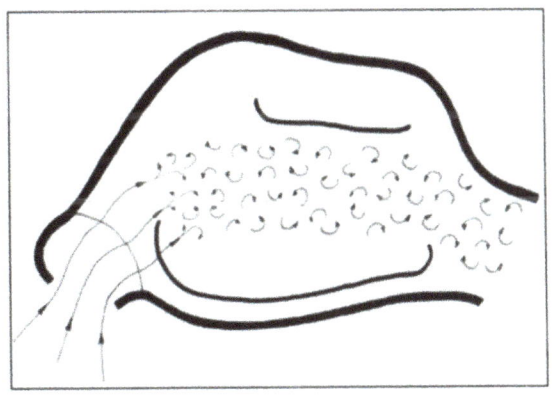

Abb. 6.
Strömung in einem Nasenmodell ohne mittlere Muschel. Rein turbulente Strömung durch den mittleren Nasengang. Die oberen und unteren Cavumregionen werden nicht durchströmt

> Operative Maßnahmen in der Region der Nasenmuscheln dürfen das Gleichgewicht zwischen Bernoulli-Kräften und reibungsbedingtem Energieverlust nicht empfindlich stören. Ziel rhinochirurgischer Maßnahmen muß es sein, einen von oben nach unten weiter werdenden Spaltraum zu erhalten bzw. wiederherzustellen.

3.3
Ausströmbereich

3.3.1
Meatus nasopharyngeus

Der hintere Bereich des Cavum nasi mit dem Meatus nasopharyngeus ist durch eine Querschnittsflächenverkleinerung wie bei einer Düse gekennzeichnet. Das ist funktionell sinnvoll, denn nach dem intensiven Schleimhautkontakt aller strömenden Partikel im Funktionsraum soll jetzt der Turbulenzgrad abnehmen, damit die in die tieferen Atemwege einströmende Luft infolge zunehmender Laminarisierung einen geringen Strömungswiderstand hat.

3.3.2
Choane

Durch die gekrümmte Form des hinteren Septumendes ist die Choane für die inspiratorisch durchströmende Luft eine konvexe Durchtrittsfläche. Wie in Abb. 3c dargestellt, hat eine solche Durchtrittsfläche auf die Strombahnen eine konvergierende Wirkung. Damit stellt sich die Strömung auf die geometrischen Verhältnisse im Bereich des Nasenrachenraums und der tieferen Luftwege ein.

3.3.3
Epipharynx

Der Epipharynx wirkt aus strömungsmechanischer Sicht wie ein Krümmer. Der Atemluftstrom wird in Richtung untere Luftwege umgelenkt.

4
Exspiratorischer Atemstrom

Auch in exspiratorischer Atemrichtung ist der Schleimhautkontakt der Luftpartikel von Bedeutung. Die jetzt 37 °C warme und 100 % feuchte Atemluft soll einen Teil ihrer Wärmeenergie und Feuchtigkeit an die Schleimhaut zurückgeben, damit sie für den inspiratorischen Atemstrom wieder zur Verfügung steht.

Diese *Rückgewinnung* ist eine wichtige Voraussetzung dafür, daß sich die Fähigkeit der Schleimhaut zur Konditionierung nicht zu schnell erschöpft. Für diesen Zweck ist der exspiratorische Einströmbereich ähnlich dem inspiratorischen gebaut: Es folgen nacheinander Krümmer, konkave Durchtrittsfläche und Diffusor.

4.1
Einströmbereich

4.1.1
Nasenrachen

In exspiratorischer Atemrichtung behält der Nasenrachen die Wirkung eines *Krümmers*. Er leitet die aus den tiefen Luftwegen kommende Luft in Richtung Nasenmuscheln um.

4.1.2
Choane

Die Choane ist in exspiratorischer Richtung eine konkave Durchtrittsfläche, welche ein *Divergieren der Strombahnen* und damit die Verteilung des Atemluftstromes über den gesamten Muschelbereich bewirkt.

4.1.3
Meatus nasopharyngeus

Dieser Abschnitt der Nase wirkt exspiratorisch wie ein *Diffusor*. Die aus den tiefen Atemwegen laminar anströmende Luft wird hier zunehmend turbulent und die Strömungsgeschwindigkeit nimmt ab. Damit ist ein ausreichender Turbulenzgrad im Funktionsraum der Nase für die Rückgewinnung von Wärmeenergie und Feuchtigkeit garantiert.

Der exspiratorische Diffusor bewirkt oft eine stärkere Turbulenzentstehung als das vordere Cavum in inspiratorischer Richtung. Im Gegensatz zum inspiratorischen Atemstrom ist eine zu starke exspiratorische Turbulenzentstehung nicht von Nachteil für die respiratorische Funktion, da die Rückgewinnung verstärkt wird.

4.2
Funktionsbereich (Muschelregion)

> Der exspiratorische Atemstrom soll im Funktionsbereich zum Zwecke der *Rückgewinnung* von Wärmeenergie und Feuchtigkeit ebenfalls einen suffizienten Schleimhautkontakt haben. Störungen infolge verdickter hinterer Enden oder eine Blockierung in der Septumregion V nach Cottle sollten daher beseitigt werden.

4.3
Ausströmbereich

4.3.1
Vorderes Cavum

Die exspiratorische Querschnittsflächenverkleinerung des vorderen Cavums bewirkt eine *Düsenwirkung mit Laminarisierung* des Atemluftstromes. Damit ist die Passage der Engstelle Isthmus mit möglichst geringem Turbulenzgrad und demzufolge geringem Atemwiderstand möglich.

4.3.2
Isthmus

Die in exspiratorischer Richtung konvex gekrümmte Durchtrittsfläche bewirkt ein *Konvergieren* der Strombahnen.

4.3.3
Vestibulum nasi

! Die mit CO_2 belastete Atemluft erfährt im Vestibulum eine Richtungsänderung und wird als enger Strahl nach vorn unten von der Nase weggeblasen, während die O_2-reiche Luft bei der nun folgenden Inspiration aus einem breiten Winkel angesaugt wird.

5
Aerodynamik bei pathologischem Einströmbereich der Nase

> Der inspiratorische Einströmbereich befindet sich in der äußeren Nase (Abb. 7). Deformitäten der äußeren Nase haben deshalb häufig eine Strömungsänderung im Einströmbereich zur Folge.

Abb. 7.
Der inspiratorische Einströmbereich der Nase

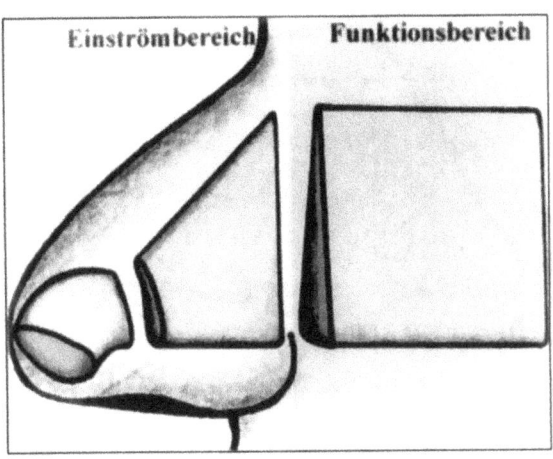

Die Deformitäten der äußeren Nase in *horizontaler Richtung* (*Schiefnase*) sind häufig kombiniert mit einer *Septumdeviation*. Sie sind gekennzeichnet durch einen erhöhten Strömungswiderstand infolge eines erhöhten reibungsbedingten Energieverlustes an der Einengung. Weiterhin können Formveränderungen am Diffusor auftreten. Der Diffusorbeginn als engste Stelle in der Nase kann von der Isthmusregion weiter in das vordere Cavum hinein verschoben sein. Damit ist die Strecke verkürzt, in welcher die Querschnittsflächen zunehmen. Die Folge ist eine *gestörte Turbulenzbildung*. Außerdem kann bei einer Deviation im Bereich des Septumschwellkörpers und des unteren Muschelkopfes der Regelmechanismus für die Turbulenzentstehung gestört sein.

Formabweichungen in der *vertikalen Ebene* (Hängenase, Hakennase, Stupsnase, Sattelnase) haben häufig eine Behinderung der respiratorischen Funktion infolge eines pathologischen Strömungsverlaufes im Funktionsbereich zur Folge. Als Ursache kommen eine Fehlstellung des Vestibulum zum Cavum nasi sowie eine deformierte Isthmusregion in Frage. Aber auch die Turbulenzentstehung kann gestört sein, wenn die Düsenwirkung des Vestibulum aufgehoben (Ballooning-Phänomen) oder der Diffusor deformiert ist.

> Die Störungen im Einströmbereich infolge *Deformität der äußeren Nase* haben Störungen der respiratorischen Funktion zur Folge, auch wenn der Funktionsbereich völlig regelrecht gebaut ist und seine respiratorische Funktion erfüllen könnte.

5.1
Strömung in einer Hängenase

Die Hängenase wird durch eine Fehlstellung des Vestibulum zum Cavum nasi charakterisiert, wobei das Vestibulum zu weit nach kaudal rotiert ist. Der Krüm-

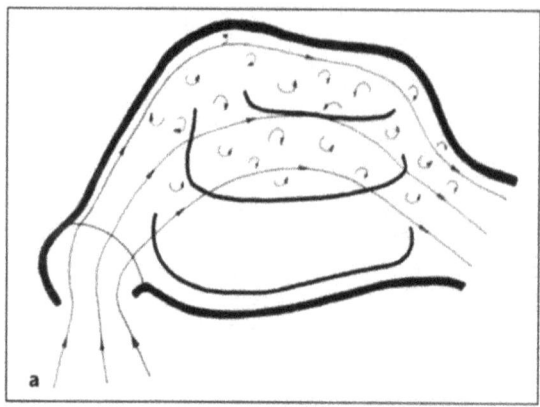
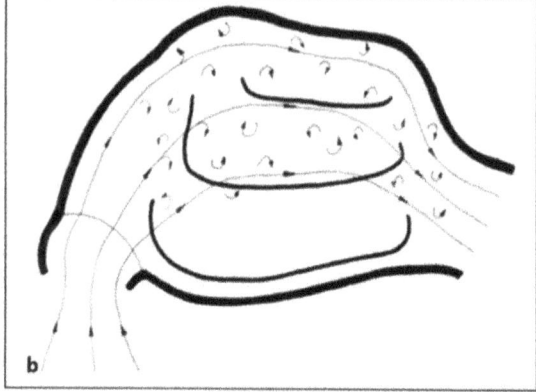
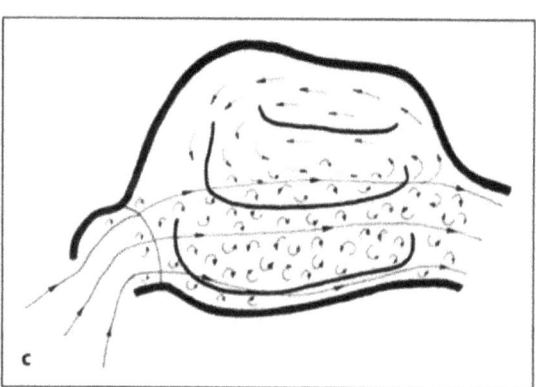

Abb. 8 a–c.
Strömung in pathologischen Nasenmodellen. **a** Strömung im Modell einer Hängenase. Die Atemströmung verläuft zu hoch in der Nase. Der Bereich der unteren Muschel wird nicht durchströmt. Normales Turbulenzverhalten. **b** Strömung im Modell einer Hakennase. Die Atemströmung verläuft zu hoch in der Nase. Der Bereich der unteren Muschel wird nicht durchströmt. Normales Turbulenzverhalten. **c** Strömung im Modell einer Sattelnase. Die Atemströmung verläuft zu tief in der Nase. Im Bereich der oberen Muschel rückläufige Kriechströmung. Ausgeprägtes Turbulenzverhalten als Folge des Balooningphänomens

mer lenkt die von vorn unten seitlich angesaugte Luft zwar um ca. 30° um, durch die Fehlstellung kommt es jedoch zu einem zu hohen Strömungsverlauf in der Nase. Als Folge können die unteren Partien der Schleimhaut nicht an der respiratorischen Funktion teilnehmen (Abb. 8a).

Da die oberen Bereiche des Cavum nasi sehr eng sind (s. 3.2), resultiert ein hoher reibungsbedingter Energieverlust und damit ein erhöhter Atemwiderstand.

Die Diffusorfunktion ist bei Hängenasen nur selten gestört.

5.2
Strömung in einer Hakennase

Das Strömungsbild in einer Hakennase ist ähnlich dem der Hängenase. In Abhängigkeit von der Stellung des Ostium externum nasi, d. h. vom Nasolabialwinkel, sowie von der Form der oberen Begrenzung des vorderen Cavum nasi verläuft die Strömung im Muschelbereich ebenfalls zu hoch (Abb. 8b). Die Turbulenzentstehung und deren Regelmechanismus sind nicht beeinträchtigt.

5.3
Strömung in einer Stupsnase

Bei einer Stupsnase ist das Vestibulum nasi zu weit nach kranial rotiert. Da die Krümmerwirkung des Vestibulum nasi nicht beeinträchtigt ist, verläuft die Strömung zu tief im Cavum (s. Abb. 5). Die oberen Anteile des Cavum nasi werden von der eigentlichen Strömung nicht genutzt. Bei normal konfiguriertem Isthmus ist die Turbulenzentstehung nicht gestört.

5.4
Strömung in einer Sattelnase

Bei einer Sattelnase ist durch eine Dislokation der kaudalen Seitenknorpelkante nach unten hinten der Eingang in den Diffusor von oben eingeengt. Die Folge ist wiederum eine zu tief verlaufende Strömung im Funktionsbereich (Abb. 8c).

Oft ist bei einer Sattelnase der Isthmusbereich zusätzlich in seiner Breite erweitert und damit die Düsenwirkung des Vestibulum nasi aufgehoben (Balooning-Phänomen). Demzufolge strömt die Luft bereits mit turbulenten Anteilen in das vordere Cavum ein. Hier wird dann die Turbulenz nochmals verstärkt. Die Folge ist eine *pathologisch verstärkte Turbulenzbildung*.

Im oberen, nicht durchströmten Cavumbereich findet sich bei ausgeprägten Sattelnasen eine *rückläufige Kriechströmung*. Solche Bereiche werden in der Strömungsmechanik als Totwasser- oder *Totraumgebiet* bezeichnet (s. 5.5).

5.5
Strömung bei einer Septumdeviation

Bei einem deviierten Septum kommt es auf der Seite der Deviation zu einer Einengung des Strömungskanals. An solchen Engstellen werden die strömenden Partikel aneinander und gegen die Wand gedrückt, so daß hier erhöhte Reibung und demzufolge ein erhöhter Atemwiderstand resultiert (Abb. 9a).

Aber auch auf der Gegenseite ist der Strömungsverlauf gestört. Abbildung 9a zeigt, daß die Stromlinien auf der Gegenseite der Deviation in dem weiten Raum

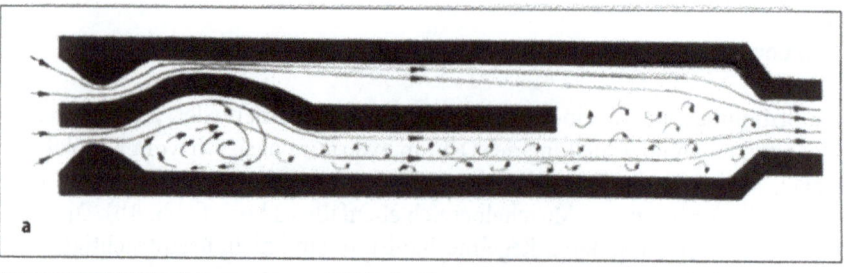

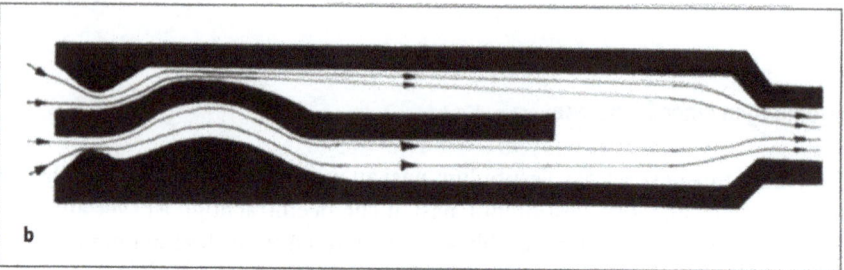

Abb. 9 a, b. Strömung in einem Funktionsmodell zur Untersuchung der Strömung bei Septumdeviation. **a** Auf der Deviationsseite reibungsbedingter Energieverlust durch Zusammendrängen der Strombahnen. Auf der Gegenseite Energieverlust durch Kriechströmung im Totraum und Turbulenzbildung. **b** Strömung bei Septumdeviation mit kompensatorischer Muschelhyperplasie. Auf der Deviationsseite reibungsbedingter Energieverlust durch Zusammendrängen der Strombahnen. Auf der Gegenseite Wegfall der Totraumproblematik, Abnahme der Turbulenz

nicht auseinander weichen. Folglich kommt es nicht zu der erwarteten Widerstandssenkung infolge Verringerung der Reibung sondern vielmehr zur Ausbildung eines *Totraumes*, welcher an der eigentlichen Strömung nicht teilnimmt. Im Totraum läßt sich lediglich eine langsam kreisende Kriechströmung beobachten, die in vivo zu einer Ablagerung von Staubpartikeln und damit zu einer *Borkenbildung* an der Wand führen kann. Die Turbulenzentstehung ist im Totraumbereich deutlich vermehrt, was trotz des sehr weiten Raumes zu einem reibungsbedingten Energieverlust und erhöhtem Atemwiderstand führt.

Durch eine Septumdeviation kann der engste Bereich der Einströmstrecke vom Isthmus weiter in die Nase hineinverlagert werden. Bei gleicher Querschnittsfläche am Diffusorende resultiert daraus eine schnellere Zunahme der Querschnittsfläche im Diffusor. Die Folge ist eine *stärkere Turbulenzentstehung*.

Dabei ist oftmals auch der Regelmechanismus gestört, da im Deviationsbereich auf der engen Seite eine Atrophie und auf der weiten Seite eine Hyperplasie der unteren Muschel resultieren. Außerdem kann infolge der Deviation die Schwellfähigkeit der Intumescentia septi und des unteren Muschelkopfes eingeengt sein.

Eine Septumdeviation führt auf der engen Seite nicht nur zu einem erhöhten Widerstand, es können auch Störungen bei der Turbulenzbildung und -regulation auftreten. Auf der weiten Seite wird der Widerstand nicht durch Auseinanderweichen der Strombahnen geringer. Er steigt vielmehr durch Ausbildung eines Totwasserraums, in welchem sich als Folge einer langsamen Kriechströmung Borken bilden können, an.

5.6
Kompensatorische Muschelhyperplasie

Durch eine *Hyperplasie der Muschel* wird der Bereich des Totraums teilweise oder sogar vollständig ausgefüllt. Die Kriechströmung im Totraumbereich und damit die Tendenz zur Borkenbildung wird in Abhängigkeit vom Ausmaß der Hyperplasie geringer oder aufgehoben. Auch die verstärkte Turbulenzauslösung wird teilweise oder ganz behoben. Die Luft strömt jetzt wieder durch einen Spaltraum, das Strömungsbild normalisiert sich (Abb. 9b).

6
Fazit

Der Zusammenhang zwischen der Form der äußeren Nase und der respiratorischen Funktion ergibt sich in inspiratorischer Richtung aus dem Einfluß der *Formelemente des Einströmbereiches* auf die Atemströmung.

Bei funktionellen wie ästhetischen rhinochirurgischen Maßnahmen muß das therapeutische Ziel darin bestehen, die richtige Struktur der Formelemente und deren Stellung zueinander zu erhalten bzw. wiederherzustellen.

Dabei spielen vor allem das Vestibulum, der Isthmus und das vordere Cavum eine große Rolle. Diese sind inspiratorisch dem Funktionsraum (Bereich der Nasenmuscheln) vorgeschaltet und schaffen durch Strömungsverlangsamung und Turbulenzzunahme die strömungsmechanischen Voraussetzungen für den Austausch von Wärmeenergie und Feuchtigkeit sowie die Filterung von Schmutzpartikeln. Störungen dieser Voraussetzungen wirken sich ebenso wie Einengungen mit erhöhtem Atemwiderstand behindernd auf die respiratorische Funktion der Nase aus.

Die bisherige Lehrmeinung, bei *funktionellen rhinochirurgischen Eingriffen* vor allem Engstellen zu beseitigen, bedarf einer dringenden Revision.

Die chirurgische Therapie der *kompensatorischen Muschelhyperplasie* sollte mit Zurückhaltung betrieben werden, da kompensatorisch hyperplastische Muscheln offenbar die Fähigkeit besitzen, sich in den durch das Septum vorgegebenen Raum so einzupassen, daß ein von oben nach unten durchgehender und unten weiter werdender Spaltraum resultiert. Dabei sollte so wenig wie möglich funktionsfähige Schleimhaut reseziert werden.

Bei chirurgischen Maßnahmen an der kompensatorisch hyperplastischen Muschel sollte eine *größenreduzierte, normal konfigurierte Muschelform* angestrebt werden. Dabei muß beachtet werden, daß besonders der vordere Bereich für die Regulation der Turbulenzentstehung wichtig ist. Werden die Nasenmuscheln nicht zu sehr geschädigt, können sie sehr schnell die erforderliche Form und Größe einnehmen, um einen für die respiratorische Funktion der Nase wichtigen Spaltraum zu bilden. Das bestätigen die Beobachtungen auf der Seite der ehemaligen Deviation an der atrophischen Muschel.

Eine *Lateroposition des Os turbinale* ist in vielen Fällen präpubertär entstandener ausgeprägter Septumdeviationen erforderlich. Wenn sie intrakonchal von einem Schnitt am Muschelkopf aus durchgeführt wird, ist die Schädigung der für die respiratorische Funktion wichtigen Schleimhaut minimal. Andererseits ist die Schädigung der submukösen Weichteile ausreichend, so daß durch Thrombosierung, Nekrose und Narbenbildung eine ausreichende Größenreduktion resultiert, ohne die Schwellfähigkeit innerhalb des Nasenzyklus wesentlich herabzusetzen.

Ziel der Septoturbinoplastik sollte nicht ein gerades Septum und kleine Nasenmuscheln sein, sondern ein von oben nach unten weiter werdender Spaltraum, in welchem normal konfigurierte Nasenmuscheln ausreichend Platz haben, innerhalb des Nasenzyklus an- und abzuschwellen.

Literatur

1. Bachmann W (1968) Untersuchungen zur Funktion des anatomischen inneren Nasenloches. Arch Ohr Nas Kehlk Heilkd 191: 558–660
2. Bachmann W (1969) Die Nasenklappe, ein funktionell falsch verstandener Begriff. Arch Ohr Nas Kehlk Heilkd 194: 451–454
3. Bachmann W (1969) Die Topographie des anatomischen Ostium internum der Nase im Hinblick auf seine funktionelle Bedeutung. Z Laryngol Rhinol 48: 264–270
4. Bachmann W (1982) Die Funktionsdiagnostik der behinderten Naseatmung. Springer, Berlin Heidelberg New York
5. Burchardt (1905) Die Luftströmung in der Nase unter pathologischen Verhältnissen. Arch Laryngol 17: 123–146
6. Fischer R (1967) Das Strömungsprofil der Respirationsluft in der Nase bei physiologischer Atmung. Arch Ohr Nas Kehlk Heilkd 188: 404–408
7. Hess MM, Lamprecht J, Horlitz S (1992) Experimentelle Untersuchungen in der Nasenhaupthöhle des Menschen im Nasenmodell. Laryngorhinootologie 71: 467
8. Kayser R (1889) Über den Weg der Atemluft in der Nase. Z Ohrenheilkunde 20: 96–109
9. Legler U (1967) Beitrag zur Morphologie, Physiologie und Klinik des Vestibulum nasi vermittels eines neuzeitlichen Abdruckverfahrens. Z Laryngol Rhinol 46: 482–487
10. Levine SC, Levine H, Jacobs G, Kasick J (1986) A technique to model the nasal airway for aerodynamic study. Otolaryngol Head Neck Surg 95/4: 442–449

11. Masing H (1967) Experimentelle Untersuchungen über den Strömungsverlauf im Nasenmodell. Arch Ohr Nase Kehlk Heilkd 189: 371–381
12. Mlynski G, Grützenmacher S, Mlynski B, Koch B (1993) Modelluntersuchungen zur Nasenmuschelchirurgie. Laryngorhinootologie 72: 614–617
13. Naito K (1989) Human respiratory airflow through an artificial nasal modell: pressure/flow relationship. Auris Nasus Larynx 16/2: 89–97
14. Tonndorf J (1939) Der Weg der Atemluft in der menschlichen Nase. Arch Ohr Nas Kehlk Heilkd 146: 41–63

Tonsillektomie
Indikationen und Ausführung heute

T. Deitmer

1	Einleitung	84
2	Kombinationseingriff Adenotonsillektomie	84
3	Indikationen zur Tonsillektomie	85
3.1	Chronisch-rezidivierende Tonsillitis	87
3.2	Chronische Tonsillitis	89
3.3	Tonsillenhyperplasie	89
3.4	Tonsillenblutungen, „hämorrhagische Tonsillitis"	90
3.5	Monozytenangina; Tonsillitis bei Pfeiffer-Drüsenfieber	91
3.6	Seitendifferente Tonsillen	92
3.7	Tonsillektomie bei Halslymphknotentuberkulose	92
3.8	Tonsillektomie aus kieferorthopädischer Indikation	92
3.9	Tonsillektomie bei Tonsillen-„Fokus"	93
3.10	Subakute Tonsillitis	94
3.11	Peritonsillarabszeß	94
3.12	Tonsillektomie bei Atemwegserkrankungen	95
3.13	Kontraindikationen zur Tonsillektomie	95
3.14	Störungen der Immunabwehr durch Tonsillektomie	96
4	Ausführung der Tonsillektomie	96
4.1	Art der Anästhesie	98
4.2	Techniken der Tonsillenentfernung	99
4.3	Operative Blutstillung	100
4.4	Nachbehandlung nach Tonsillektomie	102
4.4.1	Postoperative Blutungen	102
4.4.2	Postoperatives Erbrechen	103
4.4.3	Postoperative Schmerztherapie	103
4.4.4	Stationäre Überwachung	103
5	Fazit	104
	Literatur	105

1
Einleitung

Der Eingriff der Tonsillektomie wurde wohl schon etwa vor 3000 Jahren in indischen Schriften, später auch bei Celsus erwähnt.

Die Tonsillektomie ist, vor allen Dingen im Kindesalter, einer der häufigsten operativen Eingriffe und der häufigste im hals-nasen-ohrenärztlichen Fachgebiet. Die Anzahl wird in den USA auf etwa 1 Mio. Eingriffe jährlich geschätzt [40] und im Vereinten Englischen Königreich mit etwa 84000 jährlich angegeben [32].

Es errechnet sich eine Häufigkeit von etwa 50 Tonsillektomien pro 10000 Personen der Gesamtbevölkerung unter 9 Jahren, wobei die Anzahl durchgeführter Eingriffe seit etwa Mitte der 70er Jahre deutlich abfällt.

Da die Tonsillektomie bekanntermaßen nicht risikolos ist und durch das *Nachblutungsrisiko* mit einer potentiell letalen Komplikation bedroht ist, muß dieser Eingriff in seiner Indikationsstellung, sowie seiner technischen und organisatorischen Vorbereitung, Ausführung und Nachbetreuung ständig kritisch überprüft und diskutiert werden. Die gesamte Nachblutungsrate wird je nach dem, welches Ausmaß an Nachblutung einbezogen wird, mit bis zu 10% eingeschätzt.

Die *Todesfallrate* durch Nachblutungen bei Tonsillektomie wird auf 1:3000 bis 1:27000 geschätzt.

Da eine solch bedrohliche und teilweise letale Komplikation bei einem als geringfügig eingeschätzten Eingriff unerwartet ist, ergeben sich verständlicherweise bei den Betroffenen kritische Nachfragen und Anlaß zu juristischen Überprüfungen [28, 57].

2
Kombinationseingriff Adenotonsillektomie

Ungewöhnlicherweise wird die Tonsillektomie oft in einem Atemzug mit der Adenotomie auch wissenschaftlich abgehandelt, obwohl der Eingriff an der versteckter liegenden Rachenmandel auch historisch erst im 19. Jahrhundert erwähnt wurde.

Die Gemeinsamkeit beider Eingriffe liegt fraglos darin, daß es sich um die Entfernung von Organen des Mukosa assoziierten lymphatischen Gewebes im oberen Aerodigestiv-Trakt (MALT), dem sog. Waldeyer-Rachenring handelt. Beide Eingriffe haben in ihrem Indikationsspektrum obstruktive und entzündliche Veränderungen der oberen Luftwege. Die Komplikationsrate durch Nachblutungen ist bei der Adenotomie deutlich geringer und weniger bedrohlich als bei der Tonsillektomie. Im weiteren ist die Beeinträchtigung des Patienten, vor allen Dingen im Kindesalter, durch die Adenotomie wesentlich geringer. Spontanschmerzen oder Behinderungen der Nahrungsaufnahme sind bei der Adenotomie im Vergleich zur Tonsillektomie äußerst gering.

Beide Eingriffe haben aber eine *spezielle Indikation*, die sich bei der Adenotomie auf die Nasenatmungsbehinderung, begleitende Sinusitiden und besonders begleitende Otitiden bezieht. Es muß deshalb die Indikationsstellung für die Adenotomie von der zur Tonsillektomie strikt getrennt gesehen werden.

Für den Kombinationseingriff, besonders für die *Erweiterung einer Adenotomie um eine Tonsillektomie*, müssen die speziellen Indikationskriterien der Tonsillektomie gewissenhaft geprüft sein. Besteht andererseits die Indikation zu einer Tonsillektomie, wird man erwägen, ob ein vorhandenes Adenoid auch bei eher geringer eigener Symptomatik doch zusätzlich mit entfernt werden sollte. Es kann der positive Effekt einer Tonsillektomie verfehlt werden, wenn ein obstruktives Adenoid verbliebe.

Eine *Erweiterung der Tonsillektomie um eine Adenotomie* wird man deshalb eher indizieren, da man einen mit geringeren Komplikationen bedrohten Eingriff zusätzlich durchführt. Trotzdem muß in einem solchen Falle eine klare und nachvollziehbare Indikation auch für die Adenotomie bestehen.

> Das Nachblutungsrisiko des Kombinationseingriffes Tonsillektomie und Adenotomie ist auch nach breiteren wissenschaftlichen Untersuchungen größer als das Risiko des jeweiligen Einzeleingriffes.

In Zweifelsfällen wird man sich für den Kombinationseingriff an Gaumen- und Rachenmandeln entscheiden, da bei getrennter Durchführung der Eingriffe ein zweimaliges Narkoserisiko, evtl. neue Krankenhausaufnahmen und nochmalige Irritation des oft kindlichen Patienten auch zu bedenken sind. Es bleibt deshalb sinnvollerweise auch eine Frage der persönlichen Erfahrung und Einschätzung des Operateurs in der Indikationsstellung, ob beispielsweise das beklagte Symptom des nächtlichen Schnarchens mit Atemstörungen allein durch die Entfernung einer großen Rachenmandel behoben werden kann, oder ob die Eingriffserweiterung um die Tonsillektomie notwendig ist. Diese Erwägung muß u. U. sogar intraoperativ erfolgen und entschieden werden. Sie sollte in solchen Fällen deshalb bereits in dem *präoperativen Aufklärungsgespräch* bedacht sein.

3
Indikationen zur Tonsillektomie

Die Indikation für die Tonsillektomie wurde zu Beginn des 20. Jahrhunderts möglicherweise unter der Euphorie medizinisch-technischer Machbarkeit sehr weit gefaßt. So wurden Tonsillektomien zur Behandlung der Anorexie oder geistigen Entwicklungsverzögerung vorgenommen. Manchmal erhoffte man sich von dem Eingriff auch nur eine Stärkung des Gesundheitsgefühles. Serienweise Tonsillektomien von Schulklassen sind erwähnt [38].

Die Indikationsstellung wurde dadurch kritischer, daß durch Studien belegt werden konnte, daß der spontane Verlauf von Racheninfekten auch ohne einen solchen Eingriff rückläufig sein kann, und durch die Beobachtung, daß frisch tonsillektomierte Personen ein erhöhtes Risiko der Polyomyelitiserkrankung haben.

Gerade letztere Erkenntnis ließ den Gedanken an die immunologische Bedeutung der Tonsillen wachsen. Natürlich führte auch die zunehmende Verfügbarkeit wirksamer Antibiotika dazu, daß die meist bakteriellen Infekte der Gaumenmandel erfolgreicher konservativ behandelbar wurden. Die Haltung von Kinderärzten zur Indikationsstellung einer Tonsillektomie ist auch in der Literatur wesentlich kritischer. Radikale Meinungsäußerungen von Pädiatern gingen dahin, die Tonsillektomie als eine rituelle Handlung zu bezeichnen [38].

> Die Bedeutung der betreuenden Kinderärzte im Rahmen der Indikationsstellung der Tonsillektomie ist groß, da sich in sehr vielen Fällen die Indikationsstellung nicht daraus ergibt, daß der Hals-Nasen-Ohren-Arzt einmalig den Rachen inspiziert und die Tonsillen auf Detritus und Luxierbarkeit untersucht. Vielmehr muß die Indikationsstellung für die Tonsillektomie neben dem Lokalbefund ganz wesentlich aus der Krankengeschichte entstehen.

In diesem Zusammenhang sind eben auch die Erkenntnisse und Beobachtungen des Krankheitsverlaufes vorbehandelnder Ärzte, in vielen Fällen der Kinderärzte wichtig [14]. So sollte auch der Pädiater in die Überlegungen zur Indikationsstellung mit einbezogen werden, wobei wir uns als Hals-Nasen-Ohren-Ärzte auf die genaue und sachgerechte Beurteilung der Gaumenmandeln durch den Kinderarzt auch bei einem schwer untersuchbaren wehrigen Kind stützen müssen.

Erwähnenswert ist der Bericht eines Kinderarztes, der häufiger zu Indikationsstellungen bei Mandeloperationen gefragt wird. Er berichtet, daß in Grenzfällen der Indikationsstellung auch die persönliche Erfahrung der Eltern, zumal der Mutter von Bedeutung sind: die Erfahrung, daß vielleicht die Mutter selbst oder ein Geschwisterkind von einer Tonsillektomie deutlich profitiert hat, führt leicht zu dem Analogieschluß, daß auch für das in Frage stehende Kind dieser Eingriff vorteilhaft wäre. Dieser Kinderarzt ist nach seiner Erfahrung geneigt, diesem Kriterium positiver Erfahrungen mit Tonsillektomien in der Verwandtschaft für die Indikation offen gegenüber zu stehen [16]. In direkter Erwiderung auf diesen Artikel findet sich jedoch im gleichen Journal *Lancet* die Bemerkung eines Kinderarztes, der bei einem Kind von der Tonsillektomie abgeraten hatte. Dieses Kind kam nach Jahren wieder in seine persönliche Behandlung und die Mutter berichtete über die ausgesprochen positiven Effekte der dann entgegen der kinderärztlichen Empfehlung durchgeführten Tonsillektomie. Der Kinderarzt wies der Mutter dann jedoch durch Einträge in der Karteikarte des Kindes nach, daß sie nach der Operation in gleicher Häufigkeit ärztlichen Rat wegen Racheninfekten suchte [15].

Dieser Diskurs wirft m. E. ein deutliches Licht darauf, daß die Erhebung einer Krankengeschichte ausgesprochen subjektiv geprägt sein kann. Wir erleben dies in einer größeren Klinik, in der anamnestische Fragen oft mehrfach gestellt werden, häufig dadurch, daß eindeutig divergierende Angaben von denselben Patienten entstehen können.

! Unterschiede in der Krankengeschichte sind auch durch die Person, Tendenz und Intention des Fragenden möglich.

Unterschiedliche Meinungen zu der Indikationsstellung zur Tonsillektomie sind deshalb schon aus diesen Gründen wahrscheinlich. Bei solchen Meinungsverschiedenheiten zur operativen Indikationsstellung sollte deshalb nicht vor Patienten und Angehörigen über die andere Meinung kritisch oder polemisch gesprochen werden. Ein kollegiales Gespräch wird in nahezu allen Fällen zu einer einheitlichen Bewertung und somit einheitlichen und von allen Seiten vertretenen Beratung von Patient oder Eltern führen.

3.1
Chronisch-rezidivierende Tonsillitis

Die *häufigste Indikation für die Tonsillektomie* ist die chronisch-rezidivierende Tonsillitis. Bereits hier ergibt sich, daß das wesentliche Moment der Indikationsstellung aus der Krankengeschichte zu extrahieren ist. Auch auf die bohrende Frage vieler Patienten nach einem ersten kurzen Blick in den Rachen, ob „die Mandeln denn raus müssen", sollte dann eher eine sorgfältige Befragung des Patienten als eine vorschnelle Antwort folgen. Es sollte bei der Befragung von Patient und der Eltern darauf gezielt werden, ob die berichteten Rachen- und Schluckbeschwerden Folge einer wirklichen Tonsillitis waren, oder ob es sich lediglich um eine akute Pharyngitis handelte. Beide Krankheitsbilder erzeugen für den Betroffenen praktisch identische Symptome.

Selbst das Symptom der Lymphknotenschwellungen oder des Fiebers, wie auch einer positiven Reaktion auf die Gabe von Antibiotika führen nicht zu einer letztendlich sicheren Unterscheidung zwischen akuter Tonsillitis und akuter Pharyngitis; entscheidend bleibt hier ein fachgerechter *Inspektionsbefund*.

Die Befragung sollte auf die Dauer der Symptomatik eingehen. Eine wirkliche Tonsillitis wird eher eine mehrtägige Symptomatik erzeugen, während ein geringer pharyngealer Reizzustand kürzer anhält. Die Erheblichkeit der Beschwerden sollte deutlich sein. Hilfreich kann auch die Nachfrage sein, ob die Rachenbeschwerden ärztlicherseits durch eine Racheninspektion als eine wirkliche Affektion der Gaumenmandeln diagnostiziert wurden.

Bei der Inspektion des Rachens unter der Frage der chronisch-rezidivierenden Tonsillitis ergeben sich jedoch auch im Intervall wichtige diagnostische Hinweise durch zerklüftete, vernarbte, derbe und schwer luxierbare Tonsillen, sowie eine Rötung der vorderen Gaumenbögen. Detrituspfröpfe in den Tonsillenkrypten sind nicht ein sicheres Zeichen einer chronischen Tonsillitis, auspreßbarer eitriger Detritus hingegen schon. Eine Schwellung der Kieferwinkel-Lymphknoten wäre ein zusätzliches Zeichen chronisch-rezidivierender Tonsillenaffektionen.

Wieviele Schübe einer rezidivierenden Angina eine sinnvolle Indikationsstellung zur Tonsillektomie ergeben wird durchaus unterschiedlich gesehen. Die Angaben reichen von „mehreren Anginen pro Jahr" bis zur Nennung exakter Zahlen von etwa 3 bis zu 8 Episoden pro Jahr.

> Die Indikation wird bei einem Alter von weniger als 4 Jahren jedoch sehr kritisch gesehen, wobei zu bemerken ist, daß die chronisch-rezidivierende Angina in diesem jungen Alter ausgesprochen selten ist. In dieser Altersklasse wird eine Tonsillektomie – wenn überhaupt – eher wegen einer massiven Hyperplasie mit Obstruktion erforderlich.

Sowohl in den Leitlinien der deutschen Gesellschaft für Hals-Nasen-Ohrenheilkunde, Kopf- und Halschirurgie, als auch in dem Konsensuspapier der amerikanischen nationalen Gesundheitsbehörde (National Institutes of Health), wie auch in gängigen Lehrbüchern [13, 33, 50, 52] erfolgt keine zahlenmäßige Festlegung auf eine bestimmte Anzahl an Anginaepisoden pro Jahr.

Für den Zweck einer prospektiven Studie, die über etliche Jahre und mit viel Aufwand zu dieser Fragestellung am Kinderhospital in Pittsburgh durchgeführt wurde [38, 39], wurde die Indikation daran festgemacht, wenn 7 Episoden im vorhergehenden Jahr, 5 oder mehr per annum in den 2 vorhergehenden Jahren oder 3 oder mehr per annum in den 3 vorhergehenden Jahren bestanden hatten. Diese erwähnte Studie rekrutierte knapp 200 Kinder, die dann nach Einverständnis der Eltern einer operativen und nicht operativen Behandlungsgruppe randomisiert zugeordnet wurden. Mit viel Aufwand wurde der weitere Verlauf beobachtet. Es ergab sich im Vergleich der beiden Gruppen eine deutliche Minderung der Anzahl von Racheninfekten, vor allen Dingen in den ersten beiden postoperativen Jahren in der Operationsgruppe, während sich die Gruppenunterschiede ab dem 3. Jahr nicht mehr signifikant zeigten. Die Autoren ziehen den Schluß, daß die Operationsindikation sehr individuell zu sehen sei.

Für mich ergibt sich aus klinischer Erfahrung für diese Indikationsstellung auch angesichts dieser Studie die Erkenntnis, daß man einem Patienten bei einer entsprechenden Häufigkeit von Anginaepisoden mit der Operation eine deutliche Linderung verschaffen wird, eine Befreiung von jeglichen Rachenbeschwerden auf Jahre hin wird man vermutlich nicht erreichen und soll dieses dem Patienten auch nicht suggerieren. Das Problem der Indikationsstellung zur Tonsillektomie bei chronisch-rezidivierender Angina besteht m. E. in der Beobachtung der Krankengeschichte und der Anginaepisoden.

! Ich habe einen Erfahrungswert von 3–4 Tonsillitisepisoden pro Jahr als sinnvoll erfahren, wobei nicht die alleinigen Zahlen, sondern auch die Umstände, Zeitdauer und der Schweregrad der Erkrankung wichtig sind.

Dieses sind neben dem Befund die entscheidenden Mosaiksteine der Indikation. Ein Operateur, der die Patienten zuvor nicht fachärztlich begleitet hat, muß sich hierbei auf die Angaben und Einschätzungen des Zuweisers stützen können. In unklaren Fällen habe ich mich auch telefonisch mit dem Vorbehandelnden zu einzelnen Fällen beraten.

Da die Tonsillektomie eine nicht risikolose Operation ist, muß auch aus medikolegalen Gründen die Indikationsstellung nachvollziehbar und dokumentiert sein, wenn es zu einer juristischen Überprüfung kommt. Unter dem Aspekt ärztlicher Schadenshaftung wird neben den Punkten korrekter Durchführung einer Operation und korrekter Aufklärung mit Einverständnis des Patienten immer die präzise Indikationsstellung zu dem Eingriff ein wichtiger Punkt sein.

3.2
Chronische Tonsillitis

Eine spezielle Indikation zur Tonsillektomie wird in der chronisch verlaufenden Tonsillitis gesehen, die sich durch latent bestehende dauernde Rachenbeschwerden, einen unangenehmen bakteriellen Mundgeruch (Halitosis) und evtl. Lymphknotenschwellung im Kieferwinkelbereich zeigt. Hier sollte sorgfältig gegen eine atrophische oder granulierend hyperplastische Pharyngitis abgegrenzt werden, um nicht zu riskieren, daß der Patient postoperativ berichtet, daß die Rachenbeschwerden nunmehr stärker sind als zuvor. Solche Reizzustände im Rachen können auch von einer chronischen Nasennebenhöhlenentzündung oder nur einer dauernden Mundatmung durch behinderte Nasenatmung unterhalten werden.

Wenn die Klage vor allen Dingen in einem unangenehmen *Mundgeruch* besteht, muß die hierfür häufigere Ursache im Zahn- oder Zahnfleischbereich ausgeschlossen werden. Bekanntlich können auch Magenleiden zu unangenehmem Mundgeruch führen.

3.3
Tonsillenhyperplasie

Eine zunehmende Indikationsstellung, auch bei kleineren Kindern im Lebensalter unter 4 Jahren, ergibt sich durch eine massive Hyperplasie der Gaumenmandeln, die ohne rezidivierende Entzündungsschübe einhergehen kann [12]. Das beklagte Symptom ist das nächtliche *Schnarchen*, welches auch mit *Apnoen* verbunden sein kann.

Polysomnographische Untersuchungen bei solchen Kindern konnten belegen, daß es zu einer Zerstörung des Schlafmusters in erheblicher Form kommt, so daß wie bei einem Erwachsenen auch eine entsprechende Tagessymptomatik mit Leistungsabfall, Müdigkeit und Gedeihstörung erklärlich ist. Die Symptomatik ähnelt hier der obstruktiven Symptomatik einer Rachenmandelhyperplasie, so daß man gerade bei dieser Indikationsstellung zu einer Tonsillektomie eine Adenotomie oder Re-Adenotomie mit erwägen wird. Die Tonsillen bei einer solchen Hyperplasie sind nicht zwangsläufig entzündlich, geklüftet oder vernarbt. Typischerweise lassen sich solche Tonsillen gut luxieren oder werden bereits bei einem kurzen Würgen aus den Tonsillenlogen herausluxiert.

Bei einer solchen Luxation der Tonsillen durch Würgen kommt es natürlich zu einer Berührung in der Medianen, die jedoch nicht als Mittenkontakt („kissing tonsils") zu bezeichnen ist.

Dieser Befund ist zu erheben, wenn auch nicht luxierte Tonsillen sich in der Mitte berühren, wie man es auf dem beiliegenden MRT eines solchen Kindes in Narkose sehen kann (Abb. 1). (Das MRT wurde nicht aus dieser Indikation durchgeführt; es handelt sich um einen eindrucksvollen Nebenbefund.)

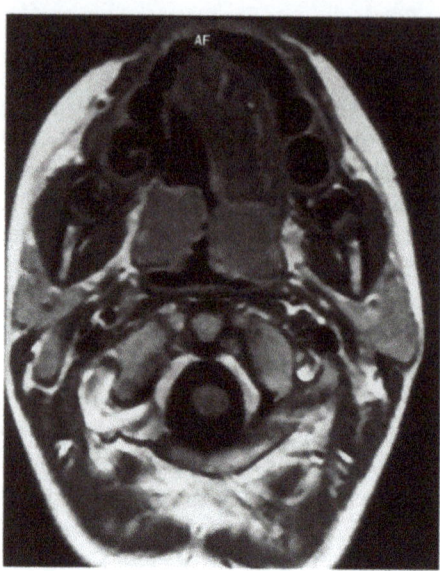

Abb. 1.
Kernspintomographie in Intubationsnarkose bei einem 7jährigen Kind mit massiver Tonsillenhyperplasie als Begleitbefund

Bei einer solchen exzessiven Tonsillenhyperplasie mit nächtlichen Obstruktionen ist es erklärlich, daß die Eltern nach der Operation oft berichten, daß das Kind „aufblüht" und sich in seinem Verhalten durchgreifend ändert, wie man es auch bei Erwachsenen in der Behandlung der obstruktiven Schlafapnoe kennt.

Die oftmals belächelte Indikationsstellung nächtlichen *Bettnässens* für eine Tonsillektomie erscheint angesichts dieser Zusammenhänge in einem anderen Bild, da das nächtliche Einnässen bei einem völlig fragmentierten Schlaf als ein typisches Begleitsymptom angesehen werden kann. Über mehrere therapeutische Erfolge bei Enuresis nocturna auch nach langen anderen therapeutischen Bemühungen durch eine wohl indizierte Tonsillektomie wurde auch jüngst von pädiatrischer Seite berichtet [54].

Die nächtliche Atemobstruktion führt pädiatrischen Berichten zur Folge bei chronischer Verlaufsform zu einer pulmonalen Hypertonie und möglicherweise sogar einem Cor pulmonale; Zustände, die durch eine sanierende Tonsillektomie eine deutliche Besserung erfahren konnten [18].

3.4
Tonsillenblutungen, „hämorrhagische Tonsillitis"

Gelegentlich wird eine Rachenblutung aus oberflächlichen, offensichtlich spontan perforierenden Tonsillengefäßen berichtet. Auch ich sah in der Klinik häufiger solche Fälle, bei denen keinerlei andere Blutungsquelle eruierbar war. Man wird bei diesen Patienten die Tonsillenoberflächen genau auf Koagel oder oberflächlich strotzende Gefäße inspizieren, die den Gefäßkonvoluten am Lokus Kiesselbachii ähneln können. Eine Blutung aus anderen Stellen des oberen Aero-Digestivtraktes sollte ausgeschlossen werden. Dieser Zustand spontaner Tonsillenblutungen wird in der Literatur gelegentlich als hämorrhagische Tonsillitis bezeichnet und stellt bei wiederkehrendem Verlauf auch eine sinnvolle Tonsillektomie-Indikation dar.

3.5
Monozytenangina, Tonsillits bei Pfeiffer-Drüsenfieber

Die Angina bei Monozytose/Pfeiffer-Drüsenfieber/Mononukleose zeigt beiderseitige typische, schmierig nekrotisch wirkenden Beläge und ist durch eine serologische Testung, Leukozytendifferenzierung und das Vorhandensein von Lymphknotenschwellungen gut diagnostizierbar und gegen andere Anginen abgrenzbar. Die Indikationsstellung zur Tonsillektomie bei der akuten Monozytenangina, die fast immer mit einer nicht unerheblichen Adenoiditis einhergeht, wird in der aktuellen Literatur dann gesehen, wenn die Hyperplasie der lymphatischen Organe obstruktive Aspekte bezüglich der Atmung und der Nahrungsaufnahme bekommt. Es wurden auch dahingehend Überlegungen geäußert, eine baldige Tonsillektomie bei Monozytenangina durchzuführen, um ein angenommenes Keimreservoir in den entzündeten Tonsillen und Adenoiden zu reduzieren und hiermit den Krankheitsverlauf positiv zu beeinflussen. Gegen eine solche Annahme spricht jedoch die Erkenntnis, daß es sich bei der Monozytose um eine generalisierte virale Infektion handelt, wie sich typischerweise an den erhöhten Leberenzymwerten zeigt.

Ich sehe eine *Indikationsstellung* für eine Tonsillektomie bei einer Monozytenangina neben der Obstruktion auch dann, wenn trotz einer antibiotischen Therapie der meist bakteriell superinfizierten Tonsillen (unter Vermeidung von Amoxicillinen) über etliche (ca. 4–6) Tage eine Besserung des Zustandes nicht erreicht werden kann, da man dann den Krankheitsverlauf durch eine Tonsillektomie doch deutlich positiv beeinflussen kann. Für die Indikationsstellung bei der Monozytenangina ist m. E. auch zu bedenken, daß die Operation bei den stark entzündeten Tonsillen technisch schwieriger ist, die Tonsillenkapseln schwerer auffindbar sind und so unerwünschte Tonsillenreste eher verbleiben können. Erfahrungsgemäß ist der Eingriff auch deutlich blutreicher.

Für die Operation in allgemeiner Narkose sollte die Risikoerhöhung durch eine mögliche latente, oder sogar manifeste begleitende *Myokarditis* beachtet werden. Narkosezwischenfälle aus nichtchirurgischer Ursache unter einer Monozytentonsillektomie sind beschrieben.

3.6
Seitendifferente Tonsillen

Eine Seitendifferenz in der Größe der Gaumentonsillen stellt eine klassische Indikation zur Tonsillektomie dar. In dem zerklüfteten und unübersichtlichen Gewebe der Gaumenmandel kann sich sowohl ein Tumor lymphatischen als auch epithelialen Ursprunges leicht verbergen und sich lediglich durch eine Größenasymmetrie kenntlich machen. Aus der gezielten Tonsillektomie, die man bei der Halsmetastase eines unbekannten Plattenepithelkarzinoms durchführt, ist bekannt, daß in solchen Fällen nicht selten kleine Plattenepithelkarzinome in Tonsillen entdeckt werden, die selbst bei der operativen Entfernung als unauffällig erscheinen.

Hier sei noch erinnert an den Befund eines Peritonsillarabszesses, hinter dem sich histologisch dann ein *solider Tumor* verbergen kann. Ich kenne mehrere Fälle von solchen Tumoren, die eine Gaumenbogenvorwölbung wie ein Peritonsillarabszeß zeigten. Es handelte sich letztendlich um Parotistumoren des medialen Drüsenlappens, Tumoren der kleinen Speicheldrüsen, versteckt liegende Plattenepithelkarzinome oder gerade bei Kindern Sarkome, namentlich Rhabdomyosarkome.

> Ein solcher Verdacht sollte aufkommen, wenn ein vermeintlicher Peritonsillarabszeß wenig schmerzhaft ist, keine Fieberreaktion oder Leukozytose zeigt und ohne die typische, meist doch recht wenige Tage weilende Anamnese ist.

3.7
Tonsillektomie bei Halslymphknotentuberkulose

Bei einer Halslymphknotentuberkulose wird von einigen Autoren empfohlen, die Gaumenmandeln kritisch zu inspizieren und als einen möglichen Eintrittsherd und somit Teil des Primäraffektes operativ zu entfernen.

3.8
Tonsillektomie aus kieferorthopädischer Indikation

Eine seltenere Indikation zur Tonsillektomie wird aus kieferorthopädischer Erwägung diskutiert [20]. Durch Entfernung großer Tonsillen wird die durch sie verursachte Vorverlagerung der Zunge und tiefere Position des Unterkiefers und Hyoids gebessert und führt nach gezielten Studien zu einer Normalisierung der kieferorthopädischen Situation. Eine solche Indikation wird nur gemeinsam mit kieferorthopädischem Sachverstand zu stellen sein. In diesem Zusammenhang wird man als HNO-Arzt auch die Nasenatmung untersuchen, da die habituelle Mundatmung ebenfalls durch die dauernde Mundöffnung zu Zahnfehlstellungen führen kann. Nötigenfalls wird die Adenotomieindikation mit zu überprüfen sein.

3.9
Tonsillektomie bei Tonsillen-„Fokus"[1]

Eine schwierige Indikationsstellung besteht unter der Annahme einer sog. Fokuswirkung der Tonsillen. Hierunter sind typische Folgeerkrankungen der Streptokokkenangina wie

- rheumatisches Fieber mit Gelenkbeschwerden,
- Endokarditis oder
- eine hierfür typische Form der Glomerulonephritis zu sehen.

Die Diagnose wird durch Laborwerte in Form von bakteriellen Serumantikörpern (ASL-Titer), wie auch typischen Abstrichergebnissen von den Tonsillen zu erhärten sein.

Das Krankheitsbild des *Scharlachs* stellt bei unkompliziertem Verlauf sicherlich keine typische Tonsillektomie-Indikation dar. Auch die alleinige bakteriologische Diagnose einer Kontamination des Rachens mit beta-hämolysierenden Streptokokken der Gruppe B ohne Krankheitssymptomatik wird nicht Anlaß zu einer Tonsillektomie sein.

> Charakteristische Krankheitsbilder, die im Zusammenhang mit einem Herdgeschehen der Tonsillen gesehen werden, sind die IgA-Glomerulonephritis und die Pustulosis palmaris et plantaris [21, 44, 51]. Für diese beiden Krankheitsbilder wird aus Studien eine deutliche Besserung nach Tonsillektomie berichtet, während die Erfolge zur Behandlung der rheumatoiden Arthritis [23], der Psoriasis vulgaris und anderer Nephritiden unsicher sind.

Die Frage eines tonsillogenen Herdgeschehens soll auch mit einem *Provokationstest* untersuchbar sein [47]. Hierbei wird vor und nach einer kräftigen Palpation und Massage der Tonsillen der Leukozytenwert und eine evtl. Proteinurie bestimmt. Die Aussagekraft dieses Provokationstestes ist jedoch unsicher.

Nach meiner persönlichen Erfahrung trifft man immer wieder auf Patienten, die über eine deutliche Besserung ihrer Nierenerkrankung, Gelenkschwellungen oder auch Herzrhythmusstörungen nach einer Tonsillektomie berichten, so daß ein ursächlicher Zusammenhang sich aufdrängt.

Die Indikation zur Tonsillektomie bei solchen Erkrankungen darf man nicht als Hals-Nasen-Ohren-Arzt alleine stellen. Der Nephrologe, Rheumatologe, Dermatologe oder Kardiologe muß aus seinem Blickwinkel einen wesentlichen Anteil zur Indikationsstellung beitragen, und es sollte Konsens über die Indikation bestehen.

---

[1] Siehe auch den Beitrag Knöbber in Bd. 19 dieser Reihe.

Nach meiner Einschätzung sind die Krankheitsbilder anderer Fachgebiete so komplex und facettenreich, daß man sich der Expertise eines Fachmannes bedienen sollte, um nicht eine Tonsillektomie wegen eines Leidens durchzuführen, welches anderweitig vielleicht doch sinnvoller und aussichtsreicher behandelt werden kann.

3.10
Subakute Tonsillitis

Eine Indikation zur Tonsillektomie ergibt sich in manchen Fällen *fortgesetzter akuter und subakuter Tonsillitis*. Die Patienten erleiden aus sonstiger Beschwerdefreiheit eine übliche bakterielle, fieberhafte Angina, die sich auf antibiotische Therapie nur zögerlich bessert und vor allen Dingen nach dem Auslaßversuch einer Antibiotikabehandlung bald wieder aufflackert. Wenn in einem solchen Zustand trotz einer korrekten und längerfristigen Antibiotikabehandlung eine stabile Ausheilung der Angina nicht zu erreichen ist, besteht die Operationsindikation.

3.11
Peritonsillarabszeß

Der Peritonsillarabszeß ist Thema kontroverser Diskussionen zur Operationsindikation [17].

! Es ist ein sinnvolles Konzept, einem Patienten mit einem eindeutigen Peritonsillarabszeß mit Kieferklemme, Lymphknotenschwellung, Fieber und Leukozytose Entlastung durch eine *Abszeßtonsillektomie* zu verschaffen, wenn der Patient von seinem Allgemeinzustand her als narkose- und operationsfähig anzusehen ist und das operative Team für evtl. entstehende Intubationsprobleme in solchen Fällen nach Kompetenz und Ausstattung gerüstet ist.

Zu beachten ist auch, ob der Patient nicht durch die Einnahme von Schmerzmitteln eine Thrombozytenaggregationsstörung bekommen hat. Als ein sinnvolles Diagnostikum ist hier die Blutungszeit nach Ivy anzuwenden. Die Tonsillektomie und Abszeßeröffnung im akuten Stadium ist operativ anspruchsvoller als eine Tonsillektomie im blanden Zustand. Man muß vor allem sicher sein, daß ein vorhandener Abszeß wirklich eröffnet und breit drainiert ist. Die Alternative in der Behandlung eines Peritonsillarabszesses besteht nicht in der antibiotischen Behandlung, da diese für die Behandlung eines reifen Abszesses nicht indiziert ist.

> Die Alternative bestünde in einer Punktion des Abszesses oder einer Spaltung des Abszesses. Diese Maßnahmen wende ich an, wenn eine Kontraindikation zu einer Operation besteht oder ein Patient die Operation in Narkose ablehnen sollte.

Abszeßpunktionen und Abszeßinzisionen müssen u. U. wiederholt werden, um eine Ausheilung zu erreichen. Für eine entschlossene und schnell sanierende Behandlung eines Peritonsillarabszesses spricht, daß trotz moderner hochwirksamer Antibiotika Bilder einer tonsillogenen Sepsis, einer septischen Jugularvenenthrombose sowie phlegmonöser tracheotomiebedürftiger Halsentzündungen nicht unbekannt sind.

> Bei einem nicht operativ durch Tonsillektomie behandelten Peritonsillarabszeß wird die Tonsillektomie im Intervall allgemein empfohlen, um die Wiederholung eines solchen für den Patienten bedrohlichen Krankheitsbildes zu vermeiden. Diese Empfehlung ist in der Literatur nicht unumstritten, da einige Autoren ein nicht erhöhtes Abszeß-Rezidivrisiko sehen.

3.12
Tonsillektomie bei Atemwegserkrankungen

Auch in der Literatur wird über Besserungen von Bronchialinfekten, spastischen Bronchitiden, sowie Mittelohrentzündungen nach Tonsillektomien berichtet. Trifft man auf solche Erkrankungen, die mit allen anderen therapeutischen Maßnahmen nicht positiv zu beeinflussen sind, so kann auch hier eine sinnvolle Tonsillektomie-Indikation entstehen.

3.13
Kontraindikationen zur Tonsillektomie

Kontraindikationen zur Tonsillektomie ergeben sich naturgemäß aus

- der allgemeinen Operationsfähigkeit, was *kardiovaskuläre Funktionen* und *Gerinnungsfähigkeit* des Blutes angeht. Das allgemeinmedizinische Risiko muß man kritisch gegen die Indikation abwägen.
- Erfahrungsgemäß wird eine Tonsillektomie im *Alter von weniger als 4 Jahren* kritisch gesehen. Nach meiner Überzeugung muß man sich bei solch kleinen Kindern auch die Problematik eines komplizierten postoperativen Verlaufes vor Augen halten. Das Gesamtblutvolumen eines solchen Kindes ist vergleichsweise gering, so daß Kreislaufreaktionen durch einen Blutverlust früh zu erwarten sind.
Andererseits wird gerade unter der Indikation der Atemobstruktion durch hyperplastische Tonsillen in der jungen Altersgruppe eine sinnvolle Tonsillektomieindikation gesehen. Man muß also bei jungen Kindern die Indikation gegen das Risiko des Eingriffes besonders sorgfältig abwägen.
- Von einer Tonsillektomie wird innerhalb einer Frist von 6 Wochen nach einer *Poliomyelitisimpfung* abgeraten.

- Bei Patienten mit *Gaumenspalten*, auch als submuköse Gaumenspalte, ist Vorsicht geboten, da eine Rhinophonia aperta möglicherweise entsteht oder verstärkt werden könnte. So sollte bei der Routineinspektion präoperativ eine Uvula bifida Aufmerksamkeit erregen und eine Palpation des Gaumens zur Routine gehören.
- Bei *Sängern* gilt es zu beachten, daß die Tonsillektomie möglicherweise eine Änderung des Stimmklanges nach sich ziehen kann. Dieses sollte präoperativ besprochen sein.
- Vor einer Tonsillektomie bei einer *Pharyngitis sicca* wird wegen zunehmender Trockenheitstendenz im Rachen nach dem Eingriff ausdrücklich gewarnt [34].

3.14
Störungen der Immunabwehr durch Tonsillektomie?

Mit zunehmenden Möglichkeiten der Medizin und Biologie erhellen sich die immunologischen Fragen um die Funktion der Tonsillen [5]. Im Rahmen der Indikationsstellung einer Tonsillektomie wird gerade von Eltern die verständliche Frage gestellt, ob nicht ein Organ entfernt wird, welches für die Immunabwehr wichtig ist.

Hierzu wird von pädiatrischer Seite berichtet, daß auch langfristig keine negativen Auswirkungen auf die lokale spezifische Immunabwehr des Respirationstraktes beobachtbar sind [30].

4
Ausführung der Tonsillektomie

Präoperative Untersuchungen. Das Ausmaß an präoperativen Untersuchungen ist mit dem Anästhesisten abzustimmen. Der Operateur muß alle Sicherheit haben, daß er einen Patienten operiert, der nicht an Erkrankungen leidet, die das Risiko der Operation erhöhen. Dieses Wissen muß bei einer elektiven Operation möglichst früh gewonnen werden, da eine solche Risikoerhöhung gegen die Indikation abzuwägen ist. Es hilft wenig, wenn eine angeborene Gerinnungsstörung erst unter der Operation durch eine Blutentnahme bekannt wird. Aus diesem Grunde ist eine Information über Hämoglobinwerte und Erythrozytenwerte wichtig, um nicht einen primär anämischen Patienten einer blutungsbedrohten Operation auszusetzen. Eine Bestimmung der Leukozytenwerte ist nicht vordringlich, da relevante Infekte auch durch klinische Untersuchung und Messen der Körpertemperatur diagnostiziert werden können. Hämatologische Erkrankungen der weißen Zellreihe sind wenig wahrscheinlich.

> Um die *Blutgerinnung* zu untersuchen ist eine Bestimmung der Thrombozytenzahl und die Untersuchung von Quickwert und PTT-Wert erforderlich [46]. Thrombozytenfunktionsstörungen können im Rahmen eines Suchtestes mit Hilfe der Blutungszeit nach Ivy erfaßt werden [10].

Eine Bestimmung all dieser Parameter präoperativ ist aufwendig und mit der Notwendigkeit einer intravenösen Blutentnahme belastet, bringt jedoch ein Optimum an Sicherheit für den Patienten. Man ist bei Kindern sicherlich geneigt, eine Blutentnahme und Bestimmung der Blutungszeit zu vermeiden und dieses erst bei Narkoseeinleitung vorzunehmen. Man wird dann jedoch pathologische Laborwerte erst unter oder nach Durchführung des operativen Eingriffes erfahren. Es ist sicherlich sinnvoller, solche Laboruntersuchungen vor dem Eingriff und nicht während des Eingriffes vorzunehmen, da absehbare Gerinnungsprobleme Einfluß auf die primäre Indikationsstellung zum Eingriff in Abwägung von Nutzen und Risiko, als auch auf die Durchführung des Eingriffes haben werden.

Manche Autoren vertreten jedoch die Meinung, daß eine ausführliche Anamnese auf Blutungsneigungen bei Verletzungen, Voroperationen, Ausbildung blauer Flecken oder Blutungsübel in der Familie mit hinreichender Wahrscheinlichkeit eine relevante Gerinnungsstörung für den betroffenen Patienten auszuschließen vermag und deswegen eine präoperative Blutentnahme zur Gerinnungsuntersuchung nicht erforderlich sei [31].

Dies ist zum einen eine Kostenüberlegung, zum anderen eine Überlegung der Beeinträchtigung bei kindlichen Patienten. Ich führe nach Möglichkeit präoperative Laboruntersuchungen in dem genannten Ausmaß durch, halte dieses angesichts des Ausmaßes des Eingriffes und des doch verbleibenden Risikos für den individuellen Patienten für angemessen. Auch in einer retrospektiven Analyse ergab sich ein Zusammenhang zwischen Nachblutungsfrequenz und pathologischen Gerinnungswerten [49]. Einer persönlichen Mitteilung eines spezialisierten Pädiaters zufolge werden viele kindliche angeborene Gerinnungsstörungen durch Blutungskomplikationen bei Adenotomien, Tonsillektomien und Zahnextraktionen bekannt. Die besondere Situation dieser Eingriffe besteht darin, daß die Wunden in einen offenen Kontakt zum Speichel kommen, der tryptische und fibrinolytische Aktivität hat [19].

> Nur bei einem geringen Anteil von postoperativen Blutungskomplikationen bei Tonsillektomie läßt sich hingegen ein ursächlich anschuldbarer Blutgerinnungsdefekt finden. Die häufigste Ursache für Nachblutungen liegt offensichtlich in lokalen Gegebenheiten.

Man lastet die Nachblutungen in der ersten 24 Stunden nach der Operation der Operationstechnik an, indem eine nicht genügend stabile Blutstillung erfolgte. Spätere Nachblutungen entstehen einerseits durch die Abstoßung von Wundbelägen in eher geringerem Ausmaß, durch vermutlich entzündliche Arrosionen von Gefäßen in eher erheblichem Ausmaß (vgl. Abschn. 4.5.1).

4.1
Art der Anästhesie

Die Tonsillektomie wird derzeit in Deutschland in überwiegendem Maße in einer orotrachealen Intubationsnarkose durchgeführt. Hierfür wird im Erwachsenenalter ein Tubus mit Blockermanschette, im Kindesalter häufig ein Tubus ohne Blockermanschette benutzt, der jedoch ohne wesentliche Luftleckage in Larynx und Trachea paßt. Nötigenfalls muß bei einer solchen Intubationsnarkose das Eindringen von Blut in die Trachea durch Einstopfen eines Tupfers in den Hypopharynx zum Schutz des Larynx verhindert werden. Zur Einstellung der Tonsillen wird ein selbsthaltender Spatel benutzt, der in etwa die Breite der Unterkieferweite im Zungengrund füllen soll, damit nicht neben dem Spatel die Zunge wieder hervorluxiert. Der Spatel darf nicht zu stark gespannt und durch die Halterung in der Spitze betont werden, da durch diese Zugbewegung an Zunge und Zungengrund von der Schädelbasis weg Schäden am N. hypoglossus oder N. lingualis entstehen können. Diese Nervenschäden können natürlich auch durch eine direkte Irritation der Nerven bei Präparationen lateral des unteren Tonsillenpoles oder bei tief geführten Umstechungen dort entstehen. Andererseits soll der untere Tonsillenpol für die operativen Manipulationen einsehbar sein.

! Manche Operateure nehmen trotz der allgemeinen Anästhesie eine Injektion von Lösungen mit Vasokonstringentien im peritonsillären Bereich vor, um geringere Blutverluste bei der Operation zu haben.

Diese Injektionen werden in der Literatur kritisch diskutiert, weil hierdurch eine Keimverschleppung in das parapharyngeale Gewebe erfolgen könnte, die Entstehung des *Grisel-Syndroms* wird in diesem Zusammenhang diskutiert [36]. Es handelt sich hierbei um eine schmerzhafte Bewegungseinschränkung der oberen Halswirbelsäule, die vermutlich durch entzündliche Veränderungen im Bandapparat und den kleinen Gelenken der oberen HWS entsteht. Eine Abstimmung mit dem Anästhesisten über eine solche Injektion mit Vasokonstrigentien sollte erfolgen, obwohl heutzutage volatile Anästhetika, die das Myokard auf adrenerge Substanzen sensibilisieren, nur noch wenig Verwendung finden.

Eine Tonsillektomie in Allgemeinnarkose ohne Intubation sollte nicht mehr durchgeführt werden, da unter Ausschalten der laryngealen Schutzreflexe eine unkontrollierte Aspiration von Blut in das tracheobronchiale System erfolgen kann, auch wenn zur Vermeidung einer Aspiration bei tiefliegendem Kopf operiert wird.

Die *Tonsillektomie in Lokalanästhesie* ist eine durchaus praktikable und sinnvoll durchführbare Operation, die möglicherweise angesichts des Komfortbedürfnisses der Bevölkerung nur noch wenig Verbreitung findet. Sie sollte nur bei kooperativen erwachsenen Patienten durchgeführt werden, mit denen auch sprachliche Verständigung möglich ist. Die Operation ist erfahrungsgemäß mit einem deutlich geringeren Blutverlust als eine Narkose-Tonsillektomie verbunden. Eine begleitende Analgo-Sedierung des Patienten darf nicht zum Ausfall der laryngealen Schutzreflexe führen.

4.2
Techniken der Tonsillenentfernung

Meines Wissens hat in Deutschland wie auch anderen europäischen Ländern [4] die Tonsillektomie mit „kalten Instrumenten" in Dissektionstechnik die weiteste Verbreitung. Nach Darstellen der Tonsillenkapsel am oberen Pol mit der Schere erfolgt die Entfernung in teils scharfer, teils stumpfer Präparation und eine Abschnürung mit der Drahtschlinge am unteren Tonsillenpol. Diese Dissektionstechnik erfolgt knapp extrakapsulär und ist eine sichere Methode Tonsillenreste zu vermeiden. In den USA ist die Tonsillektomie mit dem monopolaren elektrischen Messer (Bowie-Knife) stark verbreitet unter der Vorstellung, durch die gleichzeitige Koagulation den Blutverlust zu vermindern. Eine vergleichbare Untersuchung zeigte hierbei jedoch etwas protrahierte Schmerzsymptomatik gegenüber der „kalten" Dissektionstechnik offensichtlich durch die protrahiert abheilenden Koagulationsläsionen [55]. Beschrieben wurde auch die Tonsillektomietechnik mit Hilfe einer bipolar betriebenen Schere, die Operationszeit und Blutverlust verringern soll [43].

Andrea gab eine operative Technik unter dem Operationsmikroskop mit Hilfe der bipolaren Koagulationspinzette an [1]. Diese Technik wurde auch weiter evaluiert, wobei in einem doppelarmigen Vergleich mit der konventionellen Technik in beiden Gruppen eine durchschnittliche Operationszeit von erstaunlicherweise 36 bzw. 37 Min. angegeben wurde [25]. In einer vergleichbaren doppelarmigen Untersuchung mit Operationszeiten von etwa 15 Min. wird keine Differenz in der Nachblutungsfrequenz, jedoch eine leichte Erhöhung postoperativer Schmerzsymptomatik in der bipolar-mikroskopischen Technik beschrieben [26]. Weitere Untersuchungen zu dieser bipolar-mikroskopischen Technik sehen Vorteile, bezüglich Operationszeit, Nachblutungsfrequenz und Wiedererholung der Patienten mit dieser neuen Technik [6, 37].

Es wurden auch Untersuchungen zur Tonsillektomie mit dem ultraschallbetriebenen Aspirator gemacht [53].

Für die Laserchirurgie der Tonsillen existieren Studien zur Benutzung des KTP-Lasers. Es wird insgesamt über einen geringeren intraoperativen Blutverlust, teilweise jedoch über höhere Nachblutungsraten und verzögerte Heilung und längere und heftigere Schmerzsymptomatik berichtet [3, 35, 41, 48]. Über die Benutzung eines Neodym-YAG-Lasers für die Tonsillektomie wird nur vereinzelt berichtet [29]. Über die Benutzung des CO_2-Lasers für die Tonsillektomie waren lediglich zwei Publikationen auffindbar, obwohl man in Deutschland den Eindruck hat, daß dieses öfter durchgeführt wird. Diese Untersuchungen enthalten keine vergleichenden Untersuchungsarme, so daß Aussagen zur Wertigkeit nicht gegeben werden können [24, 45]. In diesem Zusammenhang wird auch über Teilentfernungen der Tonsillen mit Ablation einer etwa 4 mm starken Schicht berichtet, ohne daß eine klare Evidenz für den Nutzen dieser Maßnahme entsteht. Die Teilentfernung der Tonsillen, z. B. unter Benutzung der Guillotine wird nicht mehr empfohlen [22]. Bekanntlich wurde die Tonsillotomie vor Jahren verlassen, weil man bereits unter Verwendung kalter Instrumente durch Vernarbung der Tonsillenkrypten keine Besserung der Symptomatik, sonder eher verstärkte intratonsilläre Entzündungen annahm. Neuere Studien hierzu sind nicht aufzufinden.

4.3
Operative Blutstillung

Die Blutstillungstechniken nach Tonsillektomie reichen von der einfachen Tupferkompression, der Unterbindung oder Umstechung von einzelnen Gefäßen über die monopolare oder bipolare Koagulation bis hin zur Übernähung der Tonsillennischen, evtl. sogar unter Einnähen von hämostyptischen resorbierbaren Geweben oder dem Einbringen von Fibrinkleber in die Tonsillenloge, besonders bei bekannten Gerinnungsstörungen. Bei einer sorgfältigen und gewissenhaften adäquaten Anwendung sind offensichtlich die Unterbindungs- und Umstechungstechniken den elektrochirurgischen Verfahren gleichwertig [9]. Evtl. kommt es bei ausgedehnter Koagulation jedoch zu verzögerter Heilung mit stärkerer Schmerzsymptomatik [42].

> Meines Erachtens muß bei den Tonsillektomieverfahren, die unter Hitze- oder Kälteanwendung Blutstillung erzeugen (Elektrochirurgie, Kryochirurgie, Laserchirurgie) beachtet werden, daß man u. U. unkontrollierbare Zonen von nekrotisierendem Gewebe auch zur Tiefe hin erzeugt. Im Rahmen der Abheilung und Abstoßung von Nekrosen besteht ein möglicherweise erhöhtes Blutungsrisiko aus der Abstoßung gefäßnaher oder gefäßwandbildender Nekrosezonen. Aus diesen Überlegungen muß m. E. vor allzu umfassenden Koagulationen in den Tonsillennischen abgeraten werden.

Ist eine Blutung durch Koagulation nicht zu stillen, würde ich auf eine andere Technik der Blutstillung wie Unterbindung oder Umstechung übergehen. Gleiche Überlegungen gelten natürlich auch für Unterbindungen und vor allem tief geführte Umstechungen, die wenn sie einen größeren Gewebsbereich umfassen und fest geknotet sind auch sicherlich eine Gewebenekrose erzeugen.

! Insgesamt ergibt sich aus der verfügbaren Literatur keine Erkenntnis, daß Tonsillektomien mit thermischen Instrumenten wie z. B. dem Laser gegenüber einer schonend und sachgerecht durchgeführten Operation mit „kalten" Instrumenten zu bevorzugen wären.

Die Maßnahme der Stillung von Blutungen oder besonders Nachblutungen aus der Tonsillenloge durch *Unterbindung von Ästen der A. carotis externa* sollte nicht in Vergessenheit geraten, weil sie in kritischen Fällen lebensrettend sein kann. Gerade späte Nachblutungen nach Abstoßung der Fibrinbeläge können kritisch sein und durch größere Gefäße verursacht werden. Tückisch ist auch, daß profuse Blutungen manchmal spontan stehen, wie man es aus den prämonitorischen Tumorarrosionsblutungen größerer arterieller Gefäße kennt. In solchen Situationen, die von enoral nicht suffizient zur Blutstillung kommen, sollte man die Unterbindung von Externaästen über den extraoralen Zugang erwägen. Angesichts des bedrohlichen Verlaufes einer nicht oder nur sehr unsicher gestillten Tonsillektomienachblutung ist eine solche Maßnahme ohne Frage angemessen.

Abb. 2.
Angiogramm eines Aneurysmas nach Tonsillektomie

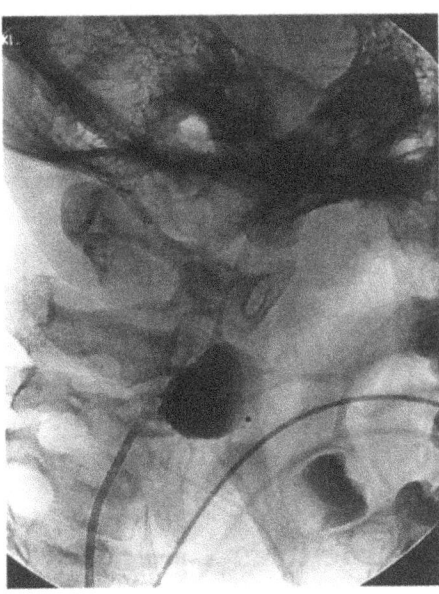

Bei Tonsillektomienachblutungen, die mit äußerlich tastbaren oder sonographierbaren Schwellungen verbunden sind, sollte man auch an die Möglichkeit eines Aneurysma spurium tonsillennaher Gefäße denken (Abb. 2). Besteht in der Radiodiagnostik des Krankenhauses das entsprechende Rüstzeug für interventionelle Radiologie, kann ein solcher Zustand u. U. durch Embolisation behandelt werden (Abb. 3).

Abb. 3.
Angiogramm des Aneurysmabezirkes aus Abb. 2 nach Embolisation des zuführenden Gefäßes. (Der Autor dankt Herrn Prof. Dr. Mathias, Direktor der Radiologischen Klinik der Städtischen Krankenanstalten Dortmund, für die Abbildungen 1–3)

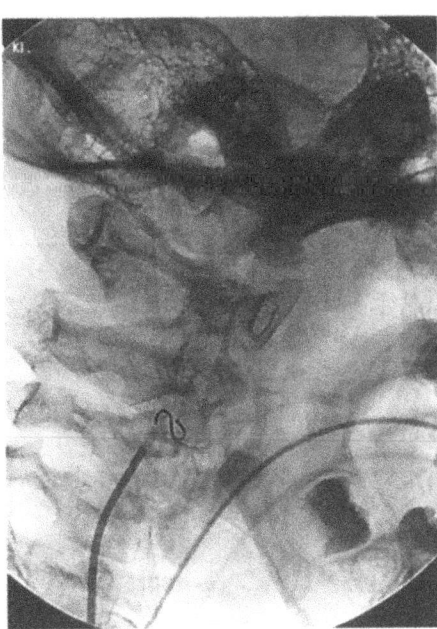

Es muß im Rahmen einer Tonsillektomie damit gerechnet werden, daß es durch die Maßnahme zu einer nicht unerheblichen *Bakteriämie* kommt. Patienten mit kardiologischen Leiden, wie z. B. Kinder mit operativ korrigierten Herzfehlern bedürfen dann einer *antibiotischen Prophylaxe*, die rechtzeitig vor dem Eingriff angewendet werden muß. Bei Tonsillektomie aus einer „Fokus"-Indikation führen wir eine perioperative Antibiotikaprophylaxe durch. Zu der Art der Prophylaxe existieren in der pädiatrischen Literatur entsprechende Empfehlungen. Im Zweifelsfalle sollte hierzu der behandelnde Kinderarzt befragt werden.

> Eine Tonsillektomie darf als Eingriff erst beendet werden, wenn eine sichere Blutstillung erreicht ist. Die Hoffnung auf eine spontane Blutstillung ist trügerisch.

4.4
Nachbehandlung nach Tonsillektomie

4.4.1
Postoperative Blutungen

Die postoperative Überwachung nach Tonsillektomie muß vor allen Dingen wegen der Nachblutungsgefahr äußerst sorgfältig erfolgen. Die Patienten sollten auf der Seite gelagert werden, damit eine Blutung sich nach außen sichtbar durch den Mund entleeren kann und keine stille Blutaspiration in den Magen erfolgt. Eine regelmäßige Inspektion des Rachens unter Herunterdrücken der Zunge und Inspektion der Tonsillennischen muß erfolgen. Flache Koagelschichten auf den Tonsillenlogen können verbleiben, die Tonsillennischen füllende Koagel sollen abgesaugt werden, da sie aspiriert werden könnten und zu klären ist, ob hinter dem Koagel eine aktive versorgungswürdige Blutung besteht.

Kleinere Blutungen postoperativ können bei kooperativen Patienten ohne Narkose mit etwas Lokalanästhetikum und Vasokonstringenz unterspritzt und so zum Stehen gebracht werden. Auch die Anwendung der bipolaren Koagulation ist hierfür praktikabel.

Im Zweifelsfalle ist jedoch eine *neue operative Intervention* in Narkose adäquat. Hierbei sollte durch Absaugen des Mageninhaltes geklärt werden, wieviel Blutverlust in die Speisewege erfolgt ist Eine Hämaglobinbestimmung versteht sich bei Blutungskomplikationen als wichtige Maßnahme; spätestens zu diesem Zeitpunkt wird man eine Untersuchung der Blutgerinnung ausführen.

Sollte es sich um mehr als eine Bagatellblutung mit geringem Hämoglobinwertabfall handeln, so ist unmittelbar auch transfusionsfähiger *Blutersatz* vorzubereiten.

- Die meisten Tonsillektomienachblutungen erfolgen *innerhalb der ersten 24 Stunden* postoperativ und sind ursächlich am ehesten einer primären insuffizienten Blutstillung durch Arzt oder Gerinnungssystem anzulasten.

- Eine geringe Häufung an Tonsillektomienachblutungen ergibt sich erfahrungsgemäß zu dem Zeitpunkt, wenn oberflächliche Fibrinbeläge etwa *zwischen dem 5. und 7. Tag* abgestoßen werden.
- Erhebliche Tonsillektomienachblutungen können jedoch immer noch bis zur endgültigen Epithelisierung der Tonsillennischen nach 2 oder 3 Wochen auftreten und sogar erhebliche und bedrohliche Ausmaße haben.

Da all diese später als 24 Stunden auftretenden Nachblutungen möglicherweise durch lokale Entzündungsvorgänge gefördert werden, sollte in ihrer Behandlung auch eine orale Antibiotikatherapie erfolgen. Eine primäre routinemäßige Antibiotikatherapie nach Tonsillektomie, wie es teilweise in amerikanischen Studien berichtet wird, ist nicht zwingend oder anzuraten [2], sie soll angeblich den postoperativen Schmerz und Fötor lindern.

4.4.2
Postoperatives Erbrechen

In der Nachbetreuung der Tonsillektomiepatienten, gerade von Kindern, stellt eine postoperative Neigung zum Erbrechen ein nicht unerhebliches Problem dar [2]. Hierdurch ist bei den Kindern schnell der Flüssigkeitshaushalt gestört, so daß sie bei einer evtl. Nachblutung zusätzlich bedroht wären. Die Übelkeit mit Erbrechen fördert durch die intrathorakale Drucksteigerung auch die Nachblutungsgefahr. Dieses sollte mit Antiemetika frühzeitig behandelt werden. Mit Blick auf diese Symptomatik muß dann bei dem Patienten ein zunehmender Wiederaufbau an flüssiger und fester Nahrung erfolgen.

4.4.3
Postoperative Schmerztherapie

Ein wichtiger Punkt postoperativer Betreuung ist eine adäquate Schmerzbehandlung. Hier sollten zunächst peripher wirksame Analgetika unter Vermeidung von aggregationshemmenden Substanzen wie Acetylsalicylsäure Verwendung finden [8].

Bei stärkerer Schmerzsymptomatik können auch vorsichtig Opioide gegeben werden, wobei jedoch keine Störung der Bewußtseinslage und des Atemantriebes eintreten darf.

4.4.4
Stationäre Überwachung

Wie sich auch auf der Hauptversammlung der Deutschen Gesellschaft der Hals-Nasen-Ohrenheilkunde, Kopf- und Halschirurgie 1999 in Aachen in Vorträgen und Diskussionen ergab [11], ist die Frist stationärer postoperativer Überwachung nach einer Tonsillektomie in der Diskussion, liegt jedoch im *Zeitraum von einer Woche* oder weniger. Nahezu regelmäßig wird in Deutschland wie auch anderen Ländern eine wenn auch jährlich einstellige Zahl an Todesfällen in Zusammenhang mit Tonsillektomien bekannt [28, 32, 40]. Vor diesem Hintergrund sollte die stationäre Überwachungszeit ausgesprochen kritisch gewählt werden. Kostenträger tendieren verständlicherweise zu einer Verminderung stationärer Liegezeit zwecks Kostenminderung, wurden jedoch auch von Gerichten auf die ärztliche Verantwortung für diese Entscheidung hingewiesen [56].

Die Patienten oder auch Eltern der kleineren Patienten drängen bei komplikationslosem Verlauf oft auf baldige Entlassung aus stationärer Betreuung, da sie die oftmals aus „heiterem Himmel" auftretende Tonsillektomienachblutung in ihrer Bedrohlichkeit und Dramatik nie erlebt haben. In der Diskussion um die stationäre Verweildauer nach Tonsillektomie ist es deswegen vornehmlich ärztliche Aufgabe, auf die drohenden Risiken hinzuweisen und diese darzustellen. Hinter Promillezahlen einer Letalitätsstatistik verbergen sich eben tragische Einzelschicksale, für deren dramatischen Verlauf dann wiederum Verantwortliche benannt werden sollen. Das Management einer Tonsillektomienachblutung hängt im stationären und ambulanten Bereich vom zeitlichen Ablauf, der Zuverlässigkeit und Kompetenz der beteiligten Personen ab. Vermeintlich banale Fakten wie die Erreichbarkeit eines Krankenhauses mit entsprechender Kompetenz, die Verfügbarkeit von Personen, Telefonen und Kraftfahrzeugen können entscheidend sein. Deshalb kann die stationäre Verweildauer nach einer Tonsillektomie nicht bindend festgelegt werden, sondern muß eine Individualentscheidung bleiben [7, 27].

5
Fazit

- Für die Tonsillektomie müssen seitens des aktuellen Befundes, aber auch der Anamnese klare Indikationspunkte herausgearbeitet und angemessen dokumentiert werden.
- Wegen der Unsicherheit der Anamnese und manchmal wechselhafter und schwankender Angaben wird die Indikationsstellung zur Tonsillektomie immer einen gewissen Ermessensspielraum behalten. Eine „gute Kultur" an Dokumentation und Weitergabe von solchen wichtigen Indikationspunkten an den Weiterbehandelnden/Operateur ist daher wichtig, da auch rechtlich gesehen der Operateur die Verantwortung für den Eingriff tragen muß und sich deshalb von einer sinnvollen Indikationsstellung zu überzeugen hat.
- Die Tonsillektomie wird in Deutschland weitgehend in Intubationsnarkose durchgeführt, obwohl ein Eingriff in Lokalanästhesie bei einem kooperativen Patienten durchaus gerechtfertigt ist.
- Die „kalte" Dissektionstechnik zur Entfernung ist auch in den Zeiten von Elektrochirurgie und Laser noch in ihren Ergebnissen konkurrenzlos.
- Für Tendenzen einer teilweisen Entfernung der Tonsillen, sei es durch „kalte"

Tonsillotomie oder durch Laserteilresektion, ergibt sich aus der vorliegenden Literatur keine Handhabe.
- Für die Blutstillung wird Ligatur, Umstechung und bipolare Koagulation in gleicher Effizienz verwendet.
- Die Nachbetreuung hat die Schmerzbekämpfung, die Sicherung der Flüssigkeits- und Nahrungsaufnahme und die strikte Absicherung bei den wenigen aber oft unerwarteten Nachblutungen zu beachten.

Literatur

1. Andrea M (1993) Microsurgical bipolar cautery tonsillectomy. Laryngoscope 103: 1177–1178
2. April MM, Callan ND, Nowak DM, Hausdorff MA (1996) The effect of intravenous Dexamethasone in Pediatric Adenotonsillectomy. Arch Otolaryngol Head Neck Surg 122: 117–120
3. Auf I, Osborne JE, Sparkes C, Khalil H (1997) Is the KTP laser effective in tonsillectomy? Clin Otolaryngol 22: 145–146
4. Blair RL, McKerrow WS, Carter NW, Fenton A (1996) The Scottish tonsillectomy audit. Audit Sub-Committee of the Scottish Otolaryngological Society. J Laryngol Otol 110 (Suppl 20): 1–25
5. Brandtzaeg P (1992) Immunfunktion der Speicheldrüsen und Tonsillen. In: Naumann HH, Helms J, Herberhold C, Kastenbauer E (Hrsg) Oto-Rhino-Laryngologie in Klinik und Praxis, Bd 2. Thieme, Stuttgart, S 494–504
6. Brodsky L, Pizzuto M, Gendler J, Duffy L (1996) Microbipolar dissection vs. cold knife/suction cautery tonsillectomy in children: preliminary results of a prospective study. Acta Otolaryngol Suppl (Stockh) 523: 256–258
7. Capper JWR, Randall C (1984) Post-operative Haemorrhage in Tonsillectomy and Adenoidectomy in Children. J Laryngol Otol 98: 363–365
8. Carrick DG (1984) Salicylates and post-tonsillectomy haemorrhage. J Laryngol Otol 98: 803–805
9. Choy AT, Su AP (1992) Bipolar diathermy or ligation for haemostasis in tonsillectomy? A prospective study on post-operative pain. J Laryngol Otol 106: 21–22
10. Deitmer T (1989) Blutgerinnungsuntersuchung vor HNO-Operationen. Laryngorhinootologie 68: 188
11. Delank KW (1999) Berichte von der Aachener Jahresversammlung der Deutschen Gesellschaft für HNO-Heilkunde, Kopf- und Halschirurgie; Halschirurgie, Pharyngologie, Speicheldrüsen, Laryngologie (inclusive Trachea). HNO 47: 759–765
12. Deutsch ES (1996) Tonsillectomy and adenoidectomy. Changing indications. Pediat Clin North Am 43: 1319–1338
13. Deutsche Gesellschaft für HNO-Heilkunde Kopf und Halschirurgie (1997) Leitlinie „Chronische Tonsillitis". HNO-Mitteilungen. Beilage Leitlinien 47: 2
14. Donelly MJ, Quraishi MS, McShane DP (1994) Indications for paediatric tonsillectomy GP versus Consultant perspective. J Laryngol Otol 108: 131–134
15. Edelmann CM (1995) Tonsillectomy. Lancet 346: 1110
16. Fried D (1995) Tonsillectomy: Mom's personal experience. Lancet 346: 714
17. Fujimoto M, Aramaki H, Takano S, Otani Y (1996) Immediate tonsillectomy for peritonsillar abscess. Acta Otolaryngol Suppl (Stockh) 523: 252–255
18. Galal O, Galal I (1989) Cor pulmonale als Folge von Tonsillenhypertrophie. Monatsschr Kinderheilkd 137: 326–329
19. Gastpar H (1981) Die Tonsillektomie: Ursachen, Verhütung, therapeutische Manahmen. Laryngol Rhinol Otol (Stuttg) 60: 1–3
20. Hultcrantz E, Larson M, Hellquist R, Ahlquist-Rastad J, Svanholm H, Jakobsson OP (1991) The influence of tonsillar obstruction and tonsillectomy on facial growth and dental arch morphology. Int J Pediatr Otorhinolaryngol 22: 125–134
21. Kataura A, Tsubota H (1996) Clinical analyses of focus tonsil and related diseases in Japan. Acta Otolaryngol Suppl (Stockh) 523: 161–164

22. Kerr AI, Brodie SW (1978) Guillotine tonsillectomy: anachronism or pragmatism. J Laryngol Otol 92: 317-323
23. Kobayashi S, Tamura N, Akimoto T et al.(1996) Reactive arthritis induced by tonsillitis. Acta Otolaryngol Suppl (Stockh) 523: 206-211
24. Krespi YP, Ling EH (1994) Laser-assisted serial tonsillectomy. J Otolaryngol 23: 325-327
25. Kujawski O, Dulguerov P, Gysin C, Lehmann W (1997) Microscopic tonsillectomy: a double-blind randomized trial. Otolaryngol Head Neck Surg 117: 641-647
26. Lassaletta L, Martin G, Villafruela MA, Bolanos C, Alvarez-Vicent JJ (1997) Pediatric tonsillectomy: post-operative morbidity comparing microsurgical bipolar dissection versus cold sharp dissection. Int J Pediatr Otorhinolaryngol 41: 307-317
27. Lee WC, Sharp JF (1996) Complications of paediatric tonsillectomy post-discharge. J Laryngol Otol 110: 136-140
28. Leuwer R, Petri S, Schulz F, Püschel K (1998) Todesfälle nach Tonsillektomie und Adenotomie. Laryngorhinootologie 77: 669-672
29. Maloney RW (1991) Contact Nd:YAG tonsillectomy: effects on weight loss and recovery. Lasers Surg Med 11: 517-522
30. Mangge H, Lang-Loidolt D, Hartmann M, Schauenstein K (1998) Indikationen und Kontraindikationen zu Tonsillektomie und Adenektomie; Beurteilung aus immunologischer Sicht. Dtsch Med Wochenschr 123: 195-199
31. Manning SC, Beste D, McBride T, Goldberg A (1987) An assessment of preoperative coagulation screening for tonsillectomy and adenoidectomy. Int J Pediatr Otorhinolaryngol 13: 237-244
32. Maw AR (1986) Tonsillectomy today [editorial]. Arch Dis Child 61: 421-423
33. National Institutes of Health (1978) Indications für Tonsillectomy and Adenoidectomy Phase I. NIH Consensus Statement 27-29
34. Naumann HH (1981) Indikationen zur Tonsillektomie - heute. Dtsch Med Wochenschr 106: 134
35. Oas RE Jr, Bartels JP (1990) KTP-532 laser tonsillectomy: a comparison with standard technique. Laryngoscope 100: 385-388
36. Onerci M, Ogretmenoglu O, Ozcan OE (1997) Atlantoaxial subluxation after tonsillectomy and adenoidectomy. Otolaryngol Head Neck Surg 116: 271-273
37. Pang YT (1995) Paediatric tonsillectomy: bipolar electrodissection and dissection/snare compared. J Laryngol Otol 109: 733-736
38. Paradise JL (1990) Tonsillectomy and Adenoidectomy. In: Bluestone CD, Stool SE (eds) Pediatric Otolaryngology, vol 2. Saunders, Philadelphia, pp 915-926
39. Paradise JL, Bluestone CD, Bachman RZ, et al. (1984) Efficacy of tonsillectomy for recurrent throat infection in severely affected children. Results of parallel randomized and non-randomized clinical trials. N Engl J Med 310: 674-683
40. Pratt LW, Gallagher RA (1979) Tonsillectomy and adenoidectomy: incidence and mortality, 1968-1972. Otolaryngol Head Neck Surg 87: 159-166
41. Raine NM, Whittet HB, Marks NJ, Ryan RM (1995) KTP-532 laser tonsillectomy - a potential day-case procedure? J Laryngol Otol 109: 515-519
42. Salam MA, Cable HR (1992) Post-tonsillectomy pain with diathermy and ligation techniques. A prospective randomized study in children and adults. Clin Otolaryngol 17: 517-519
43. Saleh HA, Cain AJ, Mountain RE (1999) Bipolar scissor tonsillectomy. Clin Otolaryngol 24: 9-12
44. Sanai A, Kudoh F (1996) Effects of tonsillectomy in children with IgA nephropathy, purpura nephritis, or other chronic glomerulonephritides. Acta Otolaryngol Suppl (Stockh) 523: 172-174
45. Scherer H, Fuhrer A, Hopf J, et al. (1994) Derzeitiger Stand der Laserchirurgie im Bereich des weichen Gaumens und der angrenzenden Regionen. Laryngorhinootologie 73: 14-20
46. Schwerdtfeger P, Dennebaum R (1984) Gerinnungsphysiologische Untersuchung bei der Tonsillektomie. HNO 32: 450-453
47. Shiraishi S, Tomoda K, Matsumoto A, Kyomoto R, Yamashita T (1996) Investigation of the local provocation test to PPP and IgA nephritis. Acta Otolaryngol Suppl (Stockh) 523: 178-181
48. Strunk CL, Nichols ML (1990) A comparison of the KTP/532-laser tonsillectomy vs. traditional dissection/snare tonsillectomy. Otolaryngol Head Neck Surg 103: 966-971

49. Tami TA, Parker GS, Taylor RE (1987) Post-tonsillectomy bleeding: an evaluation of risk factors. Laryngoscope 97: 1307–1311
50. Theissing J (1996) HNO-Operationslehre. Thieme, Stuttgart
51. Tomioka S, Miyoshi K, Tabata K, Hotta O, Taguma Y (1996) Clinical study of chronic tonsillitis with IgA nephropathy treated by tonsillectomy. Acta Otolaryngol Suppl (Stockh) 523: 175–177
52. Weidauer H (1992) Hyperplasien der lymphoepithelialen Organe und deren akute und chronische Entzündungen. In: Naumann HH, Helms J, Herberhold C, Kastenbauer E (Hrsg) Oto-Rhino-Laryngologie in Klinik und Praxis, Bd. 2. Thieme, Stuttgart, S 553–568
53. Weingarten C (1997) Ultrasonic tonsillectomy: rationale and technique. Otolaryngol Head Neck Surg 116: 193–196
54. Wengraf C (1997) Management of enuresis Lancet 350: 221–222
55. Wexler DB (1996) Recovery after tonsillectomy: electrodissection vs. sharp dissection techniques. Otolaryngol Head Neck Surg 114: 576–581
56. Wienke A (1997) Varia zum Medizinrecht; Verweildauer Tonsillektomie. HNO 45: 53–56
57. Wienke A (1999) Nachblutung nach Tonsillektomie. Laryngorhinootologie 78: 293–296

ID # Sonographische Untersuchung der Schilddrüse

D. Becker

1	Einleitung	109
2	Untersuchungsgang	110
3	Sonographische Befunde bei Schilddrüsenerkrankungen	112
3.1	Diffuse Schilddrüsenveränderungen	112
3.1.1	Struma (diffusa, mit Knoten, nodosa)	112
3.1.2	Thyreoditiden, M. Basedow	113
3.2	Fokale Veränderungen der Schilddrüse	114
4	Nebenschilddrüsen	119
5	Fazit	120
	Literatur	121

1
Einleitung[1]

Die Sonographie der Schilddrüse ist eine sehr wertvolle und trotzdem einfache Untersuchung. Anders als bei vielen Anwendungsbereichen in der Inneren Medizin wird die sonographische Sicht auf die Schilddrüse nicht durch luftgefüllte Hohlorgane, wie bei der abdominellen Untersuchung, gestört. Eine Luftüberlagerung ist sehr selten und allenfalls iatrogen nach Einlage eines Venenkatheters oder als Traumafolge möglich.

Durch die oberflächliche Lage kann das Organ mit hochfrequenten, also hochauflösenden Schallköpfen untersucht werden. Diese Kombination führt dazu, daß die Sonographie das bildgebende Verfahren mit der höchsten Ortsauflösung ist. Computertomographie und MRT erreichen diese Ortsauflösung derzeit nicht. Die Untersuchung ist einfach, preiswert, und trotzdem von hoher Aussagekraft. Eine Strahlenbelastung fehlt, die Gabe von Kontrastmittel ist nicht erforderlich. Bei allen sonographischen Untersuchungen im Halsbereich fällt der Blick zwangsläufig auch immer auf die Schilddrüse. Im folgenden sollen die

---

[1] Vgl. auch den Beitrag Ganz in Bd. 10 dieser Serie.

Untersuchungstechnik, die Normalbefunde sowie die wichtigsten pathologischen Befunde dargestellt werden.

2
Untersuchungsgang

Wie schon erwähnt, wird die Schilddrüsensonographie mit hochfrequenten Schallköpfen durchgeführt. Bei modernen Geräten reichen qualitativ hochwertige 5-MHz-Schallköpfe aus, die Verwendung eines 7,5-MHz-Schallkopfes bietet jedoch insbesondere bei preiswerteren oder älteren Geräten eine deutlich bessere Darstellung des Organs.

Die systematische Untersuchung des Organs beginnt im Querschnitt. Wegen der Krümmung des Halses ist zumeist die getrennte Darstellung des rechten und des linken Schilddrüsenlappens nötig. Bei Verwendung von mehr Ultraschallgel, einer Wasservorlaufstrecke (Gelkissen) oder einer geringeren Krümmung des Halses ist die komplette Darstellung beider Lappen bei normal großer Schilddrüse im Querschnitt auch von der Medianlinie aus möglich.

Zunächst wird die Schilddrüse (ein Lappen oder beide Lappen) im Querschnitt dargestellt. Hierbei ist auf eine korrekte Einstellung der B-Bild Verstärkung zu achten. Im Echovergleich sollte das Parenchym der normalen Schilddrüse echoreicher als das der benachbarten Muskulatur sein, die Gefäße sind bei korrekter Geräteeinstellung echofrei.

Nach diesem kurzen Abgleich der Geräteeinstellung beginnt die eigentliche Untersuchung des Organs. Man orientiert sich bei der Untersuchung an den physiologischen Begrenzungen des Organs: dorsal Halsmuskulatur, lateral A. carotis communis und V. jugularis interna, medial Trachea und ventral M. sternocleidomastoideus (Abb. 1).

Zunächst wird die Größe der Schilddrüse bestimmt. Hierzu wird die Länge, die Breite und die Tiefe eines jeden Schilddrüsenlappens in Zentimetern gemessen. Das Produkt dieser drei Werte wird mit 0,5 multipliziert, so erhält man das Volumen des gemessenen Schilddrüsenlappens. Bei allen drei Messungen wird, wie in der Sonographie sonst auch üblich, der größte Durchmesser herangezogen, wobei darauf zu achten ist, daß es nicht durch schräge Schallebenen zu artifizieller Vergrößerung der Meßwerte und des Organvolumens kommt.

Im Querschnitt werden Breite und Tiefe bestimmt, im Längsschnitt die Länge. Die Messung der Tiefenausdehnung im Längsschnitt ist erfahrungsgemäß ungenau. Das der Volumetrie zugrundegelegte Verfahren ist dabei das sog. Rotationsellipsoid nach Brunn. Diese Messung wird für beide Schilddrüsenlappen durchgeführt, die Werte der Volumina werden addiert. Vereinbarungsgemäß wird der Isthmus der Schilddrüse nicht in die Volumenmessung mit einbezogen, dieser Umstand enthebt jedoch den Untersucher nicht von der Pflicht, den Isthmus genau so sorgfältig zu untersuchen wie den Rest des Schilddrüsenparenchyms.

Die *Normalwerte für Erwachsene* sind geschlechtsabhängig und betragen bei der Frau bis 18 ml (Summe beider Lappen), beim Mann 25 ml (Summe beider Lappen). Für Kinder sind altersabhängig andere Normwerte festgelegt (siehe die Lehrbücher der pädiatrischen Sonographie), als grober Anhaltspunkt kann ein Volumen von maximal 12 ml bei Kindern im Alter von 10 Jahren gelten.

Diese Messung der Schilddrüsenvolumina ist ein sehr genauer Parameter um festzustellen, ob der Patient an einer Struma leidet oder nicht. Selbstverständlich sind auch hier, wie bei allen Messungen parenchymatöser Organe mit dem Ultraschall, Meßfehler möglich. Der Untersucher sollte sich jedoch hier nicht an einem oder zwei ml mehr oder weniger aufhalten, der Patient mit einer deutlich vergrößerten Schilddrüse (Struma) wird sonographisch sicher erkannt, ebenso kann das Vorliegen eine Struma bei einem Schilddrüsenvolumen von weniger als 15 ml sicher ausgeschlossen werden.

Die sonographische Messung des Schilddrüsenvolumens kann in eine Gradeinteilung der Struma (ähnlich der WHO-Graduierung) münden, eine exakte Angabe des Volumens (in ml) ist jedoch hilfreicher. Diese dient insbesondere dazu, den Erfolg einer Therapie zur Verkleinerung der Struma zu kontrollieren.

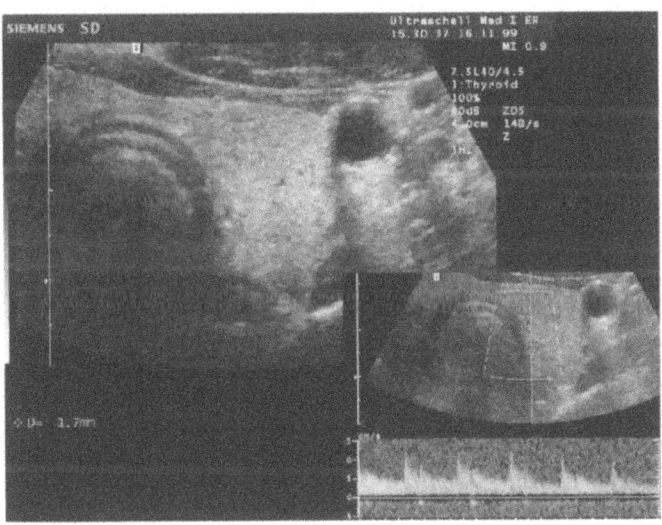

Abb. 1. Normalbefund linker Schilddrüsenlappen, Querschnitt. Dabei Darstellung einer winzigen fokalen Veränderung mit knapp 2 mm Durchmesser, die sich im Doppler (*Bildteil rechts unten*) als Arterie identifizieren läßt

3
Sonographische Befunde bei Schilddrüsenerkrankungen

3.1
Diffuse Schilddrüsenveränderungen

3.1.1
Struma (diffusa, mit Knoten, nodosa)

Zu den häufigsten Schilddrüsenerkrankungen in Deutschland zählen die diffusen Schilddrüsenerkrankungen. Im Jodmangelgebiet Deutschland wird die Strumaprävalenz auf 20 bis 30% geschätzt. Es handelt sich also um eine Erkrankung, die bei der HNO-ärztlichen Ultraschalluntersuchung der Halsregion häufig anzutreffen ist.

Man unterscheidet hierbei zwischen einer Struma diffusa, einer Struma diffusa mit Knoten und einer Struma nodosa (Knotenstruma). Die *Struma diffusa* ist sonographisch dadurch gekennzeichnet, daß in einer vergrößerten Schilddrüse (Normalwerte s. oben) allenfalls ein inhomogenes Echomuster, jedoch keine Knoten zu finden sind (Abb. 2). Diese Konstellation ist eher selten, zumeist finden sich in einer vergrößerten Schilddrüse auch Knoten.

Sind die Knoten voneinander abgrenzbar, so spricht man von einer *Struma mit Knoten*. Setzt sich das vergrößerte Organ nur noch aus knotigen Veränderungen zusammen, so spricht man von einer *Struma nodosa* (Knotenstruma). Über die Sonomorphologie knotiger Schilddrüsenveränderungen wird weiter unten im Text berichtet. Wichtig ist bei der sonographischen Beschreibung der Schilddrüsengröße, ob die Schilddrüse nach kaudal abgrenzbar ist. Strumen tauchen häufig hinter die Klavikula oder das Sternum ein und sind dann in

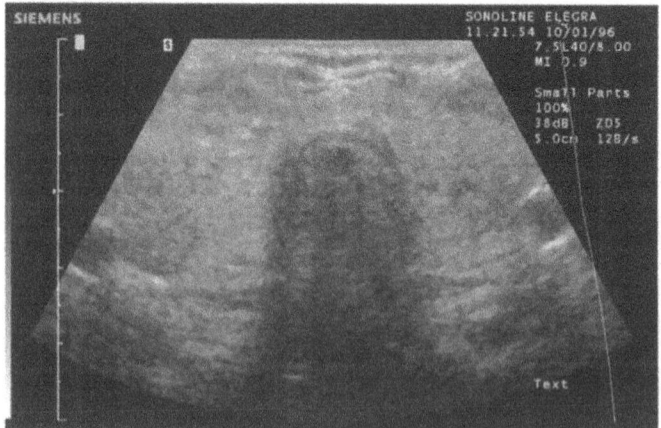

Abb. 2. Struma diffusa mit inhomogenem Echomuster

ihrem kaudalen Teil nicht mehr einsehbar, man spricht dann im Jargon auch von der retrosternalen Struma.

Die Konsequenz aus dieser Befundbeschreibung ist, daß bei der Szintigraphie besonders auf die kaudalen Anteile geachtet werden muß, da sich hier in der (sonographisch inkomplett dargestellten) Struma fokale Veränderungen von pathologischer Bedeutung verbergen können. Eine exakte Messung des Schilddrüsenvolumens ist in diesen Fällen sonographisch nicht mehr möglich, man behilft sich dann durch die Beschreibung dieses Befundes und der Messung des größten Sagittaldurchmessers.

Die *Funktion der Schilddrüse* ist aus ihrer Größe kaum ableitbar. Bei einer kompletten Aplasie der Schilddrüse kann der Pat. trotzdem euthyreot sein, wenn ektopes Gewebe ausreichend Hormone produziert (z. B. Zungengrundstruma). Auch bei sehr kleiner Schilddrüse kann der Patient euthyreot sein. Hingegen kann ein Patient mit einer massiv vergrößerten Schilddrüse hypothyreot sein, häufig ist gerade im Jodmangelgebiet Deutschland die latente oder schon manifeste Hypothyreose Ursache für die Strumabildung, da bei erhöhtem TSH die Schilddrüse durch Volumenzunahme versucht, eine euthyreote Stoffwechsellage herzustellen.

3.1.2
Thyreoiditiden, M. Basedow

Bei allen Thyreoiditiden, also entzündlichen Veränderungen der Schilddrüse, ist das sonomorphologische Erscheinungsmuster uniform. Die Schilddrüse verliert ihr echoreiches Parenchymmuster (Vergleich zur Muskulatur!), sie wird diffus oder fokal echoarm. Man spricht dann von dem typischen sonographischen Befund der echoarmen Schilddrüse (Abb. 3). Die drei wichtigsten Krankheitsbilder, die sich hinter diesem sonographischen Bild verbergen, sind

- Morbus Basedow,
- Thyreoiditis Hashimoto,
- Thyreoiditis de Quervain.

Vom sonographischen Bild her sind die drei Erkrankungen nicht zu unterscheiden, dies ist nur klinisch und laborchemisch möglich.

Beim *M. Basedow* handelt es sich um eine Autoimmunthyreoiditis mit Hyperthyreose, klinisch ist bei ca. 70 % der Patienten ein Exophthalmus durch die endokrine Orbitopathie erkennbar.

Der *Thyreoiditis de Quervain* liegt eine viral ausgelöste Entzündung der Schilddrüse zugrunde. Klinisch wegweisend ist hierbei, daß die Schilddrüse bei Druck mit dem Schallkopf schmerzempfindlich ist.

Bei der *Thyreoiditis Hashimoto* gibt es keine wegweisenden klinischen Befunde, in der Initialphase kann diese Erkrankung auch mit einer Hyperthyreose einhergehen, so daß eine Abgrenzung vom Morbus Basedow nur laborchemisch möglich ist.

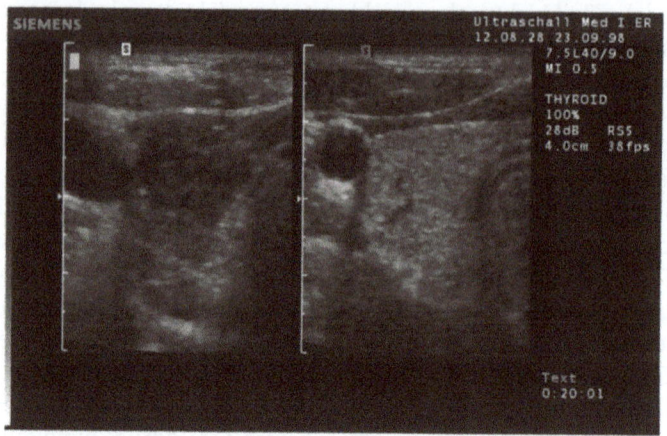

Abb. 3. Echoarme Schilddrüse (*links*), Organ mit normaler Echogenität (*rechts*)

Die Echoarmut der Schilddrüse kann sich unter Therapie komplett oder partiell verlieren, sie kann jedoch auch unter einer ausreichend dosierten Therapie der jeweiligen Erkrankungen persistieren. Neben diesen beschriebenen B-Bild-Kriterien für die Thyreoiditiden kann farbdopplersonographisch eine diffuse Mehrdurchblutung des Organs detektiert werden. (Vgl. auch den Beitrag Zenk u. Iro in Bd 17 dieser Serie.)

3.2
Fokale Veränderungen der Schilddrüse

Schilddrüsenknoten (knotige Veränderungen) sind in Deutschland sehr häufig. Ob diese Knoten einen Krankheitswert haben, der eine Therapie notwendig macht, ist in den seltensten Fällen mit der Sonographie allein erkennbar. Die Aufgabe der Sonographie ist vielmehr der Ausschluß oder die Aufdeckung von Schilddrüsenknoten. Das weitere Prozedere richtet sich insbesondere nach der Größe der festgestellten Schilddrüsenknoten.

> Aus klinischer Sicht sollte eigentlich jeder neu festgestellte Schilddrüsenknoten durch eine Schilddrüsenszintigraphie weiter untersucht werden. Die Auflösungsgrenze der Szintigraphie zum Ausschluß eines heißen oder kalten Knotens liegt jedoch, insbesondere bei kalten Knoten, in der Größenordnung von 10 mm. Daher ist es nicht sinnvoll, einen Patienten mit einem Knoten von 5 mm Größe in der Schilddrüse zur Szintigraphie zu überweisen.

Alle Patienten mit Knoten > 10 mm sollten jedoch einmal szintigraphiert werden. Bei dieser Szintigraphie muß dann insbesondere der Frage nachgegangen werden, ob es sich bei den knotigen Veränderungen um einen sog. heißen

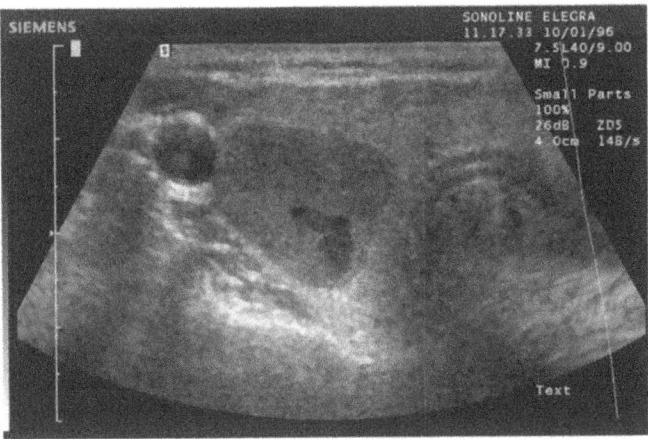

Abb. 4. Echoarmer Knoten

Knoten (vermehrte, autonome Stoffwechselaktivität in der Schilddrüse, sog. autonomes Adenom) oder um einen kalten Knoten (Malignomverdacht) handelt. Das szintigraphische Bild darf *nicht ohne die Sonographie* interpretiert werden. So kann z.B. eine Asymmetrie beider Schilddrüsenlappen zur fälschlichen Diagnose eines kalten, also minder speichernden Bezirks in dem an sich kleineren Lappen führen. Ebenso können Zysten oder zystisch degenerierte Knoten in der Schilddrüse fälschlicherweise als kalte Areale im Sinne eines Malignomverdachts angesehen werden.

Schilddrüsenknoten werden wie andere fokale Veränderungen parenchymatöser Organe auch gemäß ihrer Echogenität (echoarm, echoreich oder echogleich) beschrieben (Abb. 4–6). Die Größenangabe erfolgt nach dem größten

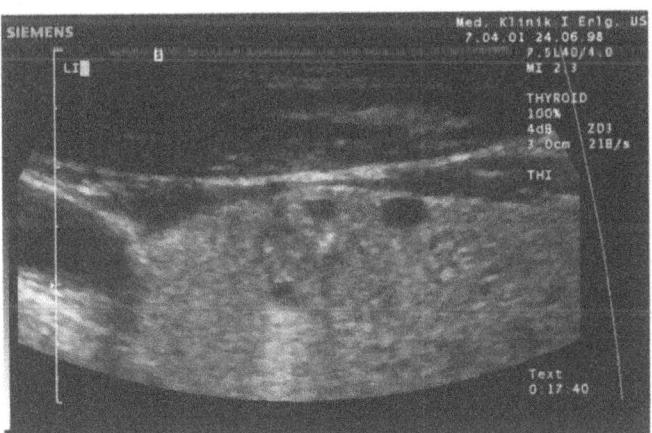

Abb. 5. Echogleicher Knoten mit Halo-sign, kleinen zystischen Veränderungen und kleinen Verkalkungen

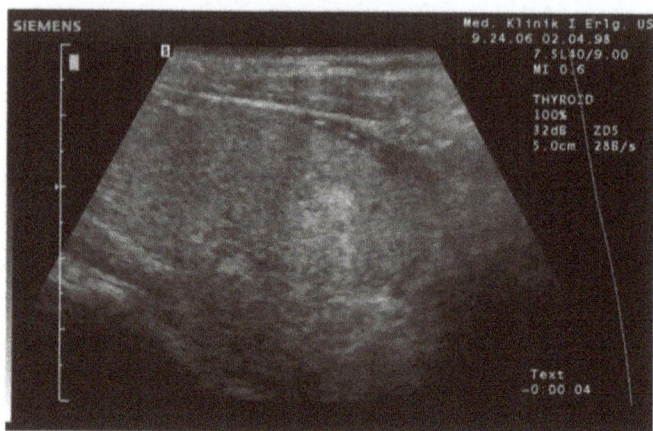

Abb. 6. Echoreicher Knoten

Durchmesser, egal in welcher Schnittführung dieser gemessen wurde. Sind bis zu fünf Knoten abgrenzbar, so wird die Anzahl der Knoten genau angegeben. Bei mehr als fünf Knoten spricht man im Befund von mehreren (mehr als fünf) Knoten, ist die Schilddrüse nur noch aus knotigen Veränderungen aufgebaut, lautet der Befund Struma nodosa.

Neben der Echogenität und dem maximalen Durchmesser des größten Knotens sollte eine ungefähre Beschreibung der Lage der oder des Knotens vorgenommen werden. Diese Lagebeschreibung ist wichtig, um bei einem eventuellen Fokalbefund in der Szintigraphie eine Zuordnung zu sonographisch beschriebenen Knoten vornehmen zu können (s. oben). Am besten wird jedoch das Szintigraphiebild direkt mit den sonographischen Bildern verglichen. Neben der Beschreibung der Echogenität wird auch angegeben, ob zystische Anteile in den Knoten erkennbar sind.

> Solche zystisch-regressiven Veränderungen in Schilddrüsenknoten sind bei Größenzunahme der Knoten sehr häufig. Sie müssen abgegrenzt werden von echten Schilddrüsenzysten, die im Gegensatz zu anderen Parenchymorganen seltener sind. Diese Abgrenzung gelingt, indem man den Rand des zystischen Areals nach einem verbliebenen Gewebesaum absucht, der Hinweis für einen sekundär zystisch degenerierten Knoten ist. Beispiele dazu zeigen Abb. 7 und 8.

Schilddrüsenzysten können sehr groß werden und dem Patienten starke Beschwerden bereiten. Wenn dann noch eine spontane Einblutung auftritt, ist der Patient von starken Schmerzen geplagt. Es können Schluck- und Atembeschwerden auftreten.

Das typische sonographische Bild besteht dann in einer inhomogenen, überwiegend echofreien „Raumforderung" mit zentralen Binnenechos, die teilweise septiert imponieren können.

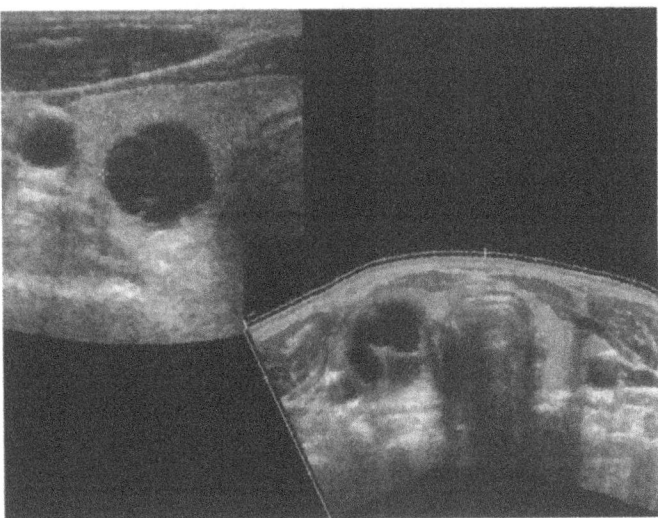

Abb. 7. Echte Schildddrüsenzyste (*links oben*), kein Geweberandsaum im Sinne eines Knotens, scharfe Abgrenzung zum umgebenden Gewebe; in der Panoramabilddarstellung (*rechts unten*) eingeblutete Zyste im rechten Schilddrüsenlappen

Bei starken Beschwerden ist die Therapie der Wahl die Punktion und Entleerung der Zyste unter Lokalanästhesie.

Weiterhin von Bedeutung ist die sonographische Detektion von Verkalkungen. Wichtig ist hierbei die Unterscheidung zwischen großen, grobschollen Verkalkungen, die zumeist Ausdruck regressiver Veränderungen in den Schilddrüsenknoten sind, und sehr kleinen Verkalkungen – ein möglicher Hinweis auf

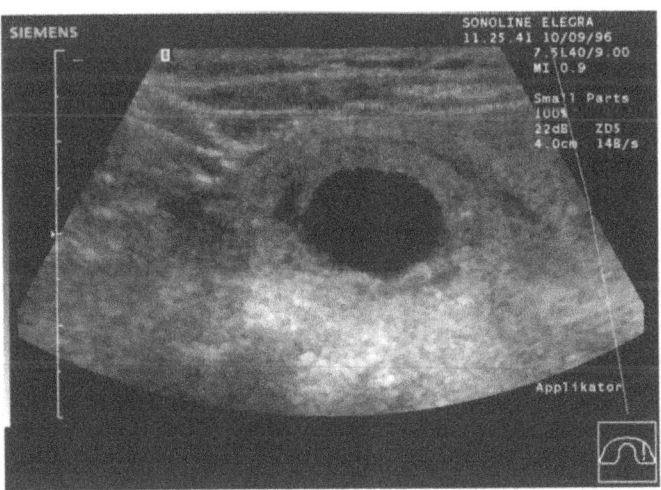

Abb. 8. Zystisch degenerierter Knoten. Beachte den Rand des Knotens und die zentrale zystische Degeneration

eine maligne Genese des Schilddrüsenknotens. Das Vorliegen eines echoarmen Randsaums, des sog. Halo-signs, ist bei knotigen Veränderungen der Schilddrüse im Gegensatz zu Abdominalorganen eher ein Zeichen für Benignität; man spricht im sonographischen Umgangston auch vom „Heiligenschein".

! Dennoch kann sich prinzipiell hinter jeder knotigen Veränderung ein pathologischer Befund mit Bedeutung für den Patienten verbergen.

Die wichtigsten pathologischen Korrelate knotiger Schilddrüsenveränderungen sind

- autonome Adenome,
- Schilddrüsenkarzinome,
- Metastasen (insbesondere von Hypernephromen).

Andere Ursachen für Fokalbefunde der Schilddrüse sind seltener (Infiltrationen bei Systemenerkrankungen). Die Mehrzahl aller pathologisch relevanten Schilddrüsenknoten ist echoarm, zeigt keinen echoarmen Randsaum und hat keine zystisch-regressiv veränderten Areale. Jedoch kann dieser Leitsatz nicht bei allen knotigen Veränderungen Anwendung finden, so daß, wie oben schon erwähnt, bei allen knotigen Veränderungen der Schilddrüse zumindest einmal eine Szintigraphie erforderlich ist.

In einer prospektiven Untersuchung zeigte sich, daß die Mehrzahl der autonomen Adenome der Schilddrüse echoarm ist, allerdings handelte es sich hierbei nur um 62 % aller Knoten.

> Fast alle autonomen Adenome zeigen sich in Farbdopplersonographie hyperperfundiert im Vergleich zum umgebenden Schilddrüsengewebe, eine Tatsache, die auch zur Kontrolle von sonographisch gezielten interventionellen Therapieverfahren der Schilddrüsenautonomie wie der perkutanen Ethanolinjektion genutzt werden kann.

Andere Untersuchungen weisen darauf hin, daß die Kombination sonographisch echoarmer Knoten und szintigraphisch kalter Herdbefund zu 25 % ein Malignom als Ursache hat. Diese Zahlen machen deutlich, daß eine definitive Erklärung knotiger Herdbefunde wichtig ist. Wie schon erwähnt, läßt das Auflösungsvermögen der Szintigraphie eine weitere Abklärung von Knoten < 10 mm kaum zu. Im klinischen Alltag beschränken wir uns dabei auf die Empfehlung einer kurzfristigen Kontrolluntersuchung.

! Bei soliden Knoten, die szintigraphisch einen kalten Herdbefund aufweisen, besteht Malignomverdacht.

Die sonographisch gezielte *Feinnadelpunktion* ist hierbei nur von begrenzter Hilfe. Lassen sich in der Zytologie maligne Zellen nachweisen, so ist das Malignom bewiesen und eine OP unbedingt indiziert. Falls sich aber nur nekrotische oder regressiv veränderte Anteile nachweisen lassen, ist der Befund zweifelhaft und muß eine weitere Klärung nach sich ziehen. Diese kann zumeist nur operativ ausreichend sicher erfolgen. Eine Zwischenstellung nimmt der zytologische Befund der sog. follikulären Neoplasie ein. Dieser zytologische Befund kann entwe-

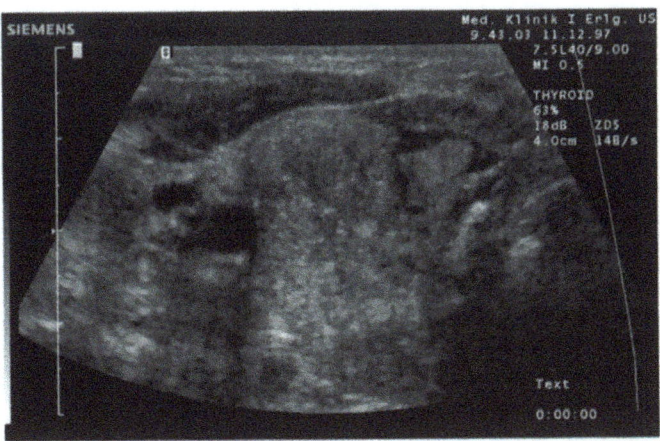

Abb. 9. Follikuläres Karzinom, rechter Schilddrüsenlappen

der auf ein folllikuläres Adenom oder ein follikuläres Karzinom hinweisen, so daß in diesem Falle eine operative Entfernung des Schilddrüsenknotens indiziert ist.

Sonographische Hinweise auf eine maligne Genese sind die Infiltration in die Umgebung und das Vorliegen von Lymphknotenmetastasen (Abb. 9). Inhomogene Echotextur, „unruhiges" Binnenmuster etc. sind ebenfalls nur Hinweise, nie Beweise.

4
Nebenschilddrüsen

Die normal großen Nebenschilddrüsen (NSD) sind sonographisch auch mit hochauflösenden Schallköpfen nicht darstellbar. Üblicherweise liegen vier Nebenschilddrüsen vor, die jeweils dorsal der Pole der Schilddrüsenlappen lokalisiert sind. In einzelnen Fällen können auch mehr NSD vorhanden sein, die auch ektop liegen können.

Die gezielte sonographische Exploration der NSD-Region ist bei primärem oder sekundärem Hyperparathyreoidismus indiziert. Hierzu werden die Polregionen der Schilddrüse nach echoarmen Fokalbefunden abgesucht. Ab einem Durchmesser von 5 mm sind die vergrößerten NSD sonographisch nachweisbar. In fast allen Fällen imponieren diese echoarm. Bei optimalen Untersuchungsbedingungen lassen sie sich vom Schilddrüsengewebe durch die sichtbare Kapsel der Schilddrüse abgrenzen.

> Jeder echoarme Fokalbefund an den Schilddrüsenpolen ist verdächtig auf das Vorliegen einer NSD, bei entsprechender Klinik mit Hyperkalzämie (beim primären Hyperparathyreoidismus) oder lange bestehender Hypokalzämie mit sekundärem Hyperparathyreoidismus (bei lange bestehender Nierenin-

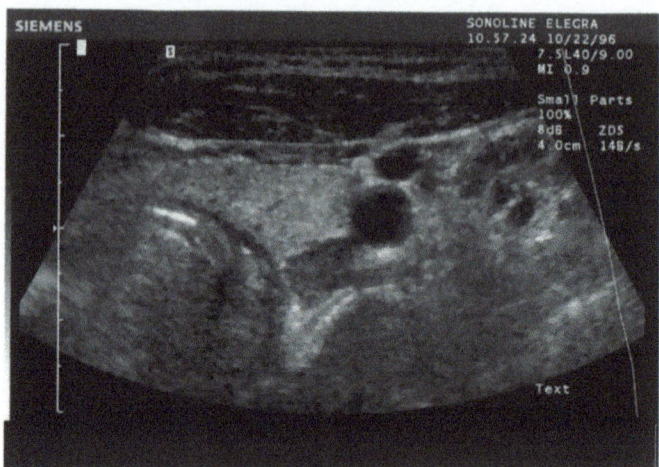

Abb. 10. Nebenschilddrüsenadenom, kaudaler Pol, linker Lappen

suffizienz) ist die Vergrößerung der NSD durch das typische sonographische Bild bewiesen (Abb. 10).

In der präoperativen Lokalisationsdiagnostik ist die Sonographie auch in diesem Einsatzareal besser geeignet als CT und MRT und wird nur noch von der chirurgischen Exploration übertroffen.

Falls die Schilddrüsenkapsel sonographisch nicht eindeutig abgrenzbar ist, kann die Differenzierung von einem intrathyreoidal gelegenen echoarmen Knoten sonographisch unmöglich sein. In Einzelfällen können ektope NSD auch primär intrathyreoidal vorkommen.

5
Fazit

Die Sonographie der Schilddrüse ist bei diesem Organ das Verfahren mit der höchsten Ortsauflösung. Bei normal großer Schilddrüse mit regelrechtem Echomuster und ohne fokale Veränderungen ist im allgemeinen keine weitere Diagnostik notwendig. Alle fokalen Veränderungen über 10 mm Größe sollten szintigraphiert werden, ebenso alle inhomogenen Strumen. Bei fokalen Veränderungen kleiner 10 mm ist eine Verlaufskontrolle indiziert, die sich nach der Klinik des Patienten richtet.

Eine Aussage über die Funktion von Schilddrüsenknoten ist nur in ausgewählten Fällen möglich, ebenso eine Aussage über die Dignität. Hier ist die Szintigraphie überlegen (wobei die o. g. Größeneinschränkungen zu beachten sind). Bei szintigraphisch kalten Knoten, die sonographisch solide sind, ist eine Biopsie oder sogar eine histologische Klärung durch OP indiziert.

Literatur

1. Becker D, Bair HJ, Becker W, Gunter E, Lohner W, Lerch S, Hahn EG (1997) Thyroid autonomy with color-coded image-directed Doppler sonography: internal hypervascularization for the recognition of autonomous adenomas. J Clin Ultrasound 25: 63–69
2. Becker D, Lohner W, Martus P, Hahn EG (1999) Farbdopplersonographische Detektion von fokalen Schilddrüsenautonomien. Ultraschall Med 20: 41–46
3. Braun B, Blank W (1994) Farbdopplersonographisch gesteuerte perkutane Alkoholinstillation zur Therapie der funktionellen Schilddrüsenautonomie. Dtsch Med Wochenschr 119: 1607–1612
4. Brunn J, Block U, Ruf G, Bos I, Kunze WP, Scriba PC (1981) Volumetrie der Schilddrüsenlappen mittels Real-time-Sonographie. Dtsch Med Wochenschr 106: 1338–1340
5. Emrich D, Reinhardt M (1989) Ergebnisse der definitiven Behandlung der Autonomie bei Jodmangelstruma. Nuklearmedizin 28: 11–16
6. Jarlov AE, Hegedus L, Gjorup T, Hansen JM (1991) Observer variation in the clinical assessment of the thyroid gland. J Intern Med 229: 159–161
7. Pristautz H, Petritsch W, Schreiber F, Warnkross H, Pietsch B, Passath A, Leb G, Tilz GP, Kellner A (1989) Sonographie und Zytologie von kalten Schilddrüsenknoten. RÖFO Fortschr Geb Röntgenstr Nuklearmed 150: 250–254
8. Reinwein D, Benker G (1985) Stufendiagnostik „Schilddrüse" – epidemiologische und methodische Voraussetzungen. Internist 26: 155–161
9. Rothlin M, Metzger U, Largiader F (1988) Present indications and future expectations of ultrasound in surgery. Surg Endosc 2: 176–179
10. Thermann M, Raute KU, Blomenkamp K (1992) Carcinomincidenz bei folliculären Neoplasien der Schilddrüse. Chirurg 63: 817–820

Das atopische Kind vom Säuglings- bis Adoleszentenalter
Ätiopathogenese, Klinik, Diagnostik, Therapie

R. Fölster-Holst und E. Christophers

1	Der Begriff Atopie	123
2	Pathogenese	124
3	Provokationsfaktoren	125
4	Atopielebenslauf	127
4.1	Schwangerschaft	127
4.2	Säuglings- und Kleinkindesalter	127
4.3	Vorschul- und Schulalter	129
5	Klinik des atopischen Ekzems	130
6	Therapie des atopischen Ekzems	133
7	Fazit	136
	Literatur	136

1
Der Begriff Atopie

Die Atopie beschreibt die familiäre Überempfindlichkeit gegenüber v. a. natürlichen Umweltstoffen, die sich an den Grenzorganen Haut und Schleimhaut als atopisches Ekzem, allergische Rhinokonjunktivitis und Asthma bronchiale allergicum zeigt, häufig assoziiert mit einer IgE-Erhöhung [22]. Die Manifestation an unterschiedlichen Organen und individuelle Provokationsfaktoren erfordern eine interdisziplinäre Zusammenarbeit.

Im folgenden wird nach der Darstellung der Pathogenese der „Atopielebenslauf" beschrieben, wobei die Atopie der Haut (atopisches Ekzem) im Mittelpunkt steht und eine ausführlichere Darstellung im klinischen Bild und den Behandlungsmöglichkeiten erfährt.

2
Pathogenese

Die Atopie ist ein komplexes Zusammenspiel von *Genetik* und *Umweltfaktoren*, das erst teilweise pathogenetisch geklärt ist. Mehrere Kandidatengene bestimmen die Veranlagung, wobei u. a. den Lokalisationen auf Chromosom 5q31.1 und Chromosom 11q13 Bedeutung zukommt [3, 5, 17]. Kommen Expositionen mit Typ-I-Umweltallergenen hinzu, beherrschen TH2-Zellen mit ihren Zytokinen IL-4, IL-5 und IL-10 die initiale Phase der Entzündung [15]. Die Atopiekriterien werden über die Zytokine erklärt: IL-4 regt die B-Zellen zur IgE-Synthese an, während IL-5 über eine Aktivierung für die Eosinophilie verantwortlich ist. Abbildung 1 zeigt die immunologische Dysbalance am Beispiel des *atopischen Ekzems* (AE)[7].

Immunhistologische Untersuchungen an sequentiellen Hautbiopsien von positiven Atopiepatch-Testreaktionen zeigen, daß nach 3–4 Tagen ein Switch zu den TH1-Zellen zu verzeichnen ist [15]. Dieser Befund wird durch die Reduktion

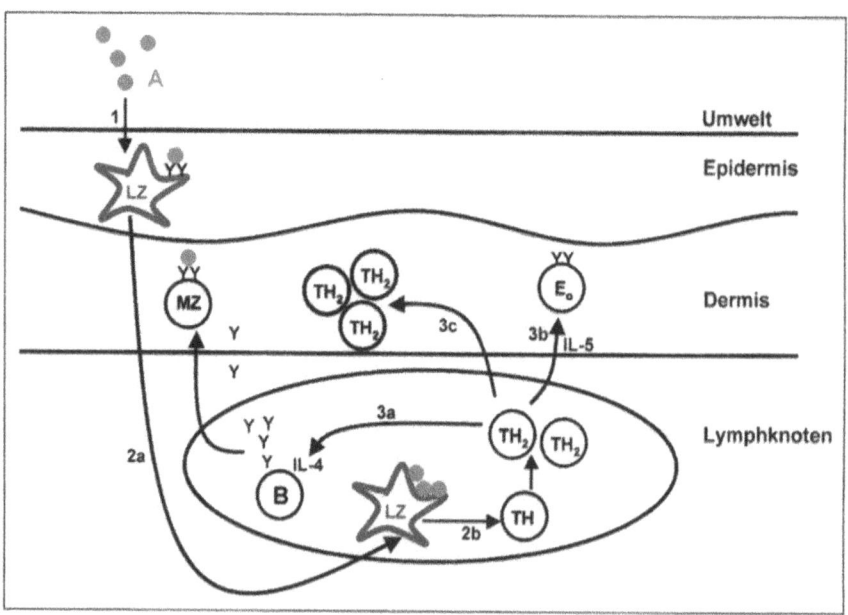

Abb. 1. Immunologische Dysbalance als ein pathogenetischer Faktor des atopischen Ekzems (mod. nach Fritsch). 1. Umweltallergene (*A*) penetrieren in die Haut. Der Besatz spezifischer IgE-Rezeptoren erleichtert die Allergenaufnahme und -prozessierung durch Langerhans-Zellen (*LZ*). 2. LZ wandern in den Lymphknoten (*2a*) und aktivieren über die AG-Präsentation die T-Helferzellen (*TH; 2b*). 3. TH-Zellen differenzieren zu TH2-Zellen. Über Interleukin 4 (*IL-4*) werden B-Lymphozyten (*B*) zur Produktion von IgE-Ak (*Y*) angeregt (*3a*), die nach Anlagerung an Rezeptoren auf Mastzellen (*MZ*) Allergene binden und über die MZ-Degranulation für die Soforttypreaktion verantwortlich sind. Interleukin 5 (*IL-5*) gilt als bedeutender Stimulus für die Differenzierung und Aktivierung eosinophiler Granulozyten (*Eo; 3b*). Die TH2-Zellen gelangen in die Haut (*3c*) und tragen über die Freisetzung ihrer Zytokine zur Auslösung des Ekzems bei

des TH1-Zytokins γ-Interferon im Verlauf einer erfolgreichen Therapie unterstützt. Die Initialphase des AE wird somit durch die TH2-Prädominanz charakterisiert, während im weiteren Verlauf TH1-Zellen im Mittelpunkt des pathogenetischen Geschehens stehen sollen.

Eine Typ-I-(Sofort-)Reaktion ist mit einer Histaminfreisetzung verbunden. Das Fehlen histamintypischer Urticae, das Nichtansprechen einiger Patienten auf Antihistaminika und der antipruriginöse Effekt der Opiatantagonisten [2, 18], die die periphere Vasoreaktion unbeeinflußt lassen und zentralnervöse Wirkmechanismen zeigen [11], machen deutlich, daß Histamin nicht den einzigen pruritogenen Stimulus beim AE darstellt.

Neben den *immunologischen Dysfunktionen* sind *biochemische Störungen* für das AE charakteristisch. Die Patienten weisen eine trockene Haut mit gestörter epidermaler Permeabilitätsbarriere auf, meßbar am erhöhten transepidermalen Wasserverlust [30]. Eine entsprechende Barrierestörung an den respiratorischen Schleimhäuten ist zu vermuten.

3
Provokationsfaktoren

Die atopischen Erkrankungen haben in den letzten Jahren eine Zunahme erfahren [25, 29]. Da sich die Genetik nicht wesentlich geändert hat, werden die Ursachen im Bereich der Umweltfaktoren gesucht. Tabelle 1 zeigt einen Überblick der Ätiopathogenese des atopischen Ekzems. Erklärende Ausführungen sind der Literatur [4] zu entnehmen.

Eine Reihe jüngerer Studien weist auf den Zusammenhang zwischen frühkindlicher Exposition durch *Viren und Bakterien* und der Entwicklung der Atopie hin. Epidemiologische Ergebnisse zeigen eine inverse Korrelation zwischen der Zahl der Geschwister und dem Risiko einer Sensibilisierung [19]. Als Erklärung gilt, daß die Kinder häufiger Infekten der Geschwister ausgesetzt sind.

In einer japanischen Untersuchung von Shirakawa [27] ließ sich eine inverse Korrelation zwischen dem positiven Tine-Test und der Atopie feststellen.

Eine Nachuntersuchung von Kindern aus Guinea Bissau (Westafrika) zeigte, daß 12,8 % der Kinder, die früher *Masern* durchgemacht hatten, eine Atopie entwickelt hatten, im Vergleich zu 25,6 % der nicht an Masern erkrankten Kinder [26].

In der jüngst von Alm et al. veröffentlichten Studie [1] wird eine inverse Korrelation zwischen *anthroposophischer Lebensweise* und Atopierisiko aufgezeigt. Welchen Faktoren protektive Wirkung hinsichtlich der Atopieentwicklung zukommt, ist unklar. Tabelle 2 zeigt die epidemiologischen Daten bei Kindern von Rudolph-Steiner-Schulen im Vergleich zu Kindern von Kontrollschulen [1].

Diese Beobachtungen bilden die Grundlage der sogenannten Hygiene-Theorie der Atopie. Danach wird vermutet, daß Kinder in westlichen Ländern weniger als früher einer mikrobiellen Umwelt ausgesetzt sind und damit die TH1-dominierte Immunabwehr gegen Infektionserreger zu schwach entwickelt ist. Die resultierende TH2-Dominanz könnte das erhöhte Risiko der Atopieentwicklung (mit) erklären.

Tabelle 1. Ätiopathogenese des atopischen Ekzems

Faktoren	Wirkung
Genetik (polygen) u.a.	
Chromosom 5q	Über Interleukin 4 wird die IgE-Synthese gefördert
Chromosom 11q	Über den hochaffinen IgE-Rezeptor wird die AG-Präsentation ermöglicht
Umwelt	
Inhalative/nutritive/mikrobielle Allergene	Langerhans-Zellen (antigenpräsentierende Zellen) T-Lymphozyten (TH2-Zelle↑) → IgE↑, eosinophile Granulozyten↑ Eosinophile Granulozyten → basische Proteine Basophile/Mastzellen → Mediatoren
Superantigene Kontaktallergene	T-Zell-Aktivierung → Zytokinfreisetzung Kontaktekzem (vermittelt über T-Zellen, überwiegend TH1-Zellen)
Irritanzien/Schadstoffe	Über gestörte Barrierefunktion toxisch irritatives Kontaktekzem Immunmodulatoren (z.B. Tabakrauch → IgE↑)
Klima/Wetter	z.B. Verminderung der antigenpräsentierenden Langerhans-Zellen durch UVB
Psychische Faktoren	Streß → Exazerbation der Neurodermitis
Stoffwechsel	Im Blut: Linolsäure↑, Metaboliten der Linolsäure↓ (Prostaglandine↓) → Störung der T-Zellreifung im Thymus (Hypothese)
Vegetativum	Veränderte Ansprechbarkeit auf Adrenergika und Cholinergika („β-Blockade")
Epidermale Barriere	Störung der Barrierefunktion, meßbar am erhöhten transepidermalen Wasserverlust

Tabelle 2. Atopie und anthroposophische Lebensweise

Kriterien	Schüler anthroposophischer Schulen	Kontrollschüler
Antibiotikagabe	52%	90%
Impfung (Masern, Mumps, Röteln)	18%	93%
Masern durchgemacht	63%	–
Gemüse (mit Laktobazillen)	63%	4,5%
Atopie		
Anamnestisch	13%	25%
Asthma	2,7%	9,5%
Pos. Prick-Test (mind. auf 1 Allergen)	7%	13%
Nachweis spez. IgE-AK im Serum (mind. gegen 1 Allergen)	24%	33%

4
Atopielebenslauf

4.1
Schwangerschaft

> Die Bedeutung der *Vererbung* wird durch statistisch ermittelte Zahlen unterstrichen, nach denen ein hohes Atopierisiko (50–72%) bei Kindern besteht, deren Eltern beide unter Atopie leiden. Das Risiko ist auf die Hälfte reduziert, wenn nur ein Elternteil oder ein Geschwister betroffen ist. Ein Restrisiko von 10–15% besteht, wenn die Familienmitglieder Nichtatopiker sind [23].

Für Atopierisikofamilien werden bereits für die Zeit der Schwangerschaft *prophylaktische Maßnahmen* empfohlen. Hierzu gehören vor allem

- der Verzicht auf Haustiere,
- die Hausstaubmilbensanierung,
- der Verzicht auf das Rauchen.

4.2
Säuglings- und Kleinkindesalter

Die prophylaktischen Maßnahmen werden um die Ernährung (Diätetik) erweitert (Tabelle 3).

Die Atopie manifestiert sich als erstes an der Haut. 60% der Patienten mit atopischem Ekzem zeigen die ersten Hautveränderungen bereits im 1. Lebensjahr [21].

Die Manifestation im 1. Lebensjahr bietet differentialdiagnostische Schwierigkeiten. Zwar läßt sich die wichtigste Differentialdiagnose, das *seborrhoische Ekzem*, durch die typischen Prädilektionsstellen (Kopf, Axillen, genitoanal) und Morphologie (trockene gelbliche Schuppung, die sich „fettig" anfühlt) häufig klar

Tabelle 3. Präventionsmaßnahmen bei Atopierisikofamilien

Während der Schwangerschaft
Verzicht auf Haustiere
Hausstaubmilbenreduktion
Meiden von Rauchen
Säuglings- und Kleinkindesalter
Wie „während der Schwangerschaft"
Stillen über 6 Monate[a]
Beikost nach 6 Monaten stufenweise zuführen
potente Allergene in den ersten Lebensmonaten meiden

[a] Falls Stillen nicht möglich oder Exazerbationen und Gedeihstörungen unter Stillen auftreten, werden hydrolysierte Milchformula empfohlen (s. Text).

abgrenzen (vgl. Abschn. 5), es verbleiben jedoch Ekzemerkrankungen, die nicht sicher einzuordnen sind. Diese werden als „Eczema infantum" zusammengefaßt und lassen sich erst im Verlauf zuordnen. Eine Nachuntersuchung im Rahmen unserer Atopiesprechstunde zeigte, daß sich bei 67 % der Säuglinge das Eczema infantum bereits als Frühmanifestation des atopischen Ekzems erwies [6].

In der frühkindlichen Phase (Säugling, Kleinkind) des AE ist eine *Nahrungsmittelallergie* (NMA), die das Ekzem verschlechtern kann, häufiger als beim älteren Kind zu diagnostizieren (ca. 25 % der Säuglinge/Kleinkinder). Eiklar, Milch, Nuß und Fisch sind die wichtigsten Allergene, die diagnostisch einer Provokation bedürfen (außer bei anamnestischer Angabe einer Anaphylaxie). Die häufig nicht aussagekräftige positive Hautreaktion und der Nachweis Nahrungsmittelallergie-spezifischer IgE-Antikörper haben zu unsinnigen, gesundheitsgefährdenden Diäten geführt.

Placebokontrollierte Doppelblind-Provokationstestungen zeigen, daß die Kinder lediglich gegen 1 oder 2 Nahrungsmittel allergisch reagieren [23], eine Tatsache, die die Eltern beruhigt und die Meinung vieler Eltern, ihr Kind sei gegen alle Nahrungsmittel allergisch, widerlegt.

4 – 6 monatiges *Stillen* wird Atopierisikofamilien empfohlen. Generell raten wir zum Stillen; leidet ein Säugling unter einem stark ausgeprägten AE, ist in einigen Fällen durch eine Diät der Mutter (Verzicht auf Ei und Fisch, wenig Milch) eine Besserung zu erzielen [10]. Kommt es unter dem Stillen zu einer Exazerbation der Erkrankung, ist nach Ausschluß anderer Provokationsfaktoren das Abstillen und die Umstellung auf hydrolysierte Milchformula in Erwägung zu ziehen.

Eine kürzlich erschienene finnische Arbeit [12] zeigt, daß diese Maßnahme zu einer Besserung des Hautbefundes und einer Normalisierung des unter Stillen reduzierten Wachstums der Säuglinge führte. Betont wird, daß Stillen weiterhin eine bedeutsame Maßnahme zur Prävention des AE darstellt. Bei Säuglingen mit starken Sensibilisierungen gegen nutritive Allergene (mütterliche Allergene in der Muttermilch) sowie Gedeihstörungen ist jedoch die Umstellung auf Ersatznahrung in Erwägung zu ziehen.

Die NMA läßt sich häufiger bei Säuglingen und Kleinkindern mit schwerer Form des AE diagnostizieren und ist zudem, wie Guillet und Guillet [8] zeigen konnten, ein Indikator für das Risiko, später eine Inhalationsallergie zu entwickeln.

Eine Verlaufsuntersuchung an Patienten mit AE ergab, daß 41,5 % eine saisonale und 24,5 % eine perenniale Rhinitis entwickeln, bei 25,5 % der Patienten kommt es im Verlauf zum Auftreten eines Asthma bronchiale [14].

Bereits im 2. Lebensjahr können die Kleinkinder Symptome eines *frühkindlichen Asthmas* bieten, das häufig auf eine Sensibilisierung gegen Hausstaubmilben-(HSM-)Allergene zurückzuführen ist. Die positive Korrelation von HSM-Exposition und Sensibilisierungsrisiko ist bekannt [16]. Für eine Untergruppe der Patienten mit AE scheinen die HSM auch von pathogenetischer Bedeutung.

Milbensanierungsmaßnahmen (vor allem Umschließen der Matratze mittels Folie: „encasing") hatten eine positive Wirkung auf den Verlauf des AE gezeigt [28]. Die wichtigsten Hausstaubsanierungsmaßnahmen sind Tabelle 4 zu entnehmen.

Tabelle 4. Hausstaubmilbensanierungsmaßnahmen

Encasing (Matratze; Kissen, Decke)
Bei 60° waschbares Kopfkissen und Oberbett
Waschen der Bettbezüge wöchentlich (60°)
Für Kinder nur 1 Kuscheltier, das wöchentlich bei 60° gewaschen wird; evtl. über Nacht in die Tiefkühltruhe
Täglich mehrmals lüften, Luftfeuchtigkeit unter 55% halten (trockene Heizungsluft eliminiert einen Großteil der Milben)
Keine Staubfänger (u. a. Pflanzen)
Keine Haustiere

4.3
Vorschul- und Schulalter

Mit dem Schulalter kommen die Aeroallergene zum Tragen. Jeder 5. Jugendliche leidet unter einer *Pollinosis*, die in der Reihenfolge der Häufigkeit auf die Pollen der

- Gräser (Mai bis Juli),
- Bäume, v. a. Birke (April, Mai), Erle/Hasel (Januar, Februar),
- Kräuter, v. a. Beifuß (Juli, August)
  zurückzuführen ist.

Die *symptomatische Therapie* besteht in der Gabe von Antihistaminika, bei schwerer Symptomatik auch topischen Kortikosteroiden. Die Hyposensibilisierung gilt als kausale Therapie und soll die Ausweitung der Sensibilisierung und das Übergreifen der Allergie auf die Bronchien hinauszögern oder verhindern [31].

> Im Rahmen des Polleninformationsdienstes konnten wir aufzeigen [13], daß rhinokonjunktivale Beschwerden eng mit dem *Pollenflug* verknüpft sind, während das Bronchialsystem verspätet auf die Allergenexposition reagiert und unabhängig von der Pollenkonzentration Reaktionen über die Saison bietet, die auch nach Ende der Pollenfreisetzung für einen gewissen Zeitraum persistieren.

Das hat Konsequenzen für die Therapie. Während die Symptome der Rhinokonjunktivitis, zumindest der unkomplizierten Fälle, parallel zum Pollenflug zu therapieren sind, ist beim polleninduzierten Bronchialasthma über die gesamte Saison und einige Zeit darüber hinaus die Asthmamedikation anzuwenden.

In der Pubertät im jungen Erwachsenenalter begegnet uns erneut die NMA. Kreuzreagibilitäten zwischen Allergenen der Pollen und bestimmten Nahrungsmitteln sind für diese Form der NMA, die aufgrund der oropharyngealen Symptome (pelziges Gefühl, Jucken, Schwellungen) als *orales Allergiesyndrom*

Tabelle 5. Kreuzreagibilitäten zwischen Pollen- und Nahrungsmittelallergenen

Pollen	Nahrungsmittel
Birke, Erle, Hasel	Kern- und Steinobst (v. a. Äpfel), Nüsse u. a.
Beifuß	Sellerie, Petersilie, Karotte, Fenchel u. a.
Gräser/Roggen	Mehlsorten

bezeichnet wird, verantwortlich. Tabelle 5 informiert über wichtige Kreuzreagibilitäten zwischen Pollen- und Nahrungsmittelallergenen.

5
Klinik des atopischen Ekzems

Das facettenreiche klinische Bild spiegelt das komplexe Krankheitsgeschehen des AE wider (Tabelle 6). Dabei kommt dem subjektiven Symptom

- *Juckreiz*, verbunden mit
- Entzündung,
- trockener Haut und
- gestörter vaskulärer Reaktivität
  eine zentrale Bedeutung zu.

In Abhängigkeit vom Lebensalter weisen die Hautveränderungen mehr exsudativen Charakter mit nässenden Läsionen auf, oder die Patienten zeigen eher ein

Tabelle 6. Klinik des atopischen Ekzems (Hauptsymptome: Pruritus, Beugenekzeme, Entwicklung assoziierter atopischer Erkrankungen wie Rhinitis allergica, Asthma bronchiale allergicum)

Kriterien	Säuglingsalter	Kindesalter	Erwachsenenalter
Morphologie			
Typische Effloreszenzen	*Exsudativ:* Erythem, Bläschen, Pusteln, Erosionen, Krusten	*Chronisch lichenifiziert:* Papeln, Lichenifikationen, Exkoriationen, Erosionen, Krusten	
Verteilungsmuster	v. a. Gesicht, Hals, Extremitäten einschl. Streckseiten	Große Beugen	v. a. große Beugen, Hals, Gesicht, Hände, Füße
Komplikationen			
Infektionen			
bakteriell	Staphylococcus aureus: impetiginisiertes atopisches Ekzem		
viral	Herpes simplex: Eczema herpeticatum, Molluscum contagiosum: Mollusca contagiosa		
mykotisch	Malassezia-Hefepilze: Head-and-neck-Dermatitis		
Extracutan	Katarakt (10%, v. a. im Alter von 5–25 Jahren)		
Erythrodermie			

trockenes lichenifiziertes Integument. Die Variabilität der Klinik läßt sich nicht nur in verschiedenen Lebensabschnitten feststellen, sie wird auch unter gleichaltrigen Patienten beobachtet. Zudem ist die intraindividuelle Variabilität des Krankheitsbildes ein Charakteristikum des atopischen Ekzems, das geprägt ist von ständig wechselnden, unterschiedlich lang andauernden Phasen akuter und chronischer Krankheitserscheinungen.

Allgemein gelten als *Prädilektionsstellen* Hautregionen, die Umwelteinflüssen ausgesetzt sind (z. B. Gesicht, Hände), die stärkere Durchblutung zeigen (z. B. Gesicht) und die stärker permeabel sind, besonders durch okklusive Bedingungen (z. B. Beugen). Aufgrund der morphologischen Vielfalt und der Häufigkeit anderer Ekzemformen ist die Diagnosestellung des AE nicht immer einfach, das gilt besonders für das Säuglingsalter (s. 3.2).

Einen pathognomonischen Indikator für die Morphologie des AE gibt es nicht.

Hanifin und Rajka [9] haben 1980 *Diagnosekriterien* aufgestellt. Als Hauptkriterien gelten:

- der Pruritus,
- die abhängig vom Lebensalter typische Morphologie,
- der chronisch-rezidivierende Verlauf,
- die persönliche und familiäre Anlage zur Entwicklung atopischer Erkrankungen.

Für die Diagnose des AE müssen mindestens drei dieser Symptome vorhanden sein. Außerdem sollte der Patient drei weitere Symptome der weniger typischen, sogenannten Nebensymptome aufweisen, auf die hier nicht eingegangen wird.

Im *Säuglingsalter* sind die Hautveränderungen besonders im Gesicht und Kopfbereich lokalisiert und äußern sich als Schuppenkrusten und Schorf, häufig auf erythematösem Grund. Zu beachten ist, daß der sog. Milchschorf (Abb. 2) nicht mit einer Milchallergie gleichzusetzen ist, sondern nur die Ähnlichkeit mit einer angebrannten Milch beschreibt.

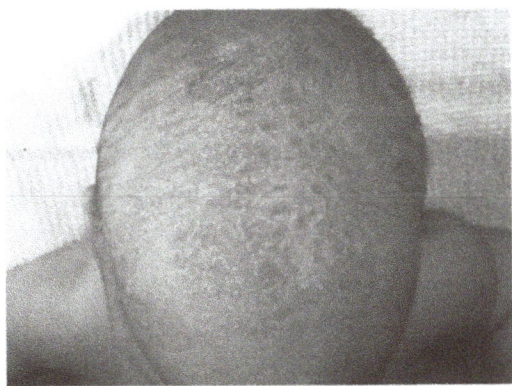

Abb. 2.
„Milchschorf". Schuppen und Schuppenkrusten auf dem Capillitium des Säuglings (nicht mit „Milchallergie" gleichzusetzen!)

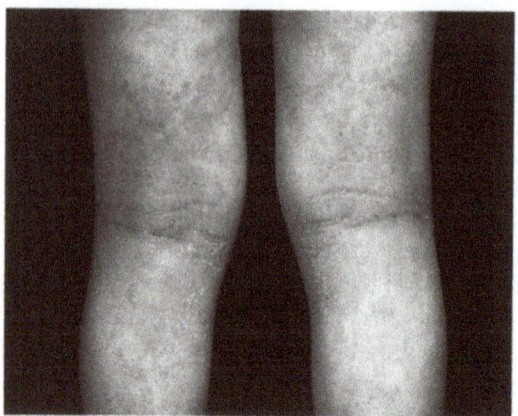

Abb. 3.
Akutes Ekzem im Bereich der Kniekehlen

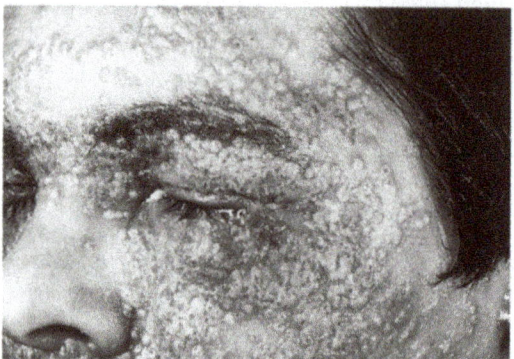

Abb. 4.
Impetiginisiertes Eczema herpeticatum. Die typischen genabelten Bläschen sind nur noch im Stirnbereich auszumachen; Nässen, Pusteln und Krusten weisen auf die Impetiginisierung mit Staphylococcus aureus

Mit zunehmendem Alter (Vorschul-/Schulalter) treten die Hautveränderungen im Gesicht mehr in den Hintergrund, während die typischen *Prädilektionsstellen* des AE (vor allem Ellenbeugen und Kniekehlen) deutliche Veränderungen eines Ekzems aufweisen (Abb. 3).

Aufgrund einer *kutanen Immundefizienz* neigen die Patienten vermehrt zu Infektionen, von denen als häufige und gefürchtete Komplikationen des atopischen Ekzems das *Eczema herpeticatum* (Abb. 4) und das *impetiginisierte atopische Ekzem* (Abb. 5) durch virale Infektion mit Herpes-simplex-Viren bzw. bakterielle Infektion mit Staphylococcus aureus gelten. Daneben entwickeln die Patienten virale Infektionen mit Mollusca contagiosa (Abb. 6), weniger häufig mykotische Infektionen.

Verlaufsbeobachtungen beim atopischen Ekzem ergaben *Persistenzraten* (bis in die adulte Phase) von 8–71% [14]. Dabei weist das mit einer Respirationsatopie assoziierte atopische Ekzem eine schlechtere Prognose auf.

Abb. 5.
Impetiginisiertes atopisches Ekzem. Pusteln, von Krusten und Krustenschorf bedeckte Erosionen

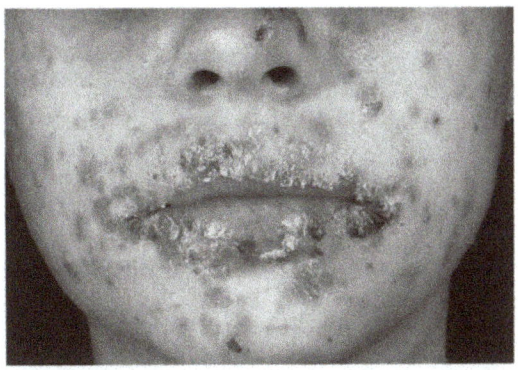

Abb. 6.
Mollusca contagiosa (Dellwarzen). Multiple hellrotfarbene, kleinlinsengroße, angedeutet gedellte Papeln periaxillär

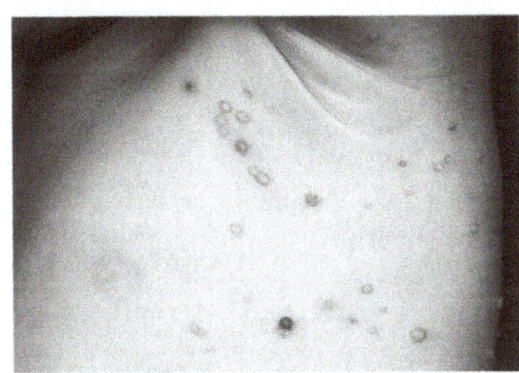

6
Therapie des atopischen Ekzems

Die *Therapie* des AE muß den vielschichtigen ätiopathogenetischen Faktoren und der Akuität der Erkrankung Rechnung tragen. Zudem ist es wichtig, den Patienten bzw. den Eltern betroffener Kinder verständlich zu machen, daß das AE durch die genetische Disposition und häufig nicht beeinflußbare individuelle Faktoren einen vielgestaltigen und *nicht immer vorhersehbaren Verlauf* nehmen kann.

Das erfordert Zeit und Geduld, ist jedoch für das *Vertrauensverhältnis* zwischen Arzt und Patient bzw. Arzt und Eltern betroffener Kinder unabdingbar, zumal aufgrund der dargestellten, noch nicht endgültig geklärten Pathogenese dieser chronischen Hautkrankheit und der damit auch fehlenden kausalen Therapiemöglichkeiten viele Patienten andere, absurd erscheinende Therapiemaßnahmen wählen. Tabelle 7 gibt einen Überblick über das Behandlungskonzept.

Die *konsequente Hautpflege* steht bei der Therapie des AE im Vordergrund. Zur Linderung des Juckreizes haben sich kühlende Maßnahmen (kalte Duschen, Cool packs, kühle Umschläge) sowie nichtsteroidale Externa (z. B. Gerbstoff,

Tabelle 7. Therapie des atopischen Ekzems

Kriterien	Behandlung
Symptome/Triggerfaktoren	
Trockene Haut	s. unten, Stad. subakut-chronisch
Pruritus	H_1-Antihistaminika, UV-B, harnstoffhaltige Externa, lokal wirksame Antipruriginosa, Kontrolle des Pruritus mittels psychologischer Trainingsprogramme
Psych. Faktoren	Techniken der Streßkontrolle (psychologische Trainingsprogramme)
Irritanzien	Meiden von u. a. Wolle, Seife, staubigen Räumen, Rauchen
Allergene	Bei Nachweis der Allergie Karenz, als Prävention wird ein 4- bis 6monatiges Stillen, Hausstaubsanierung und Verzicht auf Haustiere empfohlen
Klima	Geeignetes Klima: Seeklima (z. B. Nordsee), Höhenklima (>1200 m) besonders für Hausstaubmilbenallergiker
Stadien	
Akut	Feuchte Umschläge Farbstoffe (z. B. Pyoktanin) Extern Kortikosteroide
Subakut-chronisch	Basispflegemittel (z. B. W/O-, O/W-Emulsion, Salben, Cremes, Ölbäder) Harnstoffhaltige Externa Photo-/Balneophototherapie
Kutane Komplikationen	
Ekzema herpeticatum	
leicht	Desinfizierende Maßnahmen
schwer	Aciclovir i.v. 5 mg/kg KG 3mal/tgl. und desinfizierende Maßnahmen
Impetiginisierte Neurodermitis	
leicht	Desinfizierende Maßnahmen
schwer	Antibiotika i.v. oder oral (nach Erregernachweis) und desinfizierende Maßnahmen

Immunsuppressive/immunmodulierende Pharmaka sollten schwerwiegenden Fällen vorbehalten bleiben. Sicherheits- und Langzeitstudien sind noch nicht für alle Präparate abgeschlossen.

Harnstoff) bewährt. Läßt sich der Juckreiz, der die Patienten vor allem nachts quält, nicht beherrschen, so ist ein sedierendes Antihistaminikum zur Nacht indiziert. Bei Exazerbation, die entsprechend der schweren Respirationsatopie (Asthma, Rhinitis) die ausgeprägte Entzündung widerspiegelt, gelten die *extern angewandten Kortikosteroide* als Therapie der Wahl.

Die stark entzündete Haut erfährt u.a. durch Verengung der Hautgefäße, Hemmung der inflammatorisch wirksamen Zellen einschließlich der Zytokinhemmung und durch Hemmung der vermehrten Epidermiszellneubildung schnell Besserung und gefürchteten Komplikationen wie *Erythrodermie* sowie Superinfektionen (Eczema herpecitatum, impetiginisiertes atopisches Ekzem) wird durch Anwenden dieser pharmakologischen Substanzen vorgebeugt.

Um Nebenwirkungen zu verhindern, sind Kortikosteroide nur unter strengen Indikationen anzuwenden, zudem sollten folgende Faktoren beachtet werden:
- Die Anwendung sollte möglichst kurzfristig erfolgen.
- Die Stärke des Präparates sollte beachtet werden (im Säuglings- und Kleinkindesalter keine stark wirksamen verwenden). Vergleiche dazu Liste der Wirkstärke nach Niedner [20].
- Der Anwendungsmodus (Step-down-, Intervalltherapie) entscheidet mit über eventuell später auftretende Nebenwirkungen.
- Die unterschiedliche Permeabilität der Hautareale ist zu beachten (z. B. Intertrigines und Gesicht hoch, Capillitium und Palmae et Plantae niedrig).
- Die kurzfristige Anwendung stark wirksamer Präparate ist gegenüber den schwach wirksamen Kortikosteroiden mit entsprechend langer Anwendungsdauer zu bevorzugen („Nicht kleckern, sondern klotzen!").

Im akuten Schub der Erkrankung hat sich gerade bei nässenden, krustösen Läsionen der *fett-feuchte Umschlag* bewährt. Bei Anwendung feuchter Umschläge führt die durch Wasserdampfabgabe erzeugte Verdunstungskälte zur Kontraktion und Abdichtung der Kapillaren in der Haut. Eine zu starke Austrocknung wird durch Anwenden einer Salbe verhindert. Da gerade nässende Läsionen auch die Gefahr einer Superinfektion bergen, haben sich antiinfektiös wirksame Externa bewährt. Zum Einsatz kommen u.a. Clioquinol, Kaliumpermanganat, Triclosan, Fusidinsäure, Chlorhexidin und Chloramin.

Auch die *Farbstoffe* haben besonders bei assoziierten Superinfektionen ihre Berechtigung, z. B. Gentianaviolett (Pyoktanin 0,5 %, bei Kindern 0,1 – 0,25 %). Sie wirken antibakteriell, antimykotisch und direkt antiekzematös.

Zeigen sich die *Infektionen* (s. oben) ausgedehnt, so ist die systemische Gabe von Antibiotika (impetiginisiertes AE: z. B. Flucloxacillin) und antiviraler Medikation (Eczema herpeticatum: z. B. Aciclovir) erforderlich.

Führt die obengenannte Therapie unter Beachtung der Provokationsfaktoren nicht zum Erfolg, ist die Verordnung *adjuvanter Maßnahmen* in Erwägung zu ziehen. Es hat sich besonders die UV-Therapie bewährt.

Um den Effekt zu intensivieren, hat sich die Balneophototherapie (Salz, Methoxypsoralen) als effektiv erwiesen.

Das Tote Meer ist für die Patienten aufgrund des zu hohen Salzgehaltes nicht tolerabel.

Immunsuppressiva wie z. B. Ciclosporin A sollten aufgrund der möglichen Nebenwirkungen (vor allem Hypertonie, Nephrotoxizität, Malignome) sehr schweren, therapierefraktären Formen des AE vorbehalten bleiben.

Für eine effektive Therapie ist das Arzt-Patienten-Vertrauensverhältnis Voraussetzung; dieses erfordert vor allem eine *verständliche Aufklärung*, die neben individuellen Provokationsfaktoren, Klinik und Behandlungsmöglichkeiten auch Art und Wesen der Erkrankung (chronisch rezidivierend, ungewisse Prognose) berücksichtigen sollte.

7
Fazit

Atopische Erkrankungen sind auf das Zusammenwirken von genetischer Disposition und Exposition von Umweltsallergenen zurückzuführen. Im Zentrum des pathogenetischen Geschehens steht vor allem die Zytokin-vermittelte entzündliche Reaktion, die der antiinflammatorischen Behandlung bedarf. Topische Kortikosterooide sind nach wie vor Therapie der Wahl.

Die Atopie manifestiert sich früh (meist im 1. Lebensjahr) an der Haut als *atopisches Ekzem* (Synonym: Neurodermitis), das in dieser infantilen Phase eine Verschlechterung durch Nahrungsmittel (Allergie und/oder Intoleranz) erfahren kann. Im weiteren Verlauf verlieren die Nahrungsmittel zunächst an pathogenetischer Bedeutung.

Die Kinder sind in den ersten Lebensjahren hauptsächlich häuslichen Inhalationsallergenen ausgesetzt. So ist das frühkindliche Asthma häufig auf eine Hausstaubmilbensensibilisierung zurückzuführen.

Im Schulalter kommen die Pollen zum Tragen, die in der Reihenfolge der Häufigkeit für die *Konjunktivitis, Rhinitis* und das *Asthma bronchiale* verantwortlich sind. Bei entsprechender Symptomatik sind pollenassoziierte Nahrungsmittelallergien zu bedenken.

Da die genetische Disposition nicht zu beeinflussen ist, steht neben der antiinflammatorischen Therapie die Beachtung der Provokationsfaktoren im Vordergrund der Behandlung atopischer Erkrankungen.

Literatur

1. Alm JS, Swartz J, Lilja G, Scheynius A, Pershagen G (1999) Atopy in children of families with an anthroposophic lifestyle. Lancet 353: 1485–1488
2. Banerji D, Fox R, Seleznick M, Lockey R (1988) Controlled antipruritic trial of nalmefene in chronic urticaria and atopic dermatitis (abstract). J Allergy Clin Immunol 81: 252
3. Cookson WOCM, Sharp PA, Faux JA, Hopkin JM (1989) Linkage beetween immunoglogulin E responses underlying asthma and rhinitis and chromosome 11q. Lancet 337: 1292–1295
4. Fölster-Holst R, Christophers E (1994) Neurodermitis diffusa - Pathogenese, Klinik, Therapie (Teil 1 und 2). Schleswig-Holsteinisches Ärztebl 47: 12–20 (Heft 10), 11–14 (Heft 11)
5. Fölster-Holst R, Moises HW, Yang L, Fritsch W, Weissenbach J, Christophers E (1998) Linkage between atopy and the IgE high-affinity receptor gene at 11q13 in atopic dermatitis families. Hum Genet 102: 236–239
6. Fölster-Holst R, Steinsland K, Lange I, Christophers E (1999) Verlauf des Eczema infantum (Abstract). Hautarzt 50 (Suppl 1): 108
7. Fritsch P (1998) Dermatologie und Venerologie. Lehrbuch und Atlas. Springer, Berlin Heidelberg New York Tokyo, S 173
8. Guillet G, Guillet M-H (1992) Natural history of sensitizations in atopic dermatitis: a 3-year follow-up in 250 children. Arch Dermatol 128: 187–192
9. Hanifin JM, Rajka G (1980) Diagnostic features of atopic dermatitis. Acta Derm Venereol 92 (Suppl): 44–47
10. Hattevig G, Kjellmann N, Eiguro B, Bjorksten B, Kjellmann N (1980) The effect of maternal avoidance of eggs, cow's milk and fish during lactation upon allergic manifestations in infants. Clin Exp Allergy 19: 27
11. Heyer G, Vogelsang M, Hornstein OP (1997) Acetycholine is an inducer of itching in patients with atopic eczema. J Dermatol 24: 621–625

12. Isolauri E, Tahvanainen A, Peltola T, Arvola T (1999) Breast-feeding of allergic infants. J Pediatr 134: 27–32
13. Kersten W, von Wahl PG, Fölster-Holst R (1995) Pollenflugvorhersage in Deutschland. Teil II: Medizinische Aspekte. Allergo J 4: 219–222
14. Kissling S, Wüthrich B (1993) Verlauf der atopischen Dermatitis nach dem Kleinkindalter. Hautarzt 44: 569–573
15. Krutmann J (1996) Sequentielle Aktivierung von TH1-und TH2 Zellen in der Immunpathogenese des Atopischen Ekzems: Das 2-Phasen-Modell. Allergologie 10: 449–451
16. Lau S, Falkenhorst G, Weber A, Wertmann I, Lind P, Buettner-Goertz P, Wahn U (1989) High mite-allergen exposure increase the risk of sensitization in atopic children and young adults. J Allergy Clin Immunol 84: 718–725
17. Marsh DG, Neely JD, Breazeale DR, Ghosh B, Freidhoff LR, Ehrlich-Kautzky E, Schou C, Krishnaswamy G, Beauty TH (1994) Linkage analysis of IL-4 and other chromosome 5q31.1 markers and total serum immunglobulin E concentrations. Science 264: 1152–1156
18. Monroe EW (1989) Efficacy and safety of nalmefene in patients with severe pruritus caused by chronic urticaria and atopic dermatitis. J Am Acad Dermatol 21: 135–136
19. Mutius E von, Martinez FD, Fritzsch C, Nicolai T, Reitmer P, Thiemann HH (1994) Skin test reactivity and number of siblings. Br Med J 308: 692–695
20. Niedner R (1996) Glukokortikosteroide in der Dermatologie. Dtsch Ärztebl 44: 2249–2253
21. Rajka G (1989) Essential aspects of atopic dermatitis. Springer, Berlin Heidelberg New York Tokyo
22. Ring J (1988) Angewandte Allergologie, 2. Aufl. MMW Medizin, München
23. Sampson HA, Albergo R (1984) Comparison of skin tests, RAST and double-blind placebo controlled food challenges in children with atopic dermatitis. J Allergy Clin Immunol 74: 26–33
24. Schultz Larsen F, Holm NV, Henningsen K (1986) Atopic eczema. A genetic-epidemiologic study in a population based twin sample. J Am Acad Dermatol 15: 487–494
25. Schultz Larsen F, Hanifin J (1992) Secular change in the occurence of atopic dermatitis. Acta Derm Venereol Suppl 176: 7–12
26. Shaheen SO, Aaby O, Hall AJ, Barker DJP, Heyes CB, Shiell AW et al. (1996) Measles and atopy in Guinea-Bissau. Lancet 347: 1792–1796
27. Shirakawa T, Enomoto T, Shimazu S, Hopkin JM (1997) The inverse association between tuberculin responses and atopic disorder. Science 275: 72–79
28. Tan BB, Weald D, Strickland I, Freedmann PS (1996) Double-blind controlled trial of effect of house dust mite avoidance on atopic dermatitis. Lancet 347: 15–18
29. Taylor B, Wadsworth J, Wadsworth M, Peckham C (1984) Changes in the reported prevalence of childhood eczema since the 1939–1945 war. Lancet 1255–1257
30. Werner Y, Lindberg M (1985) Transepidermal water loss in the dry and clinically normal skin in patients with atopic dermatitis. Acta Derm Venereol 65: 102–105
31. Wüthrich B (1995) Pollenallergie. Dtsch Ärztebl 92: B 809–814

Autoimmunkrankheiten im HNO-Bereich

I. STAREK und J. BYSTRON

1	Vorbemerkungen	139
2	Autoimmune Sialadenitiden	141
2.1	Myoepitheliale Sialadenitis (MESA)	141
2.2	Sjögren-Syndrom	142
2.3	Küttner-Tumor	145
3	Rezidivierende Polychondritis	146
4	Autoimmune Vaskulitiden	151
4.1	Wegener-Granulomatose	152
4.2	Andere autoimmune Vaskulitiden	156
4.2.1	Churg-Strauss-Syndrom	156
4.2.2	Arteriitis temporalis (Horton-Krankheit)	157
4.2.3	Kawasaki-Syndrom	159
4.2.4	Behçet-Syndrom	160
4.2.5	Cogan-Syndrom	161
5	Autoimmune Innenohrerkrankungen	162
6	Fazit: Gegenwärtige Behandlungsmöglichkeiten von Autoimmunerkrankungen	163
	Literatur	163

1
Vorbemerkungen

Die Gruppe der Autoimmunerkrankungen umfaßt mehr als 80 der heutzutage bekannten klinisch-pathologischen Einheiten und betrifft etwa 20% der gesamten Bevölkerung, vorwiegend jedoch Frauen. Ihre Ätiologie und Pathogenese sind bis zur Gegenwart nicht eindeutig geklärt, trotz der zahlreichen klinischen und experimentellen Studien, die bis auf die geno-molekulare Ebene reichen und auf die Rolle von einigen Viren, Medikamenten sowie genetische Einflüsse hinweisen.

Das Spektrum der *autoimmunen Erkrankungen im HNO-Bereich* ist weitaus enger abgesteckt. Jedoch auch in diesem Bereich gibt es derartige Läsionen mit größerem oder minderem klinischem Gewicht. Man kann Anfangsphasen beobachten, die meistens nur ein Organ, oder weniger oft mehrere Organe in Mitleidenschaft ziehen, oder wir begegnen einer bereits voll entwickelten Systemerkrankung.

Im ersten Fall können beträchtliche diagnostische Probleme entstehen, für den zweiten Bereich sind eher therapeutische Schwierigkeiten charakteristisch, insbesondere dann, wenn es sich um die Behandlung kosmetischer, funktioneller oder gar lebensbedrohender Komplikationen handelt. Folglich ist allen Aspekten dieser Krankheiten stetige Aufmerksamkeit zu widmen, was sowohl für den klinischen Bereich als auch für die ambulante Behandlung in einer HNO-Praxis gilt. Die Alltagspraxis hat eine wichtige Stellung für die rechtzeitige Erfassung der autoimmunen Erkrankungen, soweit sie noch auf den HNO-Bereich beschränkt sind, denn ein später Beginn der Heilbehandlung nach dem Übergang in Systemformen ist dann trotz größter therapeutischer Anstrengung mit einer beträchtlichen Mortalität verbunden.

Die HNO-Fachliteratur enthält eine Unmenge an Studien zu dieser Thematik. Die Mehrheit befaßt sich jedoch lediglich mit Einzelbeobachtungen. Übersichtsartikel, die einen Gesamtüberblick vermitteln, sind rar. Aufgabe des hier vorgelegten Beitrages ist, eine derartige Übersicht zu vermitteln.

Die autoimmunen Erkrankungen, die man im HNO-Bereich antrifft, kann man in zwei Gruppen aufteilen:

- Vaskulitis (Wegener-Granulomatose, Churg-Strauss-Syndrom, Behçet-Syndrom, Arteriitis temporalis, Kawasaki-Syndrom, Cogan-Syndrom),
- nicht gefäßbedingte Erkrankungen, inklusive Immunosialadenitiden und rezividierende Polychondritis (Tabelle 1).

Zwischen den einzelnen Krankheitsbildern gibt es jedoch keine eindeutige trennende Ebene, denn angesichts des Multisystemcharakters können bei einem und dem selben Patienten Kombinationen auftreten (z. B. Behçet-Syndrom mit rezidivierender Polychondritis), und neben einer autoimmunen Gewebeschädigung ist zusätzlich eine autoimmune Blutgefäßschädigung möglich (z. B. Vaskulitis und Sjögren-Syndrom).

Tabelle 1. Autoimmune Erkrankungen in HNO-Bereich

Immunosialadenitiden
Myoepitheliale Sialadenitis
Sjögren-Syndrom
Küttner-Tumor
Rezidivierende Polychondritis
Immunvaskulitiden

2
Autoimmune Sialadenitiden

Den größten Anteil von allen HNO Erkrankungen, die aufgrund von pathologischen autoimmunen Vorgängen entstehen, haben die chronischen Entzündungen der Speicheldrüsen. Neben den zwei pathologisch identischen, jedoch klinisch unterschiedlichen Läsionen, wie myoepitheliale Sialadenitis und Sjögren-Syndrom, gehört hierher auch der Küttner-Tumor.

2.1
Myoepitheliale Sialadenitis (MESA)

Sie ist die häufigste Form der autoimmunen Erkrankung von Speicheldrüsen. In der amerikanischen Fachliteratur findet man eher die Bezeichnung *benigne lymphoepitheliale Läsion* (BLL).

Das erste Mal wurde die myoepitheliale Sialadenitis 1892 von Mikulicz bei einem Mann beschrieben, der gleichzeitig eine Schwellung von Tränen- und Speicheldrüsen hatte. MESA findet sich jedoch am häufigsten bei Frauen. Bei 80–90 % wird von dieser Erkrankung die Gl. Parotis (häufiger einseitig, in 20 % doppelseitig), weniger die Gl. submandibularis betroffen. Die Drüsenschwellung wird nach einer langsamen Progression schließlich stationär und ist nicht schmerzhaft.

In der *Frühphase der Erkrankung* finden wir histologisch dilatierte Ausgänge, von lymphoiden Infiltraten umgeben, die sich später ausdehnen, und in welchen dann aktivierte keimhaltige Zentren erscheinen. Diese Infiltrate, die die Schwellung der betroffenen Drüse verursachen, rekapitulieren die Struktur eines lymphoiden Zellgewebes, welches mit der Schleimhaut verbunden ist. (MALT = mucosa associated lymphoid tissue). Sie werden von einer polyklonalen Population gebildet, mit Dominanz von T-Lymphozyten. Später nimmt die Menge der Plasmazellen und Immunoblasten zu. Während der Progression der Erkrankung verengen sich die betroffenen kleinen Ausgänge, ihr Lumen verliert sich und verändert sich in sog. myoepitheliale Inseln, die sich aus Zellen mit duktaler und myoepithelialer Differenzierung zusammensetzen. Gleichzeitig kommt es zu einer schweren Acinusatrophie und dadurch zum Verlust der Sekretionsfähigkeit. Seltener können die epimyoepithelialen Inseln zystisch sein, wodurch dann der Verdacht auf salivare HIV-Infektion entstehen kann, deren Pathomorphologie mit der MESA grundsätzliche Ähnlichkeiten aufweist.

> Folgenschwer ist die Möglichkeit des Überganges von MESA in ein *Non-Hodgkin-MALT-Lymphom* mit einem niedrigen Grad der Malignität und einem relativ günstigen und langwierigen klinischen Verlauf. Dieses kann jedoch später in eine nodale oder gar extrasalivare high-grade-Form konvertieren, mit einem schnellen und fatalen Ausgang. Das Malignitätsrisiko ist hier weitauf höher als bei der normalen Population.

Bei klinischen Erscheinungen von Sjögren-Syndrom ist die Wahrscheinlichkeit einer solchen malignen Veränderung 1 : 44, während sie bei MESA noch nicht genauer festliegt. Es ist anzunehmen, daß früher diagnostizierte „gutartige lymphoepiteliale Läsionen" in Wirklichkeit maligne Lymphome darstellten. Die histologische Differenzierung der beiden erwähnten Affektionen kann auch für einen erfahrenen Pathologen sehr kompliziert werden und verlangt des öfteren besondere Methoden.

Weitaus seltener ist die Entstehung eines Karzinoms, das aus den myoepithelialen Inseln wuchert (sog. maligne lymphoepiteliale Läsion, MLL). Diese Tumorart kommt vorwiegend bei Eskimos vor, indoeuropäische und schwarze Rassen werden davon weniger betroffen.

Histologisch handelt es sich fast immer um ein undifferenziertes Karzinom. Klinisch weist dieses eine lokale Aggressivität, Angioinvasivität und häufig Metastasierung in die regionalen Lymphknoten auf. Trotzdem ist jedoch die Prognose, nach einer radikalen Parotidektomie mit Neck dissektion und nachfolgender Aktinotherapie, nicht unbedingt ungünstig [2].

> Die präoperative Verdachtsdiagnose von MESA ergibt sich aus dem radiologischen Nachweis der Sialektasien, definitiv wird sie durch eine histologische Untersuchung der beseitigten Drüse bestätigt.

2.2
Sjögren-Syndrom (SS, Sicca-Syndrom, Keratoconjunctivitis sicca)

! Dies ist eine klinische syndromologische Einheit, in ihrer klassischen Form die Xerostomie, Xerophthalmie und rheumatoide Arthritis subsummierend. Das SS taucht typischerweise bei Frauen um die Menopause auf.

Bei Kindern ist es außerordentlich rar, in der Fachliteratur sind bislang lediglich etwa 20 Fälle beschrieben, die meistens von einer chronisch rezidivierenden Parotitis ausgingen [34].

In seiner *primären Form* betrifft das Sjögren-Syndrom Drüsen mit einer exokrinen Sekretion, am häufigsten die Tränen- und Speicheldrüsen, weniger oft die Schweiß-, Tracheobronchial-, Magen- oder Vaginaldrüsen. Zu den subjektiven Beschwerden gehören dann auch seltener Husten, Verdauungsprobleme und Dispareunie.

Die *sekundäre Form* wird von Kollagenosen (rheumatoide Polyarthritis, Lupus erythematodes, Reynaud-Syndrom, Sklerodermie u. a.) begleitet.

Bei einigen Kranken finden wir Zeichen einer Vaskulitis des ZNS (Epilepsie, Depressionen, mnestische und kognitive Störungen), der peripheren Nerven (sensorische Neuropathie), des Gastrointestinaltraktes (Bauchschmerzen), und der Nieren [41].

Abb. 1.
Sjögren-Syndrom. Vergrößerung beider Ohrspeicheldrüsen bei 58jähriger Frau

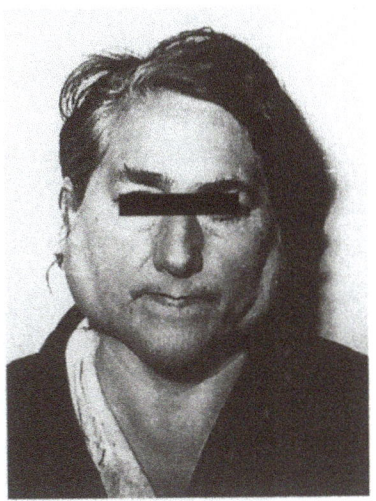

Das *klinische HNO-Bild* des Sjögren-Syndroms wird charakterisiert durch trockene oropharyngeale Schleimhaut, sowie durch eine nicht schmerzhafte, intermittierende Schwellung, meist von beiden Parotiden (Abb. 1), weniger oft der Unterkieferdrüsen, was aber bei etwa 20% der Kranken fehlen kann. Die Erkrankung hat einen langen Verlauf, zur Umwandlung in ein MALT-Lymphom kommt es bei etwa 5–15% der Fälle.

Die *Ätiopathogenese* der MESA sowie des Sjögren-Syndroms bleibt unklar. Es handelt sich jedoch wahrscheinlich um einen autoimmunen Vorgang, der durch Bildung von Antikörpern gegen die zytoplasmatischen Antigene des duktalen Epithels charakterisiert ist. Die vermutete induktive Rolle der in Betracht kommenden sialotropen und lymphotropen Viren ist für diesen Prozeß bislang noch nicht sicher nachgewiesen worden, wird aber durch einige Studien der letzten Zeit, die empfindliche molekular-biologische Methoden anwenden, unterstützt [62, 68].

Das histologische, sonographische und sialographische Bild der Erkrankung ist mit MESA identisch, betrifft jedoch alle großen und kleinen Speicheldrüsen.

Diagnose des Sjögren-Syndroms. Nach Fox et al. [28] müssen vier Kriterien erfüllt werden:

- Keratoconjunctivitis sicca,
- Xerostomie,
- extensive lymphozytare Infiltration von kleinen Speicheldrüsen,
- der Labornachweis einer autoimmunen Krankheit.

Japanische Autoren erweitern noch um den sialographischen Nachweis von Veränderungen an Ausführungsgängen.

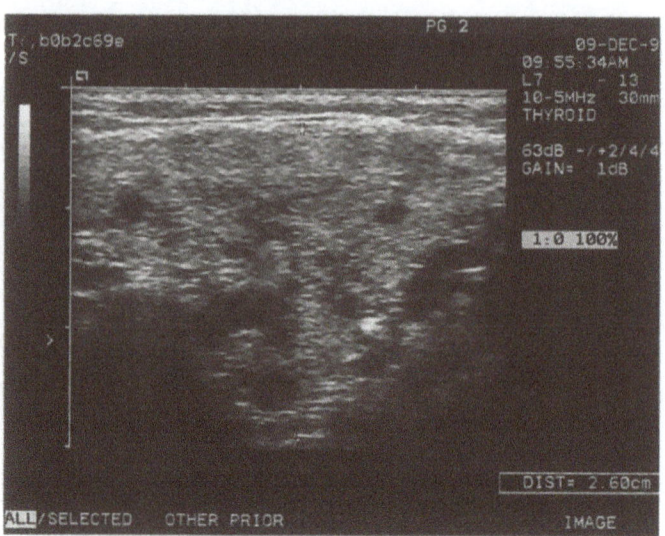

Abb. 2. Sjögren-Syndrom. Ultrasonographischer Befund einer unregelmäßigen Echostruktur der vergrößerten Ohrspeicheldrüse mit zahlreichen hypoechogenen Arealen

Zur Bestätigung der Diagnose reicht das gleichzeitige Aufkommen von drei dieser fünf Erkrankungssymptome aus [42].

! Für die Laborbefunde ist charakteristisch der Nachweis von Anti-Ro-(SSA-) und Anti-La-(SSB-)Antikörpern. Bei einigen Kranken sind auch p-ANCA-Antikörper positiv, die Erhöhung des Rheuma- und Nuklearfaktors ist nicht spezifisch.

Einen bedeutenden Platz in der Diagnostik des S. S. nehmen die radiologischen Darstellungsmethoden ein.

Bei der *Sialographie* findet man Sialektasien, die man in allen großen, aber auch in klinisch nicht auffälligen Drüsen sehen kann. Der Charakter der Veränderungen an den Ausgängen korrespondiert mit dem Grad der histopathologischen Befunde an den Dukten und Azinen. In der Anfangsphase des Prozesses ist das sialographische Bild häufig negativ. Die schwerwiegensten Veränderungen entsprechen später einer gänzlichen Zersetzung der Drüse. Die meisten Patienten erfassen wir in der intermediären „sialektischen" Phase, die oft von Dilatationen und Strikturen der größeren Ausgänge begleitet wird.

Der *ultrasonographische Befund* hypoechogener, durch lymphoide Infiltrate des Parenchyms bedingter Areale bestätigt diese Diagnose (Abb. 2).

Neue diagnostische Möglichkeiten bietet die Magnetresonanztomographie. Bei konventionellen Untersuchungen finden wir kleine, zystische Dilatationen, die völlig nichtinvasive MRT-Sialographie erfaßt mit 100 %iger Zuverlässigkeit die Veränderungen an den Ausgängen und scheint daher sehr geeignet zur Feststellung des Entwicklungsstadiums der Krankheit und ihrer Progression [61].

Die Funktionsfähigkeit eines reduzierten Parenchyms kann man mittels *Szintigraphie* verifizieren.

In strittigen Fällen, bei denen wir bei typischen subjektiven Beschwerden weder klinische noch sialographische Veränderungen vorfinden, ist die *histologische Untersuchung* entscheidend. Bei einer starken Korrellierung von histopathologischen Befunden an kleinen und großen Speicheldrüsen führt man eine Probeexzision von den submukösen Lippendrüsen durch. Hier kommt es jedoch nur äußerst selten zur Bildung der diagnostisch sehr wertvollen epimyoepithelialen Inseln, und so verlangt die Diagnose eine quantitative, immuno-histologische und histo-morphometrische Analyse von Lymphoidaggregaten.

Die *Therapie des Sjögren-Syndroms* bezieht mehrere Fachgebiete ein. Der HNO-Facharzt behandelt die Xerostomie mittels Sekretionsstimulierung aus dem residualen Parenchym der Drüse, bemüht sich um eine Herabsetzung der Speichel-Viskosität und versucht eine Substitutionstherapie des Speichels mit artifiziellen Präparaten. Wichtig ist der Ausschluß eines malignen Lymphoms.

Die Verabreichung von Kortikoiden und Immunsuppressiva ist die Domäne der Internisten.

Operative Eingriffe haben nur begrenzte Indikationen. Eine Beseitigung von veränderten Drüsen ist indiziert bei sekundären wiederholten bakteriellen Komplikationen. Sie kann auch zur Verlaufsmilderung der Krankheit beitragen, sowie das Risiko der Konversion in ein malignes Lymphom herabsetzen. Die Parotidektomie ist (identisch wie bei der MESA) technisch sehr anspruchsvoll. Die Präparation des N. facialis ist oft auch unter dem Mikroskop infolge der Fibrosierung der Drüse außerordentlich kompliziert. Meistens wird die gesamte Drüse entfernt, denn ein zurückgelassener tiefer Lappen verursacht weiter anhaltende Beschwerden und postoperative Komplikationen [9]. Kleinere Eingriffe wie die Probeexzision führen wir nur für diagnostische Zwecke durch.

2.3
Küttner-Tumor

Unter die autoimmunen Krankheiten reihen wir auch die *chronische sklerotisierende Sialadenitis* (Küttner-Tumor) ein, die bevorzugt die Unterkiefer-, seltener auch die Ohrspeicheldrüse befällt.

Ätiologisch von Bedeutung für den Prozeß, der klinisch durch seine Festigkeit und Fixation einen Tumor imitiert, ist die Sekretionsstörung und die Störung der Immunreaktion. Eine verlässliche Differenzierung ermöglicht meistens die mikroskopische Untersuchung der entfernten Drüse. In der Anfangsphase der Erkrankung findet man eine chronische entzündliche Infiltration sowie Fibrose um die dilatierten Drüsengänge herum, die in einer kompletten Fibrose des Gewebes und Atrophie des Sekretionsparenchyms der Drüse gipfelt. Vereinzelt tauchen auch epimyoepitheliale Inseln auf.

3
Rezidivierende Polychondritis (R. P.)

Die rezidivierende Polychondritis (Synonyma: Polychondris atrophiante chronique, Panchondritis rheumatica, Meyrburg-Altgerr-Uhlinger-Syndrom, systemische Polychondritis, Chondromalazia, Arthritis chondromalatica) ist eine seltene Erkrankung mit akuten Attacken einer destruktiv verlaufenden Entzündung der Knorpel und des Bindegewebes mit einem hohen Gehalt von Proteoglykanen. Das erste Mal hat sie im Jahre 1923 Jaksch-Wartenhorst beschrieben (s. bei [52]). Nach Matschke [52] wurde bis zum Jahre 1987 in der Fachliteratur lediglich von 130 Fällen berichtet, das tatsächliche Aufkommen erscheint jedoch offensichtlich höher zu sein.

Die *Ätiologie* des Prozesses ist bisher nicht bekannt. Das Auffinden von Antikörpern gegen Typ-II-Kollagen, von zirkulierenden Immunkomplexen sowie ein positiv ausgefallener Test der lymphoblastischen Transformation bei manchen Kranken spricht zu Gunsten eines autoimmunen Vorganges. Unklar bleibt auch der Mechanismus der Knorpeldestruktion. Barranco [8] weist auf einen möglichen Einfluß von sich lokal freisetzendem Lysozym hin, das die Chondroitinschwefelsäure auflöst.

Die R. P. wird meistens zwischen dem 40. und 50. Lebensjahr manifest [63], nach einigen Autoren dreimal häufiger bei Frauen, und vorwiegend bei der weißen Rasse [72]. Bei etwa 30 % der Fälle kommt sie zusammen mit weiteren autoimmunen, rheumatischen, myelodysplastischen, myeloproliferativen und anderen Krankheiten vor (Thyreoiditis, Sjögren-Syndrom, ulzerative Kolitis, systemischer Lupus erythematodes, M. Bechterew, Alopezie, Erythema nodosum, Psoriasis u. a.) [31, 56, 79], die meistens dem Ausbruch der Polychondritis zeitlich vorangehen.

> Die anfänglichen *Symptome* betreffen in der Regel den HNO-Bereich. Am häufigsten ist es die (bei insgesamt 85 % der Patienten beobachtete) Perichondritis des äußeren Ohres, die bei 35 % der Kranken das Erstsymptom der Krankheit darstellt [53].

Die Attacken drücken sich durch akute Schmerzen, Schwellung und Rötung des knorpelgestützten Teils der Ohrmuschel aus. Im Laufe von einigen Wochen lassen sie nach. Durch Rezidive kommt es zur schrittweisen Deformation des äußeren Ohres mit Beteiligung des äußeren Gehörganges (siehe Abb. 3), die auch zur Destruktion des knorpeligen Gehörganges führt. Etwa bei einem Fünftel der Kranken kommt es zu Fieber, manchmal gesellt sich dazu auch Müdigkeit, Anorexie und Gewichtsabnahme.

Zum klinischen Bild der Krankheit gehört auch eine seröse Otitis media mit Schalleitungsschwerhörigkeit, die aus dem Kollaps der Eustachischen Röhre resultiert.

Bei 40 % der Fälle kommt es sogar zum einseitigen oder beidseitigen Befall des Innenohres [50], der sich durch Tinnitus, Gehörstörung oder Vertigo äußert,

Abb. 3.
Rezidivierende Polychondritis. Deformierte
Ohrmuschel

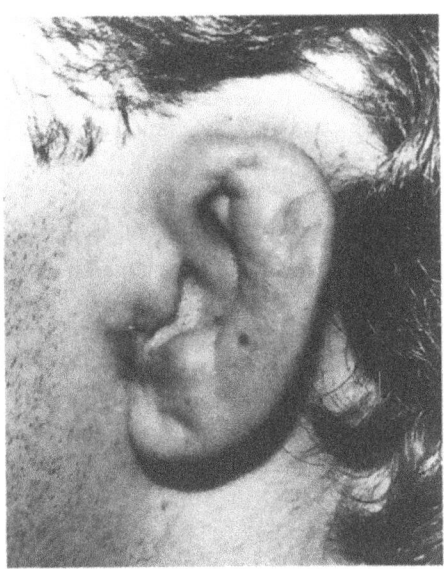

und zwar plötzlich, menièriform oder allmählich. Die Gehörstörung ist im Gegensatz zu den Schwindelanfällen meistens dauerhaft. Für die labyrinthäre Symptomatologie fehlt bislang das pathomorphologische Korrelat. Wir vermuten jedoch, daß die Vaskulitis oder die Zersetzung der an Mukopolysachariden reichen anatomischen Strukturen des Innenohres durch die Antikörper gegen den Knorpel die Ursache dafür sei.

Etwa bei 50% der Fälle werden die Atemwege betroffen [25]. Wiederholte Entzündungen der nasalen Knorpel haben eine Sattelbildung zur Folge. Vor der Deformation kommt es manchmal zu monatelanger Krustenbildung am Septum, die perforieren kann. Der Kranke beschwert sich über das Gefühl der verstopften Nase bzw. über Epistaxis.

Die Kehlkopfchondritis und die Chondritis des tracheobronchialen Baumes ist als anfängliches und isoliertes Symptom der Krankheit selten. Sekundär betrifft sie jedoch 50–70% der Kranken [17, 70]. Ihr Verlauf kann blande sein, aber auch rasch progredient. Klinisch macht sie sich durch Husten, Heiserkeit oder Stridor bemerkbar und bedarf, insbesondere bei einem Zusammenbruch der Kehlkopfstruktur, der Tracheotomie. Bei der Untersuchung finden wir Ödeme und Schleimhautrötung in der Subglottis, ab und zu auch eine Stimmbandlähmung, Granulationen und schließlich narbenartige Veränderungen in der Luftröhre und den Bronchien. Eine Tracheobronchoskopie kann zu einer weiteren Verengung der Atemwege führen und soll deshalb nicht unnötigerweise durchgeführt werden. Schwere narbenartige Veränderungen der unteren Luftwege und sekundäre Bronchopneumonie sind des öfteren die Todesursache, auch nach Abklingen des aktiven Prozesses.

> Die zweithäufigste Manifestation der R.P. sind asymmetrische, wandernde seronegative Arthritiden, die im Spätstadium der Krankheit in bis zu 80% der Fälle beobachtet werden. Betroffen sein können neben den kleinen und großen peripheren Gelenken ebenfalls die sternokostalen sowie die sternoklavikulären Verbindungen [24, 40].

Zum Krankheitsbild gehört ebenfalls eine Beteiligung der Augen (60%, [45]). Man findet diese sowohl in der primären als auch in der sekundären Phase der Krankheit. Sie kann sogar zur Erblindung des Kranken führen. Die Läsionen betreffen nicht nur das vordere und hintere Segment (von Keratoconjuctivitis bis zu der ischämischen Neurititis N. optici und der Trombose der A. retinae), sondern beziehen auch eine Myositis der äußeren Augenmuskeln und eine Orbitozelullitis ein.

! Man erklärt die Augenbeteiligung neben der Ischämie infolge Vaskulitis auch durch die histochemische Ähnlichkeit zwischen Knorpel und Sklera, die durch den hohen Gehalt an Mukopolysachariden gegeben ist [24].

Die Erkrankung betrifft in etwa 25% der Fälle auch das kardiovaskuläre System, wo es zum Befall der Herzklappen und zur Entstehung von Aneurysmen der großen und mittleren Venen führt. Häufig ist ebenfalls eine lokalisierte und generalisierte Vaskulitis der kleinen Arterien und Venen. Ihr histopathologisches Bild ist nicht spezifisch, ab und an erinnert es jedoch an die Polyarteriitis nodosa. Neben den bereits erwähnten Blutgefäßen des inneren Ohres und Auges werden auch andere Organe und Strukturen in Mitleidenschaft gezogen und somit die klinischen Manifestationen der R.P. um die nekrotisierende Glomerulonephritis, aseptische Meningitis, Hemiplegie, Lähmungen der Gehirnnerven, die Ataxie, Arteriitis temporalis, Haut- und Schleimhautgeschwüre (sog. MAGIC-Syndrom – mouth and genital ulcers with inflamed cartilage), Leriche-Syndrom und weitere Läsionen erweitert.

Das *histopathologische Bild* läßt jegliches pathognomonische Kennzeichen vermissen. Bei der Untersuchung fällt ein nicht homogenes Schwinden der Grundsubstanz und der Knorpelzerfall mit einem entzündlichen Infiltrat im Perichondrium auf, sowie die Bildung von Immunoglobulindeposita und Ersatz der Knorpeldefekte durch junges unspezifisches Granulationsgewebe.

Die *Diagnose der Krankheit* ist bei voll entwickeltem Bild nicht kompliziert, wobei dazu mindestens drei der sechs von McAdam [53] postulierten klinischen Kriterien ausreichend sind:

- beidseitige Perichondritis der Ohrmuscheln und der Nase,
- Augenentzündungen,
- Polyarthritis,
- Miteinbezogensein des kochleovestibulären Apparates,
- Beteiligung der Atemwege.

> Anders ist es in den Anfangsstadien. Den Verdacht auf R.P. erweckt vor allem eine hartnäckige Perichondritis der Ohrmuscheln oder der Nase, die nicht auf eine antibiotische Behandlung reagiert.

Die *Laborbefunde* sind nicht spezifisch, sie sprechen lediglich für eine ablaufende Entzündung (beschleunigte Blutsenkung, Leukozytose, erhöhtes CRP, abnormales ELFO). LE-Zellen, der Rheuma- und antinukleare Faktor, aber auch der Latexfixationstest sind in den meisten Fällen negativ. Die Antikörper gegen das Typ II-Kollagen [23, 70, 76] und die zirkulierenden Immunkomplexe können wir, ähnlich wie die Ausscheidung von Glykosamin im Urin lediglich bei manchen Kranken im Akutstadium der Krankheit nachweisen, bei der Remission und nach einer Behandlung mit Steroiden verschwinden sie. In einigen Fällen sind Antikörper gegen die phospholipiden Bestandteile der Zellmembranen nachweisbar. Ähnlich wie bei den meisten anderen autoimmunen Erkrankungen handelt es sich um einen nicht spezifischen Befund, der jedoch auf eine Neigung zu Thrombosen und Nekrosen hinweisen kann. Regelmäßig kommen diese Antikörper lediglich bei der Kombination Lupus erythematodes mit Thrombosen und dem habituellen Abort (sog. primäres antiphospholipides Syndrom), vor. Die Veränderungen der Zellimmunität sind gleichfalls sehr inkonstant, es kommt dazu eher im Spätstadium [17, 33].

In den Anfangsstadien versagt auch die radiologische Diagnostik, durch die man sonst manchmal eine Verkalkung in den entzündlich veränderten Geweben nachweisen kann, sowie die Verengung der Atemwege und den Verlust der scharfen Grenzen der Kehlkopfknorpel. Negativ kann auch die sonst so sensitive Aufdeckung von bislang klinisch stummen pathologischen Bereichen in Knochen und Knorpeln mit Hilfe der Szintigraphie sein [30, 63, 76], die sonst sehr gut mit der Prozeßaktivität korreliert (Abb. 4). Unter diesen Umständen darf man bei einem unklaren klinischen Bild mit der histologischen Untersuchung des Knorpels nicht zögern.

Die Lokalität und das Ausmaß der Entnahme muß man sehr bedacht wählen, damit es nicht zu einer weiteren Deformation des bereits durch die Krankheit gezeichneten Organs kommt.

Der mikroskopische Befund ist zwar nicht spezifisch, in den Anfängen kann er dazu noch durch die vorhergehende Applikation von Steroiden verschleiert werden. Er dient jedoch zur Diagnosebestätigung und zum Ausschluß einer evtl. anderen Ätiologie. Sehr gewinnbringend kann gleichermaßen der Immunfluoreszenznachweis von IgG, IgA, IgM und C3 sein, der von der Anwesenheit der Immunokomplexe in dem betroffenen Knorpel zeugt.

Die *Prognose* der Erkrankung hängt von dem Ausmaß des Befalls der einzelnen Organe ab. Am gravierendsten sind die kardiovaskulären und tracheobronchialen Läsionen. Ihre Mortalitätsrate beträgt ungefähr 30%, wobei es zum fatalen Ende schon in einigen Monaten oder aber erst in einigen Jahrzehnten kommen kann [26, 79]. 74% der Kranken überleben 5 Jahre [56], bei gleichzeitiger Vaskulitis sinkt diese Zahl auf 45% ab [57].

Die *R. P.-Therapie* ist problematisch und schwierig, denn bei dem individuell sehr unterschiedlichen und nicht voraussehbaren Verlauf und bei der Unsicherheit der Reaktion auf die Behandlung fehlt eine allgemein akzeptierte Konzeption. Kortikoide verabreicht man meistens bereits in den Anfangsstadien. Neben einer systemischen kommt auch eine lokale, Injektions- oder Transkutannapplikation in Frage. Im Laufe von einigen Tagen kann es dann zu einem therapeu-

Abb. 4.
Rezidivierende Polychondritis. Pathologische Anreicherung des Radionuklids in beiden Sprunggelenken (*Pfeil*)

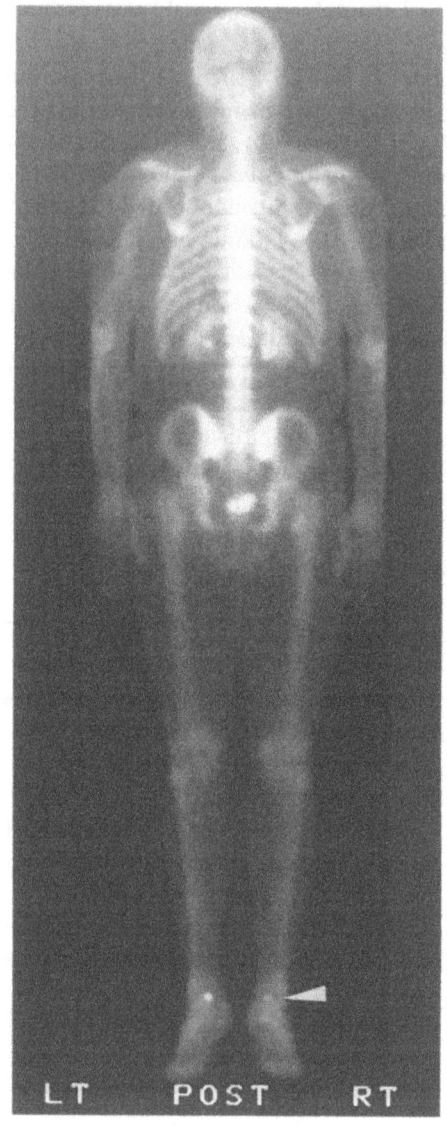

tischen Ansprechen kommen. Nach Michet [57] kommt man in solchen Fällen auch mit nichtsteroidalen Antiphlogistika aus. In den fortgeschrittenen Phasen der Krankeit, bei schneller Progression, bei komplexer Symptomatologie und bei Symptomen der lokalen oder generalisierten Vaskulitis ist neben den Steroiden auch eine zytostatische Behandlung mit Cyclophosamid (1), Cyclosporin A, Acathioprionin oder mit 6-Merkaptopurin 100 in Betracht zu ziehen. Einige Autoren [50] berichten über gute Erfahrungen mit einem nichtspezifischen Lysosom-Inhibitor (Dapsone), der die Destruktion der Knorpelgrundsubstanz verhindert.

Die Reaktion auf die Behandlung ist sehr individuell. Neben einer kürzeren oder längeren Remission gibt es auch das völlige Versagen jeglicher Therapie, auch kann es zu einer Progression bis zum schnellen, fatalen Ende kommen.

Dem HNO-Facharzt fällt die undankbare Behandlung der Deformationen der Nase und vor allem der laryngo-trachealen Destruktionen zu, die eine ernsthafte Lebensbedrohung für den Kranken bedeuten. Die Septorhinoplastik mit autologem Knorpel bleibt meist erfolglos, Adler [1] empfiehlt deshalb Silikoninplantate. Die tracheobronchialen Stenosen kann man mit dem Nd-Yag-Laser und durch einen endobronchialen Stent angehen.

4
Autoimmune Vaskulitiden

Es handelt sich um eine Gruppe nosologischer Einheiten, die meist Systemcharakter haben und sich mit unterschiedlicher Frequenz und unter verschiedenen klinischen Bildern im HNO-Bereich manifestieren. Das gemeinsame Kennzeichen ist die entzündliche Zellinfiltration der Gefäßwand, die häufig von einer fibrinoiden Nekrose begleitet wird, doch für keine der Vaskulitiden existiert im histopathologischen Bild irgendein pathognomonisches Wesensmerkmal. Die Ätiologie ist bislang noch weitgehend unklar. Für die primäre Ursache des Prozesses wird eine Störung des Immunsystems gehalten [10], was sich dann in der Klasifizierung niederschlägt.

Die gegenwärtigen Schemata richten sich nach den histomorphologischen, pathogenetischen, klinischen und Laborbefunden (Nachweis von c-ANCA- und p-ANCA-Antikörpern) (siehe die „praktische" Klasifizierung aus dem Jahre 1994 von Lie [47], Tabelle 2). In einigen Fällen weist die Systemvaskulitis patho-

Tabelle 2. Klassifizierung der primären Vaskulitiden nach Lie [47]

Befall der großen und mittleren (seltener kleinerer) Blutgefäße
Takayashi arteritis
Großzellenarteritis (temporale)
primäre (gralutomatöse) Angiitis des ZNS
Befall vorwiegend der mittleren und kleinen Blutgefäße
Polyarteritis nodosa
Churg-Strauss-Syndrom
Wegener-Granulomatose
POL (Polyangiitis-overlap-Syndrom)[a]
Befall vorwiegend der kleinen Gefäße
mikroskopische Polyarteriitis
Schönlein-Henoch-Syndrom
leukozytoblastische Hautvaskulitis
Andere vaskulitisartige Syndrome
Buerger-Krankheit
Cogan-Syndrom
Kawasaki-Syndrom
Behçet-Syndrom[a]

[a] Zur originalen Klassifizierung hinzugefügt.

morphologische und klinische Merkmale auf, die zu mehr als einer der angeführten Einheiten gehören (sog. Polyangiitis-overlap-Syndrom, POL).

4.1
Wegener-Granulomatose (W. G.)

Die klinischen Äußerungen der Krankheit publizierte 1931 Klinger [44], ihr histopathologisches Bild beschrieb in 1936 und 1939 Wegener [77, 78]. Die Ätiologie ist unbekannt, das erhöhte Vorkommen von HLA-DR2 deutet auf mögliche genetische Einflüsse hin. In der Pathogenese kommen offensichtlich zirkulierende Immunkomplexe zur Geltung, die aufgrund eines bisher unklaren Mechanismus an der Gefäßwand festhaften, wo sie dann eine Folge von Prozessen in Gang setzen, die dann schließlich zur Nekrose führen.

Die *Inzidenz* der W. G. ist sehr niedrig, lediglich wenige Fälle pro eine Million der Bevölkerung [14]. Mit leichtem Überwiegen der Frauen befällt sie meistenteils Menschen der weißen Rasse (> 97%) zwischen dem 30. – 60. Lebensjahr, bei Kindern ist sie noch seltener [69]. Das klinische Bild ist in Abhängigkeit von dem Ausmaß der Vaskulitis sehr vielfältig.

> Für den HNO-Arzt ist es von Bedeutung, daß 90% der Kranken über Beschwerden im Kopf- und Halsbereich klagen. Bei dem typischen Verlauf beginnt die W. G. in den oberen Atemwegen und erst später, selten gar nach einigen Jahren, kommt es zu ihrer Ausbreitung in die Lungen (in 66% der Fälle), Nieren, (77%), Gelenke (67%), Augen (30%) und in die anderen Organe (Haut, Gastrointestinaltrakt, ZNS).

Solch eine Multisystemprogression ist jedoch nicht die Regel. In limitierten Formen bleibt die W. G. auf die primäre Manifestation beschränkt, die neben den oberen Atemwegen in jeder anderen Lokalität vorkommen kann.

! Von den HNO-Organen werden am häufigsten (85%) die Nase und die Nasennebenhöhlen betroffen.

Die Krankheit beginnt hier unter dem unauffälligen Bild der einfachen Rhinosinusitis, die in einzelnen Fällen von erhöhter Temperatur, Schwächegefühl oder Gewichtsabnahme begleitet wird, was dem uncharakteristischen lokalen Befund nicht entspricht. Der weitere Verlauf ist protrahiert-hartnäckig und reagiert nicht auf die übliche Behandlung. Die Patienten geben verstärkte Sekretion, das Gefühl der Undurchgängigkeit der Nase, wiederholte Epistaxis, Bildung von Krusten und Kopfschmerzen an. Ischämische und entzündliche Veränderungen führen dann später zu Schleimhautulzerationen, Perforation der Nasenscheidewand und zum Verlust des Knorpelgerüstes der Nase, die dann eine sattelähnliche Form bekommt. Die Destruktion entlang der Kopfmittellinie kann erhebliche Ausmaße erreichen und als sog. „midline granuloma" imponieren. Diese Bezeichnung ist jedoch heutzutage lediglich im klinischen Sinn zu rechtfertigen.

Die *histopathologische Differentialdiagnose* umfaßt andere Vaskulitiden, Tuberkulose, Lepra, Syphilis, Osteomyelitis, bakterielle und Schimmelpilzinfektionen, maligne Lymphome, Karzinome, großzelliges, reparatives und eosinophiles Granulom sowie Kokain-sniffing.

Etwa bei 15% der Kranken greift die Krankheit (hauptsächlich im späteren Verlauf) auf die unteren Atemwege über. Granulationen und Vernarbung verursachen Kehlkopf- und Trachealstenosen, die dann zu Hämoptyse, Heiserkeit und Dyspnoe führen.

Etwa in 33% der Fälle kommt es, meistens sekundär, bei der W.G. dazu, daß das Ohr in Mitleidenschaft gezogen wird, und zwar meistens unter dem Bild der sekretorischen Otitis media, die als Folge der gestörten Tubenfunktion bei dem primären Befall der oberen Atemwege entsteht. Seltener imponiert eine Myringitis, chronische Otitis media, ein Adhäsivprozeß oder eine Mastoiditis. Sehr selten werden wir mit der Lähmung des N. VII konfrontiert, die zumeist auch trotz einer durchgeführten operativen Sanierung fortschreitet. Zu den otologischen Äußerungen der W.G. gehört weiter die sensineurale Schwerhörigkeit, die zum Unterschied zu den oben angeführten Läsionen ein typisches Merkmal der primären Manifestation der Krankheit ist. Bei ihrer Entstehung spielt neben der Vaskulitis der Kochleargefäße und der Blutgefäße des N. VIII sowie seiner granulomatoiden Veränderungen auch das Deponieren der Immunkomplexe in den Strukturen des Innenohres eine Rolle [48, 54]. Unter ungünstigen Umständen führen otologische Komplikationen der W.G. zur Destruktion des Os petrosum und zu Paresen von weiteren Kopfnerven [38]. Kraniale Neuropathien können jedoch auch ohne Zusammenhang mit otologischen Läsionen vorkommen. An ihrer Entstehung beteiligen sich die Vaskulitis der Vasa nervorum und die entzündlichen Veränderungen an den Nerven selbst.

Zu den HNO-Organen, bei denen wir mit Äußerungen der W.G. konfrontiert werden, gehören auch die Speicheldrüsen. Betroffen werden praktisch bloß die Gll. submandibularis und parotis, hauptsächlich im Rahmen des fortgeschrittenen, manchmal jedoch auch im Anfangsstadium. Die Schwellung der Drüsen ist nicht schmerzhaft sowie klinisch und radiologisch völlig uncharakteristisch. Beim Primärbefall gelangen wir meist erst nach einer histologischen Untersuchung zur Diagnose. Bei der W.G. finden sich in den befallenen Geweben Nekrosen, granulomatöse Entzündungen und Vaskulitis. Die Nekrosen im Frühstadium erscheinen wie Mikroabszesse mit kernartigem Schrot in der Mitte, später vergrößern sie sich und fließen in Herde mit deutlicher Basophilie in den zentralen Teilen zusammen. Weniger oft weist die Nekrose Koagulations- oder fibrinoiden Charakter auf. Im späteren Verlauf tauchen an den Randpartien der Nekrosen epitheloide Makrophagen und mehrkernige Riesenzellen auf.

Die entzündlichen Elemente werden durch Neutrophile, Lymphozyten, Plasmazellen, Histiozyten und Eosinophile repräsentiert.

Die Vaskulitis der kleinen Arterien und Venen weist Veränderungen unterschiedlichen Charakters auf, von der akuten bis zur chronischen Entzündung, mit Bildung von vernarbtem Zellgewebe im fortgeschrittenen Krankheitsstadium. Manchmal kommt es auch noch zur fibrinoiden Nekrose der Venenwand.

In vielen Fällen ist diese sehr schwierig zu verifizieren, so daß sich eine Elasticafärbung empfiehlt.

Insgesamt ist die bioptische Diagnose der W.G. kompliziert, alle drei erwähnten Charakteristika kommen gemeinsam bloß bei einer niedrigen Zahl von Erkrankten vor. Am häufigsten finden wir eine kleine Anzahl von Riesenzellen (bei 42%), eine Nekrose (bei 33%), oder Venenveränderungen (bei 26%).

> Für eine erfolgreiche histologische Untersuchung ist die Größe der entnommenen Gewebsprobe von entscheidender Bedeutung, diese soll nicht kleiner als 5 mm sein. Diese Anforderung erfüllt am besten eine Probeexzision, die aus der Kieferhöhle entnommen wurde.

Die *W.G.-Diagnostik* ist komplex und schließt neben dem klinischen Befund auch die Histologie und Laboruntersuchung ein. Der Grad der Kompliziertheit hängt von dem Ausmaß der Erkrankung ab. Einfach ist die Diagnose bei einem vollentwickelten Krankheitsbild. Bei den Initialsymptomen, die nur ein Organ betreffen, kann sie sehr schwierig werden. Das gilt insbesondere für die otologischen Manifestationen der W.G., bei denen die tatsächliche Ursache der kochleovestibularen Beschwerden erst bei Entwicklung weiterer Symptomatologie festgestellt wird.

Ein Verdachtsmoment ist jedoch eine rasche Progression des Gehörverlustes, sowie die negative bakteriologische Untersuchung und vor allem die Progression des lokalen pathologischen Prozesses [16].

Analog ist die Situation bei der W.G.-bedingten „Rhinosinusitis". Ein Memento ist hier das fehlende Ansprechen auf die übliche antientzündliche Behandlung.

Im HNO-Bereich ist für die W.G.-Äußerungen typisch, daß eines, zwei oder alle drei der histologischen Charakteristika (d.h. Nekrose, granulomatöse Entzündung und Vaskulitis) fehlen können [16, 19]. Das mikroskopische Bild der Nasengewebe ist dazu noch häufig von entzündlichen Veränderungen überdeckt, die sekundär, vor Allem von Staph. aureus, verursacht werden. So finden wir lediglich nicht spezifische Veränderungen, die neben der chronischen entzündlichen Infiltration auch die Bildung von Mikroabszessen und Narben einschließen. Zur richtigen Diagnose führt somit des öfteren nicht einmal die wiederholte Probeexzision, die dazu noch (z.B. im Innenohrbereich) äußerst schwierig sein kann.

Eine wichtige Rolle spielt daher in der W.G.-Diagnostik die *Laboruntersuchung*. Die Erhöhung von entzündlichen Markern (Latexfixationstest, CRP, Leukozytose), des IgG, IgA, sowie der zirkulierenden Immunkomplexe ist nicht spezifisch. Extreme Blutsenkungsbeschleunigung (> 90 pro Stunde), die nicht dem unchrakteristischen klinischen Befund entspricht, ist ein Warnzeichen. So nimmt die entscheidende Stellung der Nachweis von c-ANCA-Antikörpern ein, das sind Sero-IgG, die in den zytoplasmatischen Granula der Neutrophilen mit Proteinase 3 reagieren. Ihre Testspezifität bei der W.G. erreicht bis zu 99%, die Sensitivität schwankt in Abhängigkeit von Aktivität und Ausdehnung der Krankheit: bei generalisierten Formen ist sie 90%, bei den lokalisierten 60%, nach Remission gelingt ihr Nachweis bei etwa einem Drittel der Kranken [3, 11, 20, 29, 39, 49]. Die bloße Positivität der c-ANCA ohne die gleichzeitigen klinischen Befunde reicht zur Diagnose nicht aus, jedoch ist ein positiver Befund bei sich entwickelndem klinischen Bild der W.G. sehr bedeutungsvoll und sollte zum rechtzeitigen Behandlungsbeginn veranlassen.

Die *Prognose* der W.G. ist durch deren Ausdehnung vorbestimmt. Nach der DeRemeeschen klinischen Klassifizierung [18] verschlimmert sie sich in Richtung E → L → K (E = ENT, L = Lunge, K = Nieren). So ist sie bei lokalisiertem Prozeß gut, nach dem Übergang in Systemformen ungünstig. Die durchschnittliche Überlebenschance ist hier lediglich 5 Monate, und 90 % der Kranken sterben binnen 2 Jahren. Die Todesursachen sind Respirations- oder Nierenversagen sowie Septikämie.

Eine nicht behandelte W.G. endet immer letal, 80 % der Erkrankten starben innerhalb eines Jahres seit der Diagnosestellung.

Eine gewisse Verbesserung brachte die Einführung der Kortikoide, zu einer dramatischen Wende zum Positiven ist es jedoch erst durch die Einführung der Zytostatika gekommen.

Die *Therapie* bemüht sich um
- Unterdrückung der Prozeßaktivität und
- Erreichen einer möglichst langen Remission.

Doch angesichts der unbekannten Ätiopathogenese der Krankheit und ihres unvorhersehbaren Verlaufs fällt es außerordentlich schwer, ein ideales Behandlungsschema zu finden.

Entscheidender Faktor ist rechtzeitiges Einsetzen der Behandlung nach frühzeitiger Diagnose.

Gegenwärtig appliziert man in erster Linie die Kombination von Prednison und Zyklophosphamid, wodurch eine Remission bei bis zu 90 % der Erkrankten möglich ist [27], insbesondere dann, wenn es noch nicht zur Nierenbeteiligung gekommen ist. Eine 5-Jahres-Überlebenschance ist mit einer solchen aggressiven Therapie in ca. 75 % zu erzielen. Mögliche Nebenwirkungen einer prolongierten Therapie mit Zyklophosphamid (Risiko einer Entstehung von Karzinom oder malignem Lymphom) werden verringert, indem man dieses Zytostatikum intravenös in Pulszyklen verabreicht.

Wenn eine Remission eintritt, ist es nicht sinnvoll, die Behandlung zu unterbrechen. Verabreicht man weiter kleine Dosen zur Stabilisierung (Prednison 5 mg täglich, Zyklophosphamid 50 mg 1 mal die Woche), kann man ein langanhaltendes Ruhen der Prozeßaktivität erzielen.

Krankheitsrezidive werden hauptsächlich durch interkurrente Infektionen hervorgerufen. Sie bedürfen einer intensiven Behandlung mit Antibiotika und einer temporären Dosiserhöhung des Prednison.

Zur Prävention ist es bei Kranken in Remission zweckmäßig, Chemotherapeutika in Dauermedikation zu verordnen (Cotrim forte 2 mal $^{1}/_{2}$ Tablette täglich). Die Therapie der autoimmunen Krankheiten mit Kortikoiden und Zytostatika leitet meistens der Immunologe. Der HNO-Facharzt wird mit dem Problem konfrontiert, die destruktiven Konsequenzen im HNO-Bereich zu beheben. Versuche, durch autologen Knorpel die Nase zu rekonstruieren, schlagen aufgrund der Ischämie fehl. Nach Duffy [22] kann man jedoch mit beidseitigen, vaskularisierten muskulomukösen Lappen, die von der A. facialis versorgt werden, erfolgreich Defekte decken.

4.2
Andere autoimmune Vaskulitiden

Neben der Wegener-Granulomatose kann man im HNO-Bereich mit einigen anderen, prognostisch und therapeutisch weniger undankbaren Typen der Autoimmunvaskulitiden konfrontiert werden. Ihre klinischen Äußerungen sind, mit Ausnahme des Cogan-Syndroms, sehr beschränkt, weshalb sie vorwiegend differential-diagnostische Bedeutung haben.

4.2.1
Churg-Strauss-Syndrom (C.S.S.)

Die Pathologen Churg und Strauss grenzten 1951 diese Erkrankung, die als allergische Angiitis und Granulomatose bezeichnet wurde, von der Polyarteritis nodosa ab. Zusammen mit der Wegener-Granulomatose reihen wir sie bei den nekrotisierenden Vaskulitiden der kleinen und mittleren Arterien und Venen ein. Die Inzidenz schätzt man auf 1 Fall auf 50 000 Asthmatiker [43]. Betroffen werden meistens Personen zwischen dem 40. und 50. Lebensjahr, die Männer etwas häufiger [21]. Die Ätiologie ist unbekannt, in Einzelfällen ging der Krankheitsentstehung das Absetzen von Kortikoiden beim Asthma, die Behandlung mit Makrolidantibiotika oder eine Impfung gegen Hepatitis B voraus [21, 37, 74].

> Für C.S.S. typisch ist die Kombination von Bronchialasthma, Hypereosinophilie und Vaskulitiden, die meistens die oberen und unteren Atemwege (70 %), weiter die Haut (57 %), den Gastrointestinaltrakt (50 %), das kardiovaskuläre System (42 %), die Muskeln (31 %), weniger oft dann Nieren, Augen und ZNS betreffen.

In 85 % der Fälle tauchen Mononeuropathien auf, die durch Demyelinisation und axonale Degeneration bedingt werden [43]. Die akute Phase wird von Fieber, Müdigkeit und Gewichtsabnahme begleitet. Otolaryngologische Symptome in Form einer Rhinitis mit Nasenobstruktion mit Krustenbildung bis zur therapeutisch resistenten polypösen Sinusitis gehen typischerweise dem Einsetzen des Bronchialasthmas voraus [73].

! Nie kommt es zur Destruktion von Ohrmuscheln, Kehlkopf, Trachea oder Bronchien. Ebenso sind Erkrankungen im Innenohr nicht bekannt.

Ganz selten führt C.S.S. zur Entstehung von „midline granuloma", sehr selten können die großen Speicheldrüsen, vorwiegend die Gl. parotis, betroffen werden. Das histopathologische Bild ist auch bei C.S.S. nicht pathognomonisch. Im Zellgewebe finden wir eosinophile Infiltrate und die Bildung von nekrotisierenden, palisadenartigen, extravasalen Granulomen. Lediglich bei wenigen Patienten gelingt es, eine fibrinoide Vaskulitis der kleinen Arterien und Venen festzustellen. Die Laborbefunde sind nicht spezifisch, neben der Blutsenkungsbeschleunigung kann man manchmal zirkulierende Immunokomplexe nachweisen, typisch ist die Zunahme der IgE-Plasmaspiegel. Bei etwa 50% der Kranken sind der Rheumafaktor und die p-ANCA-Antikörper positiv. Positives p-ANCA finden wir dagegen bloß bei 10% der Fälle.

Die *Diagnose des C.S.S.* ergibt sich, ähnlich wie bei der rezidivierenden Polychondritis, vor Allem aus den klinischen Befunden, die durch Labor, radiologische und histopathologische Befunde ergänzt werden. Beim Vorkommen von 4 der 6 Kriterien, die von American College of Rheumatology [46] festgelegt wurden:

- Asthma bronchiale,
- Eosinophilie, > 10%,
- Neuropathie,
- flüchtige Lungeninfiltrate,
- chronische Rhinosinusitis,
- extravaskuläre Eosinophilie,

erreicht man bei 85% Sensitivität eine Spezifität von 99,7%. Die diagnostische Aufgabe des HNO-Arztes beschränkt sich auf den Nachweis von Veränderungen in der Nase und in den Nebenhöhlen sowie auf die Entnahme von Gewebsproben zur bioptischen Untersuchung.

Die *Prognose* ist zum Unterschied zur Wegener-Granulomatose relativ gut, die 5-Jahres-Überlebenschance liegt bei 85%. In Einzelfällen kommt es zum Tode wegen Darmperforation, Befall der inneren Organe oder des ZNS. Systematische Verabreichung von Steroiden führt alsbald zum Nachlassen von Beschwerden. Doch bei Absetzung oder Dosissenkung kann es zum Rezidiv der Krankheit kommen [55]. Die Erfahrungen mit Interferon und Plasmaferese bei therapeutischer Resistenz sind bislang begrenzt. Die Behandlung der Rhinosinusitis mit topischen Steroiden und durch funktionelle endonasale Chirurgie richtet sich nach den gleichen Grundsätzen wie bei Kranken ohne dieses Syndrom.

4.2.2
Arteriitis temporalis (Horton-Krankheit)

Es handelt sich um eine Systemvaskulitis, die in die Gruppe der Riesenzell-Arteriitiden gehört. Sie betrifft den Aortenbogen, insbesondere jedoch die Äste der äußeren, aber auch inneren A. carotis. Ihre Ätiopathogenese ist unbekannt, vermutlich handelt es sich um eine von T-Lymphozyten regulierte granulomatöse Reaktion, die gegen die elastischen Fasern gerichtet ist [6, 64, 65]. Die Inzidenz der Krankheit ist geographisch unterschiedlich, am höchsten ist sie in Europa und Nordamerika, wo sie in den 80er Jahren in einigen Regionen bis zu

26,4 auf 100 000 Einwohner ausmachte. Betroffen werden fast ausschließlich Weiße im Alter um 50 Jahre, gewöhnlich im Rahmen eines Syndroms der rheumatischen Polymyalgie. Die Angaben über die Geschlechterverteilung gehen erheblich auseinander.

Dem Krankheitsbeginn gehen meistens Allgemeinsymptome voraus, wie Schwäche, Fieber, Anorexie und Gewichtsabnahme. Später kommen Kopfschmerzen in der temporalen und okzipitalen Gegend dazu, die intermittierend, auch mehrmals täglich auftreten. Die Arteriitis temporalis ist sehr oft ein Bestandteil der Polymyalgia rheumatica, für die ein- oder beidseitige Kieferklaudikationen typisch sind. Diese werden durch den Befall der Kaumuskeln verursacht und bereiten, wenn sie sich auf die Zunge und die Muskeln des Schlucktraktes ausdehnen, Schwierigkeiten bei Einnahme von fester Nahrung. Klaudikationsbeschwerden, insbesondere in der Gegend der oberen Extremitäten, geben etwa 10 % der Patienten an. Zum klinischen Bild der Krankheit gehören oft auch Augen- und Gelenkbeschwerden (15 %), weiterhin eine neurologische Symptomatologie in Form von Mono- oder Polyneuritiden. Beeinträchtigung des Blutflusses in der A. carotis interna kann einseitige sensoneurale Schwerhörigkeit mit Tinnitus und Vertigo auslösen.

! Bei der Untersuchung finden wir erweiterte, mäandrische und auf Druck schmerzende temporale Arterien. Bei manchen Kranken ist jedoch der Befund negativ.

Der charakteristische *histopathologische Befund* ist die Destruktion der Lamina elastica durch granulomatöse entzündliche Infiltrierung mit zahlreicher Beteiligung von Leuko- und Histiozyten, Eosinophile beteiligen sich nur sehr selten. Im späteren Stadium kommt es zur fibrosen Proliferation der Intima und der Adventitia.

Labormäßig weisen wir neben nichtspezifischen Merkmalen der Entzündung (hohe Blutsenkung, Leukozytose, CRP, Erhöhung des IgG) Anämie, Dysproteinämie und zirkulierende Immunkomplexe nach. Der Rheumafaktor und die ANCA-Antikörper sind negativ.

Die *Diagnose* der A.T. geht vor allem von den klinischen Charakteristika aus. Nach Hunder [35] ist bei Anwesenheit von drei der fünf von ihm vorgeschlagenen Kriterien die Sensitivität 93,5 % und die Spezifität 91,2 %. Beim unklaren, negativen Palpationsbefund an den Temporalarterien kann man eine thermographische Untersuchung durchführen, die eine Temperaturerhöhung im Gefäßverlauf nachweist. Entscheiden kann jedoch erst die Biopsie von den betroffenen Gefäßen, die wir dort entnehmen, wo die Veränderungen klinisch oder nach dem Doppler-Ultrasonogramm am stärksten sind. Die Gewebsentnahme sollte immer *vor* dem Beginn der Behandlung mit Kortikoiden erfolgen, da diese rasch zur Minderung der histopathologischen Veränderungen führt.

! Der Umfang der chirurgischen Resektion soll relativ ausgedehnt sein, denn dies beeinflußt die Schmerzen positiv.

Zur Erklärung dieses Effektes wird eine Veränderung der hämodynamischen Verhältnisse oder eine Unterbrechung von pathologischen vasovasalen Reflexen als Ursache herangezogen.

Die *Behandlung* basiert auf langanhaltender systemischer Verabreichung von Steroiden. Die Anfangsdosis kann nach einigen Wochen schrittweise auf stabilisierende Werte herabgesetzt werden. Völliges Absetzen ist bei der Mehrheit der Patienten erst nach 1 oder 2 Jahren möglich. Ab und zu kommt es zur Krankheitsreaktivierung. Daher ist eine langfristige Nachbeobachtung erforderlich.

Die *Prognose* der A.T. ist quoad vitam im allgemeinen recht günstig. Bei unbehandelten Fällen kommt es freilich bei bis zur Hälfte der Erkrankten zur Erblindung als Folge einer Mitbeteiligung der A. centralis retinae.

4.2.3
Kawasaki-Syndrom (mukokutanes glanduläres Syndrom)

Es handelt sich um eine akute Systemvaskulitis mit bevorzugtem Befall von Koronararterien und mit Tendenz zur spontanen Remission.

Zum ersten Mal wurde es im Jahre 1967 von T. Kawasaki in Japan beschrieben, wo auch seine Inzidenz am höchsten ist. Die weiße Rasse wird davon weniger betroffen, in den USA werden 0,6 Fälle pro 100.000 Kinder und Jahr gemeldet [81]. Die Krankheit tritt sporadisch oder in Endemien auf, die man in der ganzen Welt beobachtet. Es handelt sich fast ausschließlich um eine pädiatrische Affektion, wobei 80–90% der Kinder jünger als 5 Jahre sind. Die Ätiopathogenese ist unbekannt, die bisherigen Laborbefunde und der klinische Verlauf weisen auf genetische und infektiöse mikrobielle Faktoren hin.

Das erste Merkmal ist Fieber, in 90% der Fälle von Hautveränderungen an den Extremitäten begleitet (manchmal ähneln diese dem Scharlach, den Masern oder dem Erythema exsudativum multiforme, oft bilden sich Pusteln). Aus der Sicht des HNO-Arztes gibt es wichtige Manifestationen in der Mundhöhle: „Himbeerzunge", Schleimhautrötung im Oropharynx, rote, geschwollene Lippen, die platzen und bluten. Etwa bei 70% der Fälle wird die Anfangsphase von einseitiger, schmerzhafter Anschwellung von Halslymphknoten dominiert, die eine Größe von bis zu 5 mm erreicht. Nie kommt es zur Einschmelzung.

Die Erkrankung reagiert nicht auf Antibiotika. Etwa um den zehnten Tag herum geht sie in die subakute Phase über, die hohen Temperaturen fallen und alle Merkmale verschwinden allmählich. Während der Rekonvaleszenz klingen sie völlig ab.

Die ernsthafteste Komplikation ist der Befall der Koronararterien. Er tritt in 60% der Fälle auf und verursacht trotz Behandlung eine Mortalität von 0,5%.

Die *Diagnose* geht – bei nicht spezifischen Laborbefunden – von den klinischen Symptomen aus, evtl. vom radiologischen Nachweis der koronaren Beteiligung, und sie liegt, gleich wie die Therapie mit Acylpyrin und mit i.v. Gammaglobulin, vor Allem in der Kompetenz des Kinderarztes. Die differentialdiagnostische Rolle des HNO-Arztes besteht bloß darin, andere Mund- und Pharynxentzündungen abzugrenzen.

4.2.4
Behçet-Syndrom

Diese Erkrankung ist seit den Tagen von Hippokrates bekannt. Zum ersten Male exakt beschrieben wurde sie im Jahre 1931, ihre gegenwärtige Bezeichnung datiert sich seit 1937. Die Inzidenz in Mitteleuropa ist niedrig, am häufigsten kommt sie im Mittleren Osten (80–300 Fälle pro 100 000 Einwohner in der Türkei), in Japan und den USA vor. Das Syndrom sucht gleichermaßen Männer wie Frauen im Alter von 20–30 Jahren heim. Die HLA-B5-Positivität liegt hierbei bis zu 6mal höher als bei gesunden Menschen. Die ursprüngliche Syndrom-Trias in Form von

- rezidivierenden Ulzerationen der Schleimhaut der Mundhöhle,
- Ulzera auch des Genitales und
- Iritis
hat sich später um zusätzliche Symptome erweitert, z. B. um
- tiefe und oberflächliche Thrombophlebitiden (etwa bei einem Drittel der Erkrankten),
- kardiovaskuläre,
- neurologische,
- gastroenterologische Beschwerden [15, 51, 82].

Wenn die Haut betroffen wird, kommt es zu Pyodermien oder Veränderungen vom Charakter des Erythema nodosum.

An den Gelenken äußert sich die Krankheit durch nichtspezifische Arthropathien, ausnahmsweise durch Arthritis mit günstiger Prognose.

! Der HNO-Arzt begegnet dem Behçet-Syndrom bei der Beurteilung von Befunden der Mundhöhle, wo man bukkal aphthoide Ulzerationen mit einem Durchmesser von 3–15 mm mit scharf abgegrenzten Rändern sieht.

Im Rachen findet man mehr plaqueartige Läsionen. Von den anderen HNO-Organen wird sehr selten das Innenohr unter dem klinischen Bild eines Hörsturzes betroffen [58]. Für die Äußerungen auf der Schleimhaut ist die lokale, immunokomplexe Vaskulitis verantwortlich, die Pathogenese von anderen Manifestationen bleibt im Dunkeln. Die Ergebnisse der Labor- und histopathologischen Untersuchung (uncharakteristisches Bild von Venulitiden mit perivaskularer Infiltrierung durch mononukleäre Zellen) sind gänzlich unspezifisch.

> Die *Diagnose des Behçet-Syndroms* basiert demzufolge rein empirisch auf der Anwesenheit von entsprechenden klinischen Befunden [60].

Die *Therapie* ist nicht eindeutig festgelegt. Neben der kombinierten immunosuppressiven Behandlung (Prednison und Cyclofosfamid) verordnen wir Indomethacin und Colchicin. Es gibt auch Versuche, durch Verabreichen von Levimazol immunorestaurativ den Zustand zu beeinflussen.

4.2.5
Cogan-Syndrom (C. S.)

Die Erkrankung wurde zum ersten Male im Jahre 1934 beschrieben, als klinische Einheit hat sie der Augenarzt Cogan im Jahre 1945 klassifiziert [13]. Ihre Inzidenz ist sehr niedrig, bis jetzt sind an die 100 Fälle publiziert worden. Sie betrifft ohne geschlechtliche Präferenz die Menschen der weißen Rasse, durchschnittlich im Alter von 30 Jahren.

Die *Leitsymptome der Krankheit* werden durch interstitielle Keratitis und kochleovestibulare Dysfunktion charakterisiert, die bei 80 % der Kranken vorkommt.

Etwa bei einem Viertel der Fälle kommt es zum Befall
- des Herzens (Aorteninsuffizienz, Herzschwäche),
- des Gastrointestinaltraktes (peptische Läsionen und Ulzeration im Dickdarm),
- der Skelettmuskeln und Gelenke.

Seltener kommt es zu Splenomegalie und generalisierter Lymphadenopathie. Temperaturen, Gewichtsabnahme und Appetitlosigkeit kommen etwa bei 30 % vor [36].

Die *Ätiologie* ist nicht bekannt. Neben Impfungen, Viruserkrankungen und Antibiotikatherapie zieht man auch genetische Einflüsse in Betracht [36].

Das *histologische Bild* des C. S. ist bloß bei einer begrenzten Anzahl von untersuchten bioptischen und nekroptischen Proben beschrieben worden. An den betroffenen Gefäßen vom mittleren und großen Kaliber finden wir eine entzündliche Infiltrierung und örtlich auch fokale, fibrinoide Nekrosen. In manchen Fällen entspricht das mikroskopische Bild der Polyarteriitis nodosa. Die Pathomorphologie des Innenohres bei C. S. ist nur aus einigen wenigen Fällen bekannt [80], sie bestand aus kochlearem Hydrops mit Störung der Reissner-Membran, Destruktion der Membrana tectoria und Hypertrophie der Stria vascularis. Im chronischen Stadium beobachtete Rarey [66] eine intensive Neubildung ektopischen Knochens, die zur Obliteration, gar zum Untergang der Kochlea und der Bogengangskanäle mit deutlicher Degeneration des N. VIII und seiner Ganglien führte. Auf Grund der angeführten Befunde schließen einige Autoren darauf, daß die Innenohrmanifestation der Krankheit nicht eine Folge der Vaskulitis, sondern eines organspezifischen, autoimmunen Prozesses sei [71].

Die HNO-Befunde des C.S. sind von dessen Stadium abhängig. In einer wochen- bis monatelang anhaltenden Akutphase der typisch verlaufenden Erkrankung kommen Schwindelanfälle mit Erbrechen und progredierender ein- oder beidseitiger Schwerhörigkeit mit Tinnitus vor, oft als „Hörsturz" beginnend.

Die vestibulären und kochleären Beschwerden beginnen oft gleichzeitig. Jede Komponente kann jedoch für sich alleine das Initialsymptom der Krankheit darstellen. In der chronischen Phase lassen die Schwindelanfälle – unter dem

Einfluß der zentralen Kompensation – nach, der Gehörverlust geht jedoch weiter bis zur irreversibilen, hochgradigen Schwerhörigkeit, sogar Taubheit.

! Die Erkrankung kann nur auf das Innenohr beschränkt bleiben, in 80 % der Fälle kommt es jedoch zur Generalisierung.

Der klinische Verlauf ist individuell sehr unterschiedlich und nicht vorhersehbar. Eine schnelle Progression mit Tod aufgrund von Komplikationen der Vaskulitis ist sehr selten, dennoch liegt die Sterberate etwa bei 10 % [67].

Die *Diagnose* bei typischer klinischer Symptomatik bestätigt der serologische Befund eines IgGs gegen die Antigene des Innenohres einerseits [4], und andererseits der Nachweis von dessen morphologischem Befall, was wir in der akuten aber auch in der chronischen Phase sehr genau mit Hilfe der hochauflösenden Magnetresonanztomographie feststellen können [32].

Die *C.S.-Therapie* beruht auf dem Verabreichen hoher Dosen von Steroiden und Immunosuppressiva. Ihr frühzeitiger Beginn kann einer schweren Progression von Gehörverlusten zuvorkommen. Das ist jedoch nicht die Regel, denn bei 40 % der Kranken kommt es später zur beidseitigen Taubheit, der man mit Cochlea-Implantaten begegnen kann [12]. In der chronischen Phase bleiben wir meistens bei kleineren Dosen von Steroiden. Deren völliges Absetzen würde zur Reaktivierung des Prozesses führen.

5
Autoimmune Innenohrerkrankungen

Im voranstehenden Text haben wir Innenohrerscheinungen erwähnt, die dem voll entwickelten klinischen Bild einiger Autoimmunerkrankungen vorausgehen oder nachfolgen können. Hier sind noch weitere Vaskulitiden (v. a. Polyarteriitis nodosa) und andere Läsionen (z. B. Crohn-Krankheit) einzureihen [5].

In diesem Zusammenhang muß man auf eine eventuelle autoimmune Ursache derjenigen isolierten kochleovestibulären Störungen aufmerksam machen, die unter dem Bild des plötzlichen Hörverlustes verlaufen, verbunden meistens mit einem Vertigo und Tinnitus. Der Hörsturz – ein Autoimmunproblem?

Trotz der von einigen Autoren angeführten positiven Befunde von Antikörpern gegen die Innenohrproteine und von zirkulierenden Immunokomplexen und trotz des Nachweises von Typ-II-Kollagen als des möglichen Antigens in den Innenohrstrukturen [59, 83] bleibt die Rolle der Autoimmunität unklar. Aufgrund des Labors sowie der experimentellen und klinischen Erfahrungen kann man vermuten, daß es sich eher um immunologisch vermittelte als um autoimmune Prozesse handelt [7].

Die *Diagnostik* dieser rasch progredienten Läsionen beruht hauptsächlich auf dem Ausschluß anderer Ursachen (Tumoren, Entzündungen). In der letzten Zeit wird auf die Bedeutung des Nachweises von Antikörpern gegen das Heat-Shock-Protein HSP 70 hingewiesen [75], das zur Gruppe der sog. Streßeiweißkörper gehört, die eine bedeutende Rolle in der Regulation der physiologischen Abwehrprozesse spielen und sich mit einem bisher nicht ganz geklärten Mechanismus auch an der Ätiopathogenese von Autoimmunerkrankungen beteiligen.

Die *Therapie* besteht einmal mehr in der Verabreichung von Steroiden und Immunosupressiva; der Erfolg hängt vom rechtzeitigen Behandlungsbeginn ab.

6
Fazit: Gegenwärtige Behandlungsmöglichkeiten der Autoimmunerkrankungen

Eine bedeutende Besserung der Prognose, und zwar auch bei sehr gefährlichen, früher unvermeidlich letalen Autoimmunerkrankungen, hat die Immunomodulationstherapie gebracht. Sie schließt vor allem die Immunosupression ein, die ihre häufigste Modalität darstellt und auf die Verdrängung der Prozeßaktivität gerichtet ist. Je nach der Gefährlichkeit des Prozesses können Mittel mit geringer (Antihistaminika, z. B. bei leichteren Vaskulitisformen), mittlerer (nichtsteroidale Antiphlogistika, Antimalariamittel) bis rasanter Wirkung (Steroide, Zytostatika) verabreicht werden.

Die Immunomodulation im umgekehrten Sinne (d. h. Immunorestauration, bzw. Immunostimulation durch den Levamizol-Transferfaktor oder Thymusextrakte) wird aus Angst vor möglicher Reaktivierung der Autoimmunerkrankung nur sehr vorsichtig angewendet. Sie steht in der ausschließlichen Kompetenz eines erfahrenen Immunologen und setzt eine ständige Labor-Daueruberwachung des immunologischen Zustandes des Organismus voraus. Sie wird in Fällen des gleichzeitigen Befundes eines bedeutsamen Immunodefizites (besonders eines sekundären, bei anderer Grundkrankheit oder rasanter immunosupressiver Behandlung) indiziert sein.

Wirksam, aber ökonomisch beträchtlich kostspieliger ist die intravenöse Verabreichung hoher Immunoglobulindosen, die eine Dämpfung des Autoimmunmechanismus verursachen und auch eine Vorbeugung gegenüber einer interkurrenten Infektion bedeuten.

Ein beweisbarer Effekt ist bis jetzt nur bei idiopathischer Kinderthrombopenie und Kawasaki-Krankheit ermittelt worden, bei anderen Krankheiten wird ihr Einfluß noch erforscht. Die Verwendung von Interferonen und Interleukinen befindet sich noch im experimentellen Stadium.

Literatur

1. Adler D, Bröker HJ, Simmling-Annefeld (1981) Rezidivierende Polychondritis. Eine Fallbeschreibung unter besonderer Berücksichtigung der Manifestation im HNO-Bereich. Laryngol Rhinol 69: 187-191
2. Amaral ALMP, Nascimento AG (1984) Malignant lymphoepithelial lesion of the submandibular gland. Oral Surg 58: 184-190
3. Andrews J, Koutakis S (1996) Wegener's granulomatosis of the skull base. Am J Otolaryngol 17: 349-352
4. Arnold W, Gebbers JO (1984) Serum Anti-Körper gegen Kornea-und Innenohrgewebe beim Cogan-Syndrom. Z Laryngol Rhinol Otol 63: 428-432

5. Bachmayer C, Leclerc L N, Laurette F, Coutarel P, Cadranel JF, Médioni J, Dhote R, Mougeot Martin M. (1998) Acute autoimmune hearing loss associated with Crohn's syndrome. Am J Gastroenterol 93: 2565-2567
6. Banks PM, Cohen MD, Ginsburg WW, Hunder GG (1983) Immunohistologic and cytochemical studies of temporal arteriitis. Arthritis Rheum 26: 1201-1207
7. Barna BP, Hughes GB (1997) Autoimmune inner ear disease - a real entity? Clin Lab Med 17: 581-594
8. Barranco VP, Minor DB, Solomon H (1976) Treatment of relapsing polychondritis with Dapsone. Arch Dermatol 112: 1286-1289
9. Bone RC, Fox RI, Howell FV, Fantozzzi R (1985) Sjögren's syndrome: a persistent clinical problem. Laryngoscope 95: 295-299
10. Breedveld FC (1994) Vasculitis: Mechanisms of injury. Rheumatology in Europe 23: 5
11. Carrie C, Hughes KB, Watson MG (1994) Negative ANCA in Wegener's granulomatosis. J Laryngol Otol 108: 420-422
12. Cinamon U, Kronenberg J, Hildesheimer M, Taitelbaum R (1997) Cochlear implants in patients suffering from Cogan's syndrome. J Laryngol Otol 110: 928-930
13. Cogan DG (1945) Syndrome of non-syphilitic interstitial keratitis and vestibuloauditory symptoms. Arch Ophtalmol 33: 144-149
14. Cotch MF, Hoffman GS, Yerg DE, Kaufman GI, Targonski P, Kaslow RA (1996) The epidemiology of Wegener's granulomatosis. Estimates of the five-year period prevalence, annual mortality, and geographic disease distribution from population-based data sources. Arthritis Rheum 39: 87-92
15. Chajek T, Fainaru M (1998) Behçet's disease. Report of 41 cases and review of the literature. Medicine (Baltimore) 54: 179-196
16. Dagum P, Roberson JB (1998) Otologic Wegener's granulomatosis with facial nerve palsy. Ann Otol Laryngol 107: 555-559
17. Davies SD, Berkmen YM, King T (1989) Peripheral bronchial involvement in relapsing polychondritis: Demonstration by thin-section CT. Am J Radiol 153: 953-954
18. DeRemee R, McDonald T, Harrison E, Coles D (1975) Wegener's granulomatosis. Anatomic correlates, a proposed classification. Mayo Clin Proc 51: 778-781
19. Devaney KO, Travis WD, Hoffman G, Leavitt R, Lebovics R, Fauci, AS (1990) Interpretation of head and neck biopsies in Wegener's granulomatosis. A pathologic study of 126 biopsies in 70 patients. Am J Surg Pathol 14: 555-564
20. Devaney KO, Ferlito A, Hunter BC (1998) Wegener's granulomatosis of the head and neck. Ann Otol Laryngol 107: 439-445
21. Dietz A, Hübner C, Andrassy K (1998) Makrolid Antibiotika induzierte Vaskulitis (Churg-Strauss Syndrom). Laryngorhinootologie 77: 111-114
22. Duffy FJ, Rossi RM, Pribaz JJ (1998) Reconstruction of Wegener's nasal deformity using bilateral facial artery musculomucosal flaps. Plast Reconstr Surg 101: 1330--1333
23. Ebringer R, Rook G, Swaza T, Bottazzio GF, Doniach D (1981) Autoantibodies to cartilage and type II collagen in relapsing polychondritis and other rheumatic diseases. Ann Rheum Dis 40: 473-479
24. Eckhardt C (1981) Seltene Form der Augenbeteiligung bei rezidiverender Polychondritis. Klin Mbl Augenheilk 178: 368-372
25. Eng J, Sabanathan S (1991) Airway complication in relapsing polychondritis. Ann Thorac Surg 51: 686-692
26. Estes SA (1983) Relapsing polychondritis. A case report and literature review. Cutis 32: 471-478
27. Fauci AS, Hayness BF, Katz P, Wolff SM (1983) Wegener's granulomatosis. Prospective clinical and therapeutic experience with 85 patients for 21 years. Ann Intern Med 98: 76-85
28. Fox RI, Robinson C, Curd J, Michelson P, Bone R, Howell FV (1986) First international symposium on Sjögren's syndrome: Suggested criteria for classification. Scand J Rheumatol Suppl 61: 28-31
29. Fukase S, Ohta N, Inamura K, Kimura Y, Aoyagi M, Koike Y (1994) Diagnostic specificity of anti-neutrophil cytoplasmatic antibodies (ANCA) in otorhinolaryngological diseases. Acta Otolaryngol (Stock.) Suppl 511: 204-207
30. Güngor F, Ozdenur F, Tunedemir F, Paksoy N, Karayalcin B, Erkilie M (1997) Tc-99 m MDP bone scintigraphy in relapsing polychondritis. Clin Nucl Med 22: 164-266

31. Harada M, Yoshida H, Mimura Y, Ohishi M, Miyazima I, Ichikawa F, Miyazima Y, Sata M, Tanikawa K (1995) Relapsing polychondritis associated with subclinical Sjögren's syndrome and phlegmone of the neck. Int Med 34: 768–771
32. Helmchen C, Jäger L, Bütner U, Reiser M, Brandt T (1998) Cogan's syndrome. High resolution MRI indicators of activity. J Vestibul Res 8: 155–167
33. Herman JH (1993) Polychondritis. In: Kelley WN, Harris ED, Ruddy S, Sledge CB (eds) Textbook of Rheumatology. Saunders, Philadelphia
34. Holmes MH, Baethge BA, Abreo F, Wolf RE (1993) Autoimmune exocrinopathy presenting as recurrent parotitis of childhood. Arch Otolaryngol Head Neck Surg 119: 347–349
35. Hunder GG et al. (1990) The American College of Rheumatology 1990 revised criteria for the classicifation of giant cell arteriitis. Arthritis Rheum 33: 1122–1128
36. Cheson BD, Bluming AZ, Alroy J (1976) Cogan's syndrome: A systemic vasculitis. Am J Med 60: 549–555
37. Churg A, Churg J (1998) Steroids and Churg-Strauss syndrome. Lancet 352: 32–33
38. Illum P, Thorling K (1982) Otologic manifestations of Wegener's granulomatosis. Laryngoscope 92: 801–804
39. Inamura K, Fukase S, Ohta N, Sakata K, Koike Y (1994) Detection of anti-neutrophil cytoplasmic antibodies (ANCA) using the immunoperoxidase method. Acta Otolaryngol (Stockh.) Suppl 511: 218–220
40. Jacobs JC (1985) Rheumatology for the practitioner. Springer, Berlin Heidelberg New York Tokyo
41. Kao ChH, Ho YJ, Lan JL, ChangLai Sh P, Chieng PU (1998) Regional cerebral blood flow and glucose metabolism in Sjögren's syndrome. J Nucl Med 39: 1354–1356
42. Kawamura H, Taniguchi N, Kouichi I, Kano Sh (1990) Salivary gland echography in patients with Sjögren's syndrome. Arthritis Rheum 33: 505–510
43. Kimura T, Nakaoka Y, Yoshida K, Sunami T, Murahashi Y, Hisatsune H, Kuriyama N, Sekikawa S, Kurihara A (1998) Churg-Strauss syndrome diagnosed and followed with gastrointestinal fiberscopic studies and electroneuromyography. Intern Med 37: 646–650
44. Klinger H (1931) Grenzformen der Periarteriitis nodosa. Frankf Z Pathol 42: 455–480
45. Krey H (1981) Augenerkrankung bei chronischer atrophischer Polychondritis. Klin Monatsbl Augenheilkd 178: 186–189
46. Leavitt RY, Fauci AS, Bloch DA, Michel BA, Hunder GG, Arend WP, Calabrese IH, Fries JF, Lie JT, Lightfoot RW, Masi TA, McShane DJ, Mills JA, Stevens MB, Wallace SI, Zvaifler NJ (1990) The American College of Rheumatology 1990 criteria for the classification Churg-Strauss-Syndrome (allergic granulomatosis and angiitis). All Rheum 33: 1094–1110
47. Lie JT (1994) Classification and histopathologic specifity of vasculitis. Rheumatology in Europe 23: 4
48. Luqmani R, Jubb R, Emery P, Reid A, Adu D (1991) Inner ear deafness in Wegener's granulomatosis. J Rheumatol 18: 766–768
49. Macias JD, Wackym PA, McGabe BF (1993) Early diagnosis of otologic Wegener's granulomatosis using the serologic marker C-ANCA. Ann Otol Rhinol Laryngol 102: 337–341
50. Martin J, Roenigk HH, Lynch W, Tingwald FR (1976) Relapsing polychondritis treated with Dapsone. Arch Dermatol 112: 1272–1274
51. Mason RM, Barnes CG (1969) Behçet's syndrome with arthritis. Ann Rheum Dis 28: 95–103
52. Matschke RG (1987) Immunologie und Ertaubung. Manifestation der rezidivierenden Polychondritis im HNO-Bereich. Ein Fallbericht. Laryngol Rhinol Otol 66: 337–380
53. McAdam LP, O'Hanlan MA, Bluestone R, Pearson CM (1976) Relapsing polychondritis: Prospective study of 23 patients and review of the literature. Medicine 55: 193–215
54. McCaffrey TV, McDonald TJ, Facer GW, DeRemee RA (1980) Otologic manifestations of Wegener's granulomatosis. Otolaryngol Head Neck Surg 88: 586–593
55. McDermott EM, Powell RJ (1998) Cyclosporin in the treatment of Churg-Strauss syndrome. Ann Rheum Dis 57: 257–259
56. McKee PH (1996) Pathology of the skin. Mosby-Wolfe, London/Baltimore
57. Michet CJ Jr, McKenna CH, Luthra HS, O'Fallon WM (1986) Relapsing polychondritis. Survival and predictive role of early disease manifestation. Ann Intern Med 104: 74–78
58. Narváez J, Valverde GJ, Alerge Sancho JJ, Juanola X, Clavaguera MT, Roig Escofet D (1998) Sudden cochlear hearing loss in a patient with Behçet's syndrome. Rev Rheum Eng Ed 65: 63–64

59. Novotny M, Litzman J, Polach J, Ovisek P (1992) Immunological profile in Meniere's disease. Proceedings of the XIXth scientific meeting of the neurootological and equilibriometric society (NES), Bad Kissingen, Germany, 27-29 March. In: Clausen CF, Kirtane M, Schneider D (eds) Medicin + Pharmacie, Dr. Werner Rudat & Co Nachf., Edition m + p, Hamburg, 1994: 577-581
60. O'Duffy J. D (1998) Behçet's disease. In: Kelley WN, Harris NED Jr, Ruddy S, Sledge CB (eds) Textbook of Rheumatology. Saunders, Philadelphia, pp 1209-1214
61. Ohbayashi N, Yamada I, Yoshino N, Sasaki T (1998) Sjögrens syndrome: Comparison of assessment with MR sialography and conventional sialography. Radiology 209: 683-688
62. Ohyama Y, Nakamura S, Hara H, Shinohara M, Sasaki M, Ikebe-Hiroki A, Mouri T, Tsunawaki S, Abe K, Shirasuna K, Nomota K (1998) Accumulation of human T lymphotrophic virus type I-infected T cells in the salivary glands of patients with human T lymphotropic virus type I-associated Sjögren's syndrome. Arthritis Rheum 41: 1972-1978
63. Okuyama C, Ushijima Y, Sugihara H, Okitsu Sh, Ito H, Tomoho M (1977) Increased subglottic gallium uptake in relapsing polychondritis. J Nucl Med 39: 1977-1199
64. Park JR, Hazleman B (1978) Immunological and histological studies of temporal arteries. Ann Rheum Dis 37: 238-243
65. Park JR, Jones JG, Harkiss GD, Hazleman BL (1981) Circulating immune complexes in polymyalgia rheumatica and giant cell arteriitis. Ann Rheum Dis 40: 360-365
66. Rarey KE, Bicknell JM, Davies LE (1986) Intralabyrinthine osteogenesis in Cogan's syndrome. Am J Otolaryngol 4: 387-390
67. Reiss M (1998) Cogan syndrome - a case report. Schweiz Rundsch Med Prax 87: 1105-1108
68. Rigby S, Griffiths D. J, Weiss KA, Venables PJW (1997) Human retrovirus-5 proviral DNA is rarely detected in salivary gland biopsy tissues from patients with Sjögren's syndrome. Arthritis Rheum 40: 2016-2121
69. Rotem M, Fauci A, Hallahan C, Kerr G, Lebovics R, Leavitt R, Hoffman G (1993) Wegener's granulomatosis in children and adolescents: Clinical presentation and outcome. J Pediatr 122: 26-31
70. Schlapbach V, Im Hof V (1988) Rezidivierende Polychondritis: Eine schillernde Erkrankung. Schweiz Med Wochenschr 118: 535-340
71. St. Clair EW, McCallum BM (1999) Cogan's syndrome. Curr Opin Rheumatol 11: 47-52
72. Trentham DE, Lee CH (1998) Relapsing polychondritis Ann Intern Med 129: 114-122
73. Trittel C, Möller J, Euler HH, Werner JA (1995) Das Churg-Strauss-Syndrom - eine Differentialdiagnose bei chronisch polypöser Sinusitis. Laryngorhinootologie 74: 577-580
74. Vanoli M, Bambini D, Scorza R (1998) A case of Churg-Strauss vasculitis after hepatitis B vaccination. Ann Rheum Dis 57: 256-257
75. Veldman JE (1997) Immune-mediated sensorineural loss with or without endolymphatic hydrops: a clinical and experimental approach. Ann N Y Acad Sci 830: 179-186
76. Wallesch B, Kleinsasser O (1990) Tracheostenosen als erstes Symptom einer Panchondropathie. Laryngorhinootologie 69: 561-563
77. Wegener F (1936) Über generalisierte, septische Gefässerkrankungen. Verh Dtsch Ges Pathol 29: 202-210
78. Wegener F (1939) Über eine eigenartige rhinogene Granulomatose mit besonderer Beteiligung des Arteriensystems und der Nieren. Beitr Pathol 102: 36-38
79. West PDB (1988) Relapsing polychondritis: An unusual presentation. J Laryngol Otol 102: 254-255
80. Wolff D, Bernhard WG, Tsutsumi S, Ross IS, Nussbaum HE (1965) The pathology of Cogan's syndrome causing profound deafness. Ann Otol 74: 507-520
81. Wortmann DW, Nelson AM (1990) Kawasaki syndrome. Rheum Dis Clin North Am 16: 363-375
82. Wright V, Chamberlain A (1978) Behçet's syndrome. Bull Rheum Dis 29: 972-977
83. Yoo TJ, Stuart JM, Kang AH, Townes AS, Tomoda K, Dixit S (1982) Type II collagen autoimmunity in otosclerosis and Meniere's disease. Science: 1153-1155

Hyperbare Sauerstofftherapie bei HNO-Erkrankungen

C.-M. MUTH

1	Einleitung	168
2	Definition	169
3	Geschichte	169
4	Durchführung der Therapie	170
5	Physikalische Grundlagen der HBO-Therapie	172
6	Physiologische Grundlagen der HBO-Therapie	173
6.1	Physiologische Effekte von erhöhten Sauerstoffpartialdrücken	176
7	Indikationen	179
7.1	Indikationen in der HNO-Heilkunde	180
7.1.1	Spezifische Effekte der HBO-Therapie bei Funktionsstörungen des Innenohres	182
7.1.2	Otitis externa maligna	184
7.1.3	Radionekrosen und chronisch persistierende Wundheilungsstörungen	185
7.1.4	Plastisch-chirurgische Eingriffe	188
7.1.5	Dekompressionsunfall bei Tauchern mit Innenohrbeteiligung	188
8	Nebenwirkungen und Risiken der HBO-Therapie	190
8.1	Psychisch bedingte Komplikationen	192
8.2	Nebenwirkungen durch Erhöhung des Umgebungsdrucks	193
8.2.1	Barotrauma des Ohres	193
8.2.2	Barotrauma der Nasennebenhöhlen	193
8.2.3	Barotrauma der Lunge	194
8.3	Komplikationen durch Sauerstoff	194
8.3.1	Sauerstoffintoxikation im ZNS (Paul-Bert-Effekt)	194
8.3.2	Sauerstoffintoxikation der Lunge (Lorrain-Smith-Effekt)	195
8.3.3	Brandgefahr	195
9	Fazit	196
	Literatur	197

1
Einleitung

Die Anwendung von Sauerstoff im Überdruck findet im deutschen Sprachraum vor allem bei Indikationen aus dem Fachgebiet der Hals-Nasen-Ohrenheilkunde statt. Doch obwohl die Zahl der behandelten Patienten wie auch der entsprechenden Therapieeinrichtungen in den letzten Jahren stetig zugenommen hat, ist diese Therapieform in Deutschland alles andere als unumstritten. Im Gegenteil, nicht selten stehen sich bedingungslose Ablehnung und absolute Befürwortung unversöhnlich gegenüber. Den Befürwortern kann mitunter der Vorwurf gemacht werden, die Therapie allzu kritiklos einzusetzen und die möglichen Indikationen zu weit zu fassen.

Außerdem ist es sicher richtig, wenn als Kritik gegen diese Therapiemethode der Mangel an prospektiv randomisiert durchgeführten klinischen Doppelblindstudien angeführt wird, wobei ein akzeptiertes Randomisierungsverfahren bei den meisten Indikationen sicher möglich ist. Im Gegensatz dazu ist die Durchführung einer Doppelblindstudie aber systembedingt nur sehr schwer zu realisieren und geht, ebenfalls systembedingt, mit einer gewissen Gefährdung der Patienten des Placebo-Arms einher. Bei einer echten Verblindung müßten nämlich auch die Patienten des Placebo-Arms in einer Druckkammer erhöhten Umgebungsdrücken ausgesetzt werden, wobei in diesem Fall auch unter Therapiedruckbedingungen ein Sauerstoffpartialdruck von 0,21 bar nicht überschritten werden dürfte. Ein solches Gasgemisch ist technisch zwar herzustellen, wäre aber nur im Überdruck normoxisch, bei Druckreduktion würde es hypoxisch. Zwar könnte in dieser Phase Luft geatmet werden (der systemische Fehler wäre nur sehr klein), doch käme es bei Beibehaltung der üblichen, bewährten Therapieschemata bei den Placebo-Patienten zu einer echten Gefährdung durch Dekompressionskrankheit, da ein Gemisch mit erniedrigtem Sauerstoffgehalt zwangsläufig einen vermehrten Stickstoffgehalt haben müßte, was bei den ansonsten in dieser Hinsicht als unkritisch angesehenen Therapieprofilen zu einer vermehrten Aufsättigung mit Stickstoff führte.

Seit Jahren ist daher auch unter HBO-Therapeuten die Notwendigkeit kontrollierter Studien bewußt, mitunter wird auch eine doppelte Verblindung versucht [10], für echte Doppelblindstudien ist jedoch trotz beständiger Diskussion kein machbarer und ethisch vertretbarer Lösungsansatz in Sicht.

Den Kritikern hingegen ist häufig vorzuwerfen, daß eine Ablehnung in den meisten Fällen erfolgt, ohne daß es vorher zu einer eingehenden Beschäftigung mit der Methode kam. In vielen Fällen kommt es dabei zu Verwechslungen mit alternativen Sauerstofftherapien oder gar der Anwendung von Unterdruckkammern. Auch die möglichen Komplikationen werden mitunter unreflektiert und sehr häufig falsch eingeschätzt.

Insgesamt besteht daher trotz der inzwischen weiten Verbreitung der Therapie mit Sauerstoff im Überdruck ein gewisser Aufklärungsbedarf, so daß ein solches Kapitel wie das vorliegende seine Berechtigung hat. Bei dieser Aufklärung geht es vor allem darum, die physiologischen Hintergründe der Therapie darzustellen und die Möglichkeiten, aber auch die Grenzen dieser Therapieform aufzuzeigen.

Zunächst ist daher eine klare Abgrenzung zu solchen Therapieformen notwendig, die ebenfalls das Wort Sauerstoff im Namen führen, aber eindeutig der alternativen Medizin zugeordnet werden. Die Anwendung von Sauerstoff in einer Therapiedruckkammer zählt an sich schon aufgrund des klaren physiologischen Ansatzes, nicht zuletzt auch wegen des enormen technischen Aufwandes nicht zur Alternativmedizin.

2
Definition

> Die Therapie mit Sauerstoff im Überdruck, also die „hyperbare Oxigenation" (HBO) ist definiert als eine medizinische Behandlungsform, bei der Patienten in einer druckfesten Umgebung (Therapie-Druckkammer) reinen Sauerstoff bei einem (im Vergleich zum normalen Luftdruck auf Meereshöhe) erhöhten Umgebungsdruck, dem jeweiligen Therapiedruck, atmen.

Sie beruht auf klaren physikalischen und physiologischen Gesetzmäßigkeiten und ist nicht zu verwechseln mit alternativen Behandlungsformen wie der Sauerstoff-Mehrschritt-Therapie nach Manfred von Ardenne, der Ozon-Therapie, der intraarteriellen Sauerstoff-Insufflations-Therapie oder der hämatogenen Oxygenierungs-Therapie (HOT) [7, 28, 51, 91].

3
Geschichte

Historisch betrachtet reichen die Wurzeln der heutigen Druckkammertherapie bis in das ausgehende 17. Jahrhundert zurück. Der Brite Henshaw formulierte damals die Theorie, durch einen erhöhten Umgebungsdruck unterschiedlichste Krankheiten heilen zu können. Größere Verbreitung erlangte die Überdruckbehandlung, damals noch mit Preßluft als Therapiegas, im 19. Jahrhundert. In dieser Zeit wurden in sog. „Pneumatisationskammern" die unterschiedlichsten Erkrankungen, aber auch ausgesprochen obskure Indikationen behandelt, allerdings ohne jegliche wissenschaftliche Grundlage und ohne dokumentierte Erfolge [64].

Dies änderte sich erst, als bekannt wurde, daß die Symptomatik der Erkrankungen von sog. *Caisson-Arbeitern* und Arbeitstauchern im Rahmen von Überdruckbaustellen an Brückenfundamenten, Kaianlagen etc. unter erneuter Druckexposition rückläufig war.

In der Folge etablierte sich die Überdruckbehandlung bei diesen Indikationen als Therapie der Wahl. Nach den ersten Arbeiten zur Dekompressionsphysiologie von Haldane zu Beginn des 20. Jahrhunderts wurde der Einsatz von Druckkammern und die Behandlung von verunglückten Tauchern nach dem 1. Weltkrieg zum Goldstandard der Therapie. Schon in den 20er Jahren wurde die

Forderung nach Sauerstoff als Therapiegas zur Verbesserung der physiologischen Ansätze formuliert, fand aber nur im militärischen Bereich theoretische Anwendung.

Die konsequente Umsetzung der Überdruckbehandlung unter Anwendung von Sauerstoff als medizinische Therapie gelang erst Ende der 50er Jahre durch Churchill-Davidson und Boerema. Schon seit 1954 experimentierte Boerema mit der hyperbaren Therapie, insbesondere unter der Fragestellung, ob es möglich wäre, bei Sauerstoffatmung unter erhöhtem Umgebungsdruck die Kreislaufstillstandzeiten in der Herz-Thorax-Chirurgie zu verlängern. Diese Arbeiten gipfelten in einem Tierversuch, in dem es gelang zu zeigen, daß die Menge des physikalisch im Plasma gelösten Sauerstoffs auch in Abwesenheit des Hämoglobins unter hyperbaren Bedingungen zum Leben ausreicht [8].

Neben der mittlerweile etablierten und allgemein anerkannten Indikation *Tauchunfall* wurde in der Folgezeit die HBO insbesondere zur Behandlung von *Gasbrand-Infektionen, Kohlenmonoxid-Intoxikationen* und in der *Herzchirurgie* eingesetzt. Die weitere medizinische Entwicklung (extrakorporale Zirkulation in der Herzchirurgie, leistungsfähigere Antibiotika in der Behandlung bakterieller Infektionen), aber auch der technische Fortschritt (massiver Rückgang der Zahl von Kohlenmonoxid-Intoxikationen seit den 70er Jahren in Deutschland) führte zu einem rückläufigen Interesse an dieser Therapieform. Dieser Trend kehrte sich erst Ende der 80er Jahre wieder um, in den anglo-amerikanischen Ländern vor allem wegen der mittlerweile gewonnen Erkenntnisse zur Physiologie und Pathophysiologie der Wundheilung, in Deutschland vor allem wegen der Studien zur Pathophysiologie der Funktionsstörungen des Innenohres.

4
Durchführung der Therapie

Der therapeutische Ansatz enthält zwei wesentliche *Einzelkomponenten*, die nur in der Kombination zu den nachfolgend beschriebenen Effekten führen, nämlich Druck und Sauerstoff [7, 28, 51, 91]. Um eine Erhöhung des Umgebungsdruckes zu erreichen, ist ein entsprechend großer druckfester Behälter zwingende Voraussetzung.

Für die Durchführung der hyperbaren Oxigenation stehen daher grundsätzlich zwei verschiedene Möglichkeiten zur Verfügung.

- Es handelt sich hierbei zum einen um sog. *Ein-Personen-Kammern*, bei denen, dem Namen entsprechend, Einzelbehandlungen stattfinden. Dabei wird das gesamte Kammervolumen mit Sauerstoff befüllt und die Druckerhöhung ebenfalls mit Sauerstoff durchgeführt.
- Im Gegensatz dazu erfolgt die Druckerhöhung bei den sog. *Mehrplatz-Kammern* mit Druckluft, so daß während der Therapie die Kammeratmosphäre ebenfalls aus komprimierter Luft besteht. Die Patienten atmen hier Sauerstoff unter hyperbaren Bedingungen aus Atemstellen mit einem jeweils zuführenden und abführenden Schenkel (Abb. 1). Diese Maßnahme dient vor allem

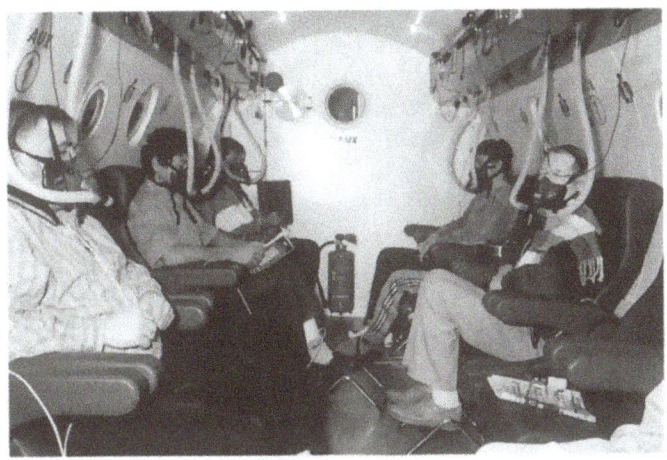

Abb. 1. Blick in eine Mehrplatz-Therapiedruckkammer während der Behandlung. Der Behandlungsdruck wird mit Druckluft erzielt, entsprechend besteht die Kammeratmosphäre aus Luft. Die Patienten atmen während der Therapie Sauerstoff über Atemvorrichtungen, in der Regel über Maskensysteme, wie dargestellt

dem Brandschutz und soll erhöhte Sauerstoffkonzentrationen in der Kammeratmosphäre verhindern. Im Regelfall wird an den Atemstellen der Sauerstoff über Atemmasken, die Mund und Nase umschließen, geatmet. Es stehen grundsätzlich jedoch weitere Möglichkeiten der Sauerstoffapplikation zur Verfügung.

- Bei Patienten, denen die Benutzung einer Atemmaske unmöglich ist, kann daher ein sog. *Kopfzelt* Anwendung finden. Es handelt sich hierbei um eine mit Atemanschlüssen versehene Kunststoffhaube, die über den Kopf gestülpt und mit Hilfe einer Latexmanschette zum Hals hin abgedichtet wird (Abb. 2).
- Bei Patienten mit *Tracheostoma* kann ein Anschluß an die Atemstelle mit Hilfe eines gewöhnlichen T-Stücks erfolgen (Abb. 3).
- Für intubierte, beatmete Patienten stehen hyperbartaugliche Beatmungsgeräte zur Verfügung.

Therapieprofile

In Deutschland sind Mehrplatzkammern mit Abstand am weitesten verbreitet. Die für Mehrplatzkammern gebräuchlichen Therapieprofile sehen je nach Indikation einen Therapiedruck zwischen 2,4 und 3 bar und entsprechend eine Expositionszeit zwischen 95 und 285 Minuten vor. Die für die HNO-Heilkunde gebräuchlichsten Therapieprofile sind das sog. Problemwundenschema mit einem Therapiedruck von 2,4 bar absolut und einer Gesamtexpositionszeit von 135 Minuten, sowie das bei den Funktionsstörungen des Innenohres angewandte Schema von 2,5 bar absolut über insgesamt 95 Minuten, entsprechend den Empfehlungen der nationalen Fachgesellschaft GTÜM e.V. (Gesellschaft für Tauch- und Überdruckmedizin) [29].

Als HNO-ärzlicher Sonderfall wird bei *Dekompressionsunfällen mit Innenohrbeteiligung* als Therapieprofil die sog. Tabelle 6 nach US Navy durchgeführt, die einen Therapiedruck von 2,8 bar absolut und eine Gesamtzeit von 285 Minuten vorsieht.

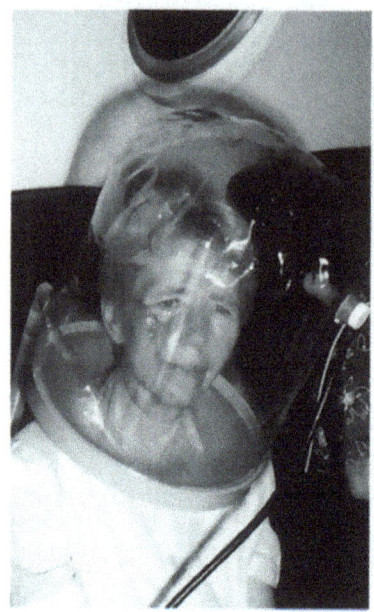 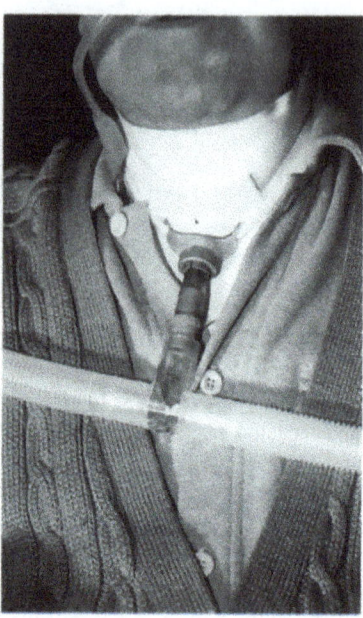

Abb. 2. Für Patienten, denen der Gebrauch normaler Masken unmöglich ist, stehen Alternativlösungen wie z. B. das Kopfzelt zur Verfügung. Bei diesen System befindet sich Sauerstoff in der gesamten, zum Hals hin abgedichteten Haube. Bei Zirkulation des Atemgases besteht die Gefahr der Pendelatmung mit Kohlendioxid-Anreicherung nicht

Abb. 3. Die Abbildung zeigt die Lösung bei Tracheostoma-Patienten. Für optimale Versorgung sind jedoch blockbare Trachealkanülen mit ISO-Anschluß erforderlich. Die Blockung erfolgt aus physikalischen Gründen mit Aqua bidest

5
Physikalische Grundlagen der HBO-Therapie

Die hyperbare Sauerstofftherapie verwendet als physikalisches Hilfsmittel eine Erhöhung des Umgebungsdrucks, die nur bei den Indikationen Dekompressionserkrankung und arterielle Gasembolie auch als eigenständige therapeutische Komponente wirkt. Die wichtigsten Auswirkungen des erhöhten Umgebungsdrucks lassen sich mit drei physikalischen Gesetzen beschreiben [21]:

- Gesetz von Boyle und Mariotte:
  Es besagt, daß sich das Volumen flexibel abgeschlossener Gasräume umgekehrt proportional zum Druck verhält. In Anwendung dieses Gesetzes kommt

es also bei der Applikation von Überdruck zur mechanischen Kompression gasgefüllter und nicht starrwandig umschlossener Hohlräume.
Hiervon sind sowohl anatomisch vorgegebene, als auch künstliche gasgefüllte Hohlräume im Körper (z. B. Nasennebenhöhlen, Lunge etc. aber auch z. B. Cuffmanschetten von Beatmungstuben) betroffen, ebenso wie *Gasblasen* gleich welcher Genese im Gewebe bzw. im Gefäßsystem.

Dieses Gesetz erklärt damit z. B. auch die Verkleinerung des Volumens von Gasblasen nach arterieller Gasembolie oder der sog. Dekompressionskrankheit von Tauchern (s. unten) während einer Rekompressionstherapie.

- Gesetz von Dalton:
  Als weiterer Effekt der Erhöhung des Umgebungsdrucks kommt es zu einer analogen Partialdruckerhöhung der Atemgase. Nach dem Gesetz von Dalton setzt sich der Gesamtdruck eines Gasgemisches (z. B. Luft) aus den Partialdrücken seiner Komponenten zusammen. Dies hat zur Folge, daß unter hyperbaren Bedingungen schon bei Luftatmung der Sauerstoffpartialdruck in der Inspirationsluft steigt. Bei Atmung von 100 % Sauerstoff im Inspirationsgas steigt der Sauerstoffpartialdruck entsprechend proportional zur Gesamtdruckerhöhung und entspricht somit dem einwirkenden Umgebungsdruck.
- Gesetz von Henry:
  Das Gesetz von Henry beschreibt die Lösung von Gasen in Flüssigkeiten in Abhängigkeit vom einwirkenden Außendruck, wobei mit ansteigendem Umgebungsdruck entsprechend mehr Gas in Flüssigkeiten, wie z. B. dem Blut oder der interstitiellen bzw. intrazellulären Gewebsflüssigkeit, gelöst wird. Dies wird durch das Gesetz von Henry folgendermaßen formuliert: bei konstanter Temperatur ist die in einer Flüssigkeit gelöste Gasmenge direkt proportional zu dem Partialdruck des Gases und abhängig vom Lösungskoeffizienten des Gases für die jeweilige Flüssigkeit. Dies hat zur Folge, daß bei einer Steigerung des Sauerstoffpartialdrucks im Atemgas proportional auch die im Blut physikalisch gelöste Sauerstoffmenge steigt.

6
Physiologische Grundlagen der HBO-Therapie

Sauerstoffaufnahme und Sauerstofftransport

Unter normobaren Bedingungen und bei der Atmung von Luft wird der überwiegende Anteil des vom Körper aufgenommenen Sauerstoffs Hämoglobingebunden von der Lunge aus weiter transportiert. Eine geringe Sauerstoffmenge wird aber bereits unter normobaren Bedingungen physikalisch im Blut gelöst. Dieser Anteil ist jedoch so gering, daß er häufig bei Berechnungen zum Sauerstoffgehalt des Blutes vernachlässigt wird.

Die Gesamttransportkapazität des Blutes für Sauerstoff beträgt unter normobaren Bedingungen ca. 200 ml O_2/l Blut. Diese Menge errechnet sich aus der folgenden Formel [69]:

$$C_aO_2 = (S_aO_2 \cdot [Hb] \cdot 1{,}34) + 3$$

In dieser Formel bezeichnet C_aO_2 den arteriellen Sauerstoffgehalt, der sich aus der rechten Seite der Formel errechnet. S_aO_2 beschreibt die arterielle Sättigung des Hämoglobins mit Sauerstoff, die bei Lungengesunden und normobarer Atmung von Luft ca. 97–98% (als Fraktion von max. 1,0 in die Formel einzusetzen, also z.B. 0,97 für 97%) beträgt. Für [Hb] wird die Hämoglobinkonzentration des Blutes in Gramm pro Liter eingesetzt und 1,34 ist die Hüfner-Zahl, also die Sauerstoffmenge in ml, die 1 g Hämoglobin zu binden vermag. Die zum Schluß addierte Menge von 3 ml O_2/l Blut wird unter normobarer Luftatmung im Plasma physikalisch gelöst (s. oben).

Damit wird ersichtlich, daß unter Normalbedingungen nur 1,5% des gesamten Sauerstofftransports über die physikalische Lösung möglich ist, denn die Transportkapazität bei einem Hämoglobingehalt von 150 g/l errechnet sich auf 200 ml O_2/l Blut.

Die Sauerstoffaufnahme wird um so größer, je höher der Sauerstoffpartialdruck in den Alveolen ist. Bei Erhöhung des Umgebungsdruckes, wie dies bei der Therapie in einer Überdruckkammer geschieht, läßt sich dementsprechend in Anwendung des Dalton-Gesetzes der jeweils theoretische Sauerstoffpartialdruck errechnen. Unter den Bedingungen der hyperbaren Oxigenation wird ein massiver Anstieg auf ca. 1800–1900 mmHg erreicht [21, 72]. Nach dem Gesetz von Henry, das neben dem Löslichkeitskoeffizienten insbesondere den Gaspartialdruck berücksichtigt, wird Sauerstoff dabei vermehrt physikalisch im Plasma gelöst. Hämoglobin, das wie erwähnt bei Lungengesunden schon unter normobarer Luftatmung zu 97–98% mit Sauerstoff gesättigt ist, wird schon bei Atmung von reinem Sauerstoff unter normobaren Bedingungen zu 100% gesättigt. Jede weitere Erhöhung der Transportkapazität des Blutes für Sauerstoff ist darüber hinaus nur durch Erhöhung des physikalisch gelösten Anteils möglich [21, 69, 72].

> Mengenmäßig entspricht die physikalisch gelöste Sauerstoffmenge während einer üblichen HBO-Therapie etwa 60 bis 70 ml/l Blut und übersteigt damit den Bedarf des Körpers, denn die arterio-venöse Sauerstoffgehaltsdifferenz ($avDO_2$) beträgt etwa 45 ml/l Blut (Abb. 4).

Unter den Bedingungen der hyperbaren Oxigenation übersteigt also die Menge physikalisch gelösten Sauerstoffs die arteriovenöse Sauerstoffdifferenz ($avDO_2$) des Gewebes. Hieraus folgt, daß der an das Hämoglobin gebundene Anteil nicht utilisiert wird und auch auf der venösen eine Hb-Sättigung von 100% erhalten bleibt.

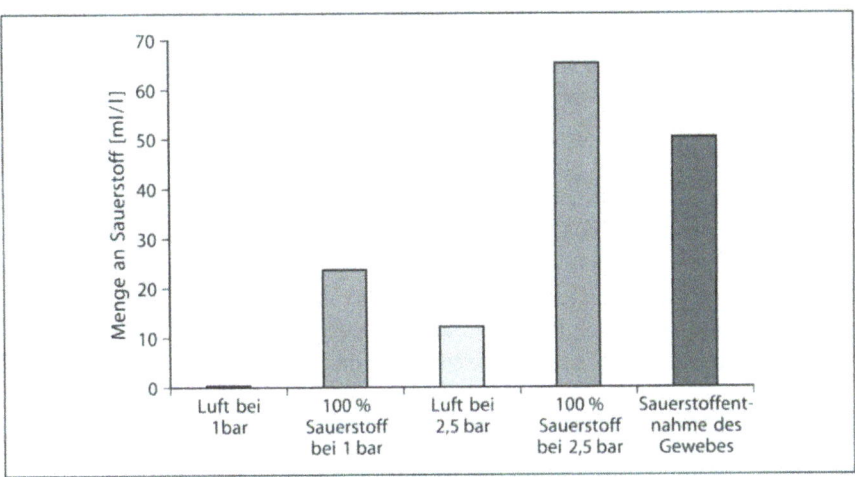

Abb. 4. Wie aus dem Säulendiagramm ersichtlich, ist die Menge physikalisch gelösten Sauerstoffs im Blut unmittelbar vom Sauerstoffpartialdruck abhängig. Zum besseren Vergleich ist mit der äußersten rechten Säule die arteriovenöse Sauerstoffgehaltsdifferenz dargestellt

Sauerstofftransport im Bereich der Mikrozirkulation

Die Sauerstoffversorgung der Gewebe erfolgt zunächst über *Konvektion*, in der Endstrecke aber vor allem über *Diffusion* aus den Kapillargefäßen [17], wobei die Diffusionsstrecke für den Sauerstoff limitiert ist und in Anwendung der Fick-Diffusionsgesetze durch den Partialdruckgradienten von der Kapillare zum Gewebe wesentlich mitbestimmt wird [21]. Im Idealfall ist die jeweilige Kapillardichte dem Bedarf entsprechend so angelegt, daß eine ausreichende Versorgung aller Teile des entsprechenden Gewebes gewährleistet ist [45]. Bei einer Kapillar-Rarefizierung in einem bestimmten Versorgungsgebiet, z.B. durch thermische oder mechanische Schädigungen, mikroangiopathische Veränderungen, Bestrahlung, etc. oder durch Ödeme, werden die Diffusionsbedingungen für Sauerstoff und damit die Voraussetzungen zur Versorgung der Zellen beeinträchtigt, so daß eine Gewebshypoxie mit entsprechend anaerobem Stoffwechsel die Folge ist [78].

Bei einer Erhöhung des Sauerstoffpartialdrucks während der HBO-Therapie verlängert sich die Diffusionsstrecke deutlich bis zum Vierfachen der Strecke während einer normobaren Luftatmung, was letztendlich bedeutet, daß Sauerstoff weiter von der Kapillare entfernt gelegene Bereiche erreicht und damit z.B. eine Kapillarrarefizierung oder eine ödembedingte Schwellung kompensieren kann [72, 91].

6.1
Physiologische Effekte von erhöhten Sauerstoffpartialdrücken

Die in diesem Abschnitt dargestellten physiologischen Effekte sind im Tierversuch und in Zellkulturen unstrittig nachgewiesen und entsprechend publiziert. Die Schwierigkeit bei der endgültigen Evaluierung der Methode besteht darin, daß es nicht im gleichen Maße unanfechtbare klinische Studien gibt, die die Effizienz in der klinischen Anwendung im gleichen Maße nachweisen. Die im folgenden dargestellten Effekte sollen daher das Verständnis der Therapierationale bei den aktuell behandelten Indikationen ermöglichen, bei der klinischen Anwendung besteht im Einzelfall weiterhin Bedarf an entsprechenden Studien.

Effekte von HBO auf die Vasomotorik und die Blutverteilung

Erhöhte Sauerstoffpartialdrücke bewirken in hyperoxischen Geweben und Organen eine Reduzierung des Blutflusses [33, 70]. Dieser Effekt des Sauerstoffs beruht auf einem autoregulatorischen Effekt, da erhöhte Sauerstoffpartialdrücke im Gewebe eine Luxusversorgung darstellen, auf die eine *reaktive Vasokonstriktion* folgt. Diese Vasokonstriktion jedoch hat unter HBO-Bedingungen keinen wesentlichen Abfall des Sauerstoffpartialdruckes im Gewebe zur Folge, weil auch bei vasokonstriktiv bedingtem Verschluß von Kapillarstromgebieten die Diffusionsstrecke des hyperbar angebotenen Sauerstoffs entsprechend vergrößert ist. Es resultiert jedoch in Organen mit erhaltener Fähigkeit zur Autoregulation ein abschwellender Effekt, so daß eine Ödemreduktion erzielt wird [70, 99]. Dieser Effekt läßt sich therapeutisch nutzen z. B. bei

- postischämischen Ödemen im Rahmen von Crush-Verletzungen,
- Kompartmentsyndrom oder
- bei gefährdeten Transplantaten [10, 88].

Bei hypoxischen Geweben findet der oben beschriebene Regulationsvorgang nicht statt, d. h. mangelversorgtes Gewebe reagiert nicht im gleichen Maße mit einer Vasokonstriktion. Dies bedeutet, daß es in gewissem Maße zu einer Blutumverteilung in die mangelversorgten Gewebe als *„inversem Steal-Effekt"* kommt, und daß sich dadurch die Versorgungssituation dieser Gewebe verbessert [11].

Ein weiterer Effekt besteht aus der Minimierung von Reperfusionsschäden in ehemals ischämischen Arealen. Neben der bereits erwähnten Ödemreduktion in solchen Bezirken kommt es durch erhöhte Sauerstoffpartialdrücke zu einem gewissen Schutz der Mikrozirkulation durch eine *Reduktion der Leukozytenadhärenz* auf der abfließenden Seite. Dieser Schutz vor Reperfusionsschäden ist nach derzeitigem Kenntnisstand jedoch nur dann gegeben, wenn die HBO Therapie in einem unmittelbaren zeitlichen Zusammenhang mit der Reperfusion stattfindet, d. h. unmittelbar vor oder innerhalb einer sehr kurzen Zeit nach Freigabe der Strombahn [43].

Wirkung von HBO auf die Angioneogenese und Wundheilung

Die Heilung von Wunden geht mit komplexen Abläufen einher, an denen zahlreiche Zellsysteme und Mediatoren beteiligt sind [35]. Entscheidend für diese Abläufe ist das Milieu in der Umgebung der Wunde. So kann dieser Bereich modellhaft in zwei Kompartimente unterteilt werden: den eigentlichen *Wundraum*, der hypoxisch, azidotisch, hypoglykämisch, hyperkapnisch, hyperkaliämisch ist und eine hohe Laktatkonzentration aufweist sowie den gut vaskularisierten, in Folge inflammatorischer Prozesse hyperämisierten *Wundbereich*, von dem aus die Reparaturvorgänge einsetzen. Diese Unterschiede im lokalen Milieu sind von großer Bedeutung für die normale Wundheilung, da sowohl eine gewisse Wundhypoxie, als auch hohe Laktatkonzentrationen in der Wunde wesentliche Triggerfaktoren darstellen [35, 37, 67]. Die Migration der für die Wundheilung notwendigen Zellpopulationen erfolgt entlang der Konzentrationsgradienten zwischen Wundrand und Wundraum. Auf dem gleichen Prinzip beruht auch die gerichtete Gefäßneuaussprossung [68].

Ist neben einer hohen Laktatkonzentration auch eine initiale Wundhypoxie als Triggermechanismus von Bedeutung, so ist für den geregelten Ablauf eines Teils der beschriebenen Prozesse jedoch Sauerstoff essentiell nötig.

So benötigen die meisten an der Wundheilung beteiligten Zelltypen ein Mindestmaß an Sauerstoff für Aufrechterhaltung des Zellstoffwechsels, Proliferation und Freisetzung von Wachstumsfaktoren und Zytokinen. Daher finden sich in ausgeprägt hypoxischen Wundbezirken kaum Zellteilungen [67, 96]. Auch die Kollagensynthese durch Fibroblasten ist sauerstoffabhängig, denn die Aminosäure Prolin im Kollagenmolekül wird sauerstoffabhängig hydroxyliert, ein Syntheseschritt, der als limitierend für die extrazelluläre Kollagenablage angesehen wird. Darüber hinaus ist Sauerstoff wichtig für die Quervernetzung der Kollagenketten untereinander und damit für die Endfestigkeit des Ersatzgewebes, denn der für diesen Syntheseschritt zuständigen Lysin-Hydroxylase dient molekularer Sauerstoff als Substrat [35, 77, 84]. Dies wird durch die Beobachtung bestätigt, daß unter systemischen Hypoxiebedingungen die Heilungsrate vermindert ist. Neuere Ergebnisse zeigen außerdem, daß die Fibroblasten-Proliferation mit hyperbarem Sauerstoff dosisabhängig stimulierbar ist [32].

> Eine adäquate Sauerstoffversorgung führt daher zu einer vermehrten Kollagenproduktion, verbesserter Quervernetzung und zu einer erhöhten Syntheserate der an der Wundheilung beteiligten Zellen, die ihren Ausdruck in einem Anstieg des RNA/DNA Quotienten findet [92]. Die Menge Kollagen in einer heilenden Wunde, aber auch die Vernetzungsrate des Kollagens, korreliert also in gewissen physiologischen Bereichen direkt mit dem Gewebs-Sauerstoffpartialdruck.

Neueste Untersuchungen diskutieren einen Effekt von erhöhten Sauerstoffwerten auf die Wundheilung über die reine Hypoxiebeseitigung hinaus. So konnte im Tierexperiment selbst eine normale Wundheilung im Vergleich zur Kontrollgruppe signifikant beschleunigt werden [65]. Die Erklärung hierfür liegt vermutlich in einer nachgewiesenen Erhöhung der Anzahl

Wachstumsfaktor-spezifischer Rezeptoren in den an der Wundheilung beteiligten Zellen sowie an der induzierten Produktion bestimmter Wachstumsfaktoren [9, 50].

Beim Erwachsenen bildet die chronische Hypoxie einen wesentlichen Stimulus für eine *Angioneogenese*. Um die Kapillardichte im Gewebe zu erhöhen, ist jedoch andererseits ein steiler Sauerstoffgradient nötig. Wie weiter oben bereits beschrieben, geht die Angioneogenese vom gut oxigenierten Wundrand mit niedrigen Laktatwerten aus. Die Gefäßaussprossung erfolgt entlang des Gradienten in Richtung auf das hypoxische, mit hohen Laktatwerten belastete Wundgebiet. Obwohl einige Angioneogenesefaktoren besonders durch niedrige Sauerstoffspannung getriggert werden, findet die stärkste Antwort auf diesen Proliferationsreiz jedoch in hyperoxischen Venolen des Wundrandes statt.

! Der Grund für diesen Umstand ist unklar, es scheint jedoch so zu sein, daß ein hoher *Sauerstoffpartialdruck* die Antwort auf Faktoren, die eine Angioneogenese provozieren, verstärken kann.

Wird letztlich das Sauerstoffangebot erhöht und über diesen Mechanismus eine Gewebsmatrix geschaffen, kann auch die Kapillardichte zunehmen [44].

Im *hypoxischen Knochen* werden durch eine HBO-Therapie sowohl die Osteoklasten als auch die Osteoblasten aktiviert, d. h. bei hypoxiebedingten Problemen im Bereich des Knochengewebes wird sowohl nekrotisches Material durch eine verstärkte Osteoklastentätigkeit vermehrt abgebaut, als auch der Knochenaufbau durch eine sauerstoffinduzierte Osteoblastenaktivierung verbessert. Bei *freien Knochentransplantaten* wurde eine raschere Einheilung beschrieben [24, 83].

Effekte von HBO auf das Immunsystem und auf Bakterien

Hyperbarer Sauerstoff beeinflußt das Immunsystem, und zwar in mehreren Richtungen. In der Literatur wird über positive Effekte der HBO-Therapie bei inflammatorischen Wundheilungsstörungen berichtet, andererseits gibt es Untersuchungen, die über eine gewisse Immunsuppression durch hyperbaren Sauerstoff berichten.

Eine *immunsupprimierende Wirkung* von hyperbarem Sauerstoff wird z. B. aus der Erkenntnis postuliert, daß durch erhöhte Sauerstoffpartialdrücke sowohl die Funktion als auch die Anzahl von Lymphozyten beeinträchtigt [22] werde. Andererseits ist eben diese Beeinträchtigung der Funktion bestimmter Leukozyten-Subpopulationen von großer Bedeutung bei der Minimierung von Reperfusionsschäden [99]. Außerdem ist die Phagozytosetätigkeit von Granulozyten sauerstoffabhängig. In kompromittierten hypoxischen Geweben kommt es daher zu verminderter Phagozytosetätigkeit und so zu einer reduzierten Infektionsabwehr [61]. Durch Aufhebung der Hypoxie wird hingegen die Phagozytose durch Granulozyten angeregt und es kommt zu signifikanter Reduktion von Nekrosezonen [67, 78].

Naturgemäß bilden *Anaerobierinfektionen* oder Infektionen mit aerob/anaerober Mischflora eine Indikation für die HBO-Therapie, da eine direkte bakterizide Wirkung auf solche Erreger erzielt wird. Die bakterizide Wirkung gegenüber gasbildenden Clostridien (Clostridium perfringens u. a.) ist gut belegt [40, 95]. Darüber hinaus wird die Produktion des von diesen Erregern gebildeten α-Toxins durch die HBO-Therapie unterdrückt. Neben der beschriebenen bakteriziden Wirkung ist eine bakteriostatische Wirkung für Escherichia coli-, Staphylokokken- und Pseudomonasstämme bekannt [71].

Wirkungen von hyperbarem Sauerstoff bei CO-Intoxikationen

Diese Wirkung hyperbarer Oxigenation sei hier nur der Vollständigkeit halber kurz erwähnt. Kohlenmonoxid hat eine sehr viel höhere Bindungsaffinität zu Hämoglobin als Sauerstoff, so daß es unter normobaren Bedingungen zu einer kompetetiven Verdrängung von Sauerstoff vom Hämoglobin kommt. Die Folge ist eine Blockade des Hämoglobins für den Sauerstofftransport zu den Zellen. Auf die gleiche Weise kommt es zu intrazellulären Schäden durch eine Blockade der Hämoproteine der Atmungskette.

Umgekehrt gelingt es, durch eine extreme Erhöhung des Sauerstoffangebotes das CO über denselben kompetetiven Mechanismus von den Sauerstoffbindungsstellen zu verdrängen und so eine wesentlich raschere Elimination zu erreichen. Zudem reicht, wie zuvor dargestellt, der physikalisch gelöste Anteil an Sauerstoff unter hyperbaren Bedingungen zur Gewebsversorgung aus [90].

7
Indikationen

Grundsätzlich ergeben sich die mit hyperbarem Sauerstoff behandelten Indikationen aus den physiologischen und pathophysiologischen Grundlagen. Während die hyperbare Oxigenation in zahlreichen Ländern zu einem für bestimmte Indikationen anerkannten therapeutischen Verfahren in der Klinik herangewachsen ist, genießt sie in Deutschland häufig noch immer den Ruf einer Außenseitermethode. Seit Anfang der 90er Jahre ist jedoch eine stetige Zunahme der Zahl der hyperbaren Therapieeinrichtungen zu verzeichnen. Darüber hinaus steigt seit Mitte der 90er Jahre auch wieder das Interesse an wissenschaftlichen Fragestellungen in diesem Bereich.

Die Undersea and Hyperbaric Medical Society (UHMS), eine internationale Fachgesellschaft für Überdruck- und Tauchmedizin mit Sitz in den USA, hat über einen interdisziplinären Fachausschuß für hyperbare Oxigenation eine Zusammenstellung derjenigen Krankheitsbilder veröffentlicht, für die sich die HBO als nützlich erwiesen hat oder bei denen es zumindest eine klare theoretische Grundlage für die Anwendung der HBO gibt. Dieses Verzeichnis wird regelmäßig dem wissenschaftlichen Erkenntnisstand angepaßt und in revidierter Auflage neu herausgegeben.

Das aktuelle Verzeichnis aus dem Jahre 1999 [94] listet die in Tabelle 1 angegebenen Krankheitsbilder auf, bei denen die hyperbare Oxigenation entweder

Tabelle 1. Indikationen zur HBO-Therapie. (Nach UHMS 1999 [94])

HBO bei lebensbedrohlichen Erkrankungen	HBO als adjuvante Maßnahme[a]
Arterielle Gasembolie	Ausgedehnter Weichteilschaden mit drohendem Gewebsuntergang
Dekompressionsunfall/-erkrankung	Therapierefraktäre Wunde mit Gewebshypoxie
CO- und Rauchgasvergiftungen	Gefährdetes Haut- u./o. muskuloskelet. Transplantat
Gasbrand	Verbrennung/Verbrennungskrankheit
Nekrotisierende Weichteilinfektionen nichtklostridialer Genese	Prävention und Therapie einer Osteoradionekrose oder Weichteilradionekrose
	Therapierefraktäre Osteitis
	Intrakranielle Abszesse
	Lebensbedrohlicher Blutverlust

[a] Für *Europa* ergänzt durch die ECHM: akute hypoxische cochleäre Funktionsstörungen.

die primär entscheidende Behandlungsform darstellt, während andere Maßnahmen nur unterstützenden Charakter haben, oder bei denen sich die hyperbare Oxigenation als wichtige Komponente gemeinsam mit weiteren Therapieverfahren bewährt hat. In Europa wurde der von der UHMS herausgegeben Liste noch die akute Perzeptionsstörung des Innenohres hinzugefügt.

7.1
Indikationen in der HNO-Heilkunde

Aus dem Fachbereich der HNO-Heilkunde werden eine ganze Reihe von Indikationen mit hyperbarem Sauerstoff behandelt. Am bekanntesten und in Deutschland wohl auch am häufigsten sind die akuten Funktionsstörungen des Innenohres mit und ohne Tinnitus. Als seltenere Indikationen sind noch die Dekompressionserkrankung des Innenohres nach Druckexposition (Tauchen, Druckluftbaustellen) und die Otitis externa maligna zu nennen.

In Deutschland wenig bekannt ist aber, daß es auch im Bereich der operativen HNO-Heilkunde Indikationen für eine adjuvante HBO-Therapie gibt (Tabelle 2).

Akute Funktionsstörungen des Innenohres mit und ohne Tinnitus

Zur Bewertung dieser Indikation im Hinblick auf HBO-Therapie ist hier sicher noch die weitere Unterscheidung erforderlich. Insgesamt ist jedoch zu bemerken, daß zumindest für den Hörsturz und besonders auch für den isolierten Tinnitus die eigentliche Ursache und die zugrundeliegenden Pathomechanismen nicht geklärt sind. Daher fällt es auch schwer, die bei diesen Erkrankungen angewendeten therapeutischen Maßnahmen als spezifisch anzusehen. Dennoch folgen alle Therapieansätze des akuten Stadiums mehr oder weniger gleichen hypothetischen Grundlagen, nämlich der Beseitigung einer Versorgungsstörung

Tabelle 2. HBO-Indikationen im Fachgebiet der HNO-Heilkunde

Akute Perzeptionsstörungen des Innenohres mit und ohne Tinnitus
Dekompressionstrauma des Innenohres
Otitis externa necroticans („maligna") und therapierefraktäre Osteomyelitiden des Schädels
Gefährdete Knochen- und Weichteiltransplantate bei plastischen Eingriffen und osteointegrierte Implantate in vorbestrahlten Arealen
Osteoradionekrose, Chondroradionekrosen
Wundheilungsstörungen nach Radiatio

des Innenohres. Der therapeutische Ansatz ist daher bei der HBO-Therapie derselbe, wie bei der allgemein akzeptierten Infusionstherapie.

Beim *akuten Lärm- oder Knalltrauma*, also unter und nach Lärm- und Knallbelastung kann ein erheblichen Abfall des Sauerstoffpartialdruckes in der Perilymphe und zugleich ein Abfall der Funktionsparameter [46, 47] gemessen werden.

Histopathologisch sind nach akustischem Trauma mechanische Insulte am Corti-Organ in den basalen 1,5 Windungen an den äußeren Haarzellen und den Deiter-Stützzellen, später auch an inneren Haarzellen, Einrisse in der Basilarmembran, Atrophie der Stria vascularis und weitere Schäden beschrieben. [6, 53, 80, 87]. In einer Übergangsphase entscheidet sich der Verlauf zwischen Regeneration und Zelltod [2].

Nach Beck [3] reagieren u.a. die Stria vascularis und die Zellen des Corti-Organs einförmig auf die unterschiedlichen Schädigungen. Ein *reaktives Ödem* soll bis zum Verschluß der funktionellen Endgefäße führen und letztlich die Mikrozirkulation blockieren. Es wird daher angenommen, daß *Sauerstoffmangel* in der Cochlea den Funktionsstoffwechsel zumindest so behindert, daß es zum Hörverlust kommt. Er wird letztendlich, unabhängig von der Art der Noxe, als Endursache für den Hörverlust gesehen [1, 98].

Histologisch wurden u.a. Veränderungen der Mitochondrien und des Zytoskeletts, Ablösung der Haarzellen von der Tektorialmembran [93], Schwellung und Strukturveränderung der Nervenfaserenden beobachtet [73]. Positive Behandlungsergebnisse zeigen aber, daß ein irreversibler Zelluntergang nicht zwingend ist.

Beim *Hörsturz* ist der zugrundeliegende Pathomechanismus noch nicht endgültig und zweifelsfrei geklärt. Als mögliche Ursachen für einen Hörsturz kommen eine große Zahl ätiopathogenetischer Faktoren in Frage [34, 52]. Da aber, wie oben bereits erwähnt, nach Beck u.a. die Stria vascularis und die Zellen des Corti-Organs auf die unterschiedlichen Noxen in immer gleicher Weise zu reagieren scheinen, wird ein ähnlicher Schädigungsmechanismus wie beim Knalltrauma angenommen.

Diese Vorgänge werden auch für die Entstehung des den Hörverlust begleitenden *Tinnitus* als verantwortlich diskutiert, wobei letzterer insbesondere dann, wenn er einseitig auftritt, als *hörsturzäquivalente Innenohrfunktionsstörung* angesehen wird [4].

Weil beim Hörsturz in den meisten Fällen in letzter Konsequenz eine zu geringe Versorgung der Hörsinneszellen mit Sauerstoff angenommen wird [49], gleichzeitig die pathophysiologische Ursache des Hörsturzes im individuellen Einzelfall meist nicht bekannt ist, ist das prioritäre Ziel der Behandlung dieses Krankheitsbildes unter pathophysiologischen Gesichtspunkten z. Zt. die Durchblutung und den Stoffwechsel des Innenohres zu verbessern und dadurch das Sauerstoffangebot für die Sinneszellen zu normalisieren. Klinisch bedeutet dies den Versuch einer Wiederherstellung des Hörvermögens, eine Beseitigung der Ohrgeräusche, die nicht selten im Vordergrund der Beschwerden stehen sowie eine Normalisierung der vestibulären Funktion, sofern gleichzeitig Schwindel vorhanden ist.

7.1.1
Spezifische Effekte der HBO-Therapie bei Funktionsstörungen des Innenohres

Unter der Annahme, daß die pathophysiologischen Zusammenhänge wie oben dargestellt richtig sind, hat die HBO-Therapie bei der Behandlung dieser Störungen durchaus eine Rationale. Tierexperimentell wurde nämlich nachgewiesen, daß unter den Bedingungen der HBO der Sauerstoffpartialdruck in der gesunden Cochlea auf bis zu 460 % des Normalwertes ansteigt und noch 1 Std. nach Therapieende um 60 % über dem Ausgangswert liegt [46, 47] (Abb. 5). Dieser Effekt ist beliebig reproduzierbar und unzweifelhaft. Er ist auch ver-

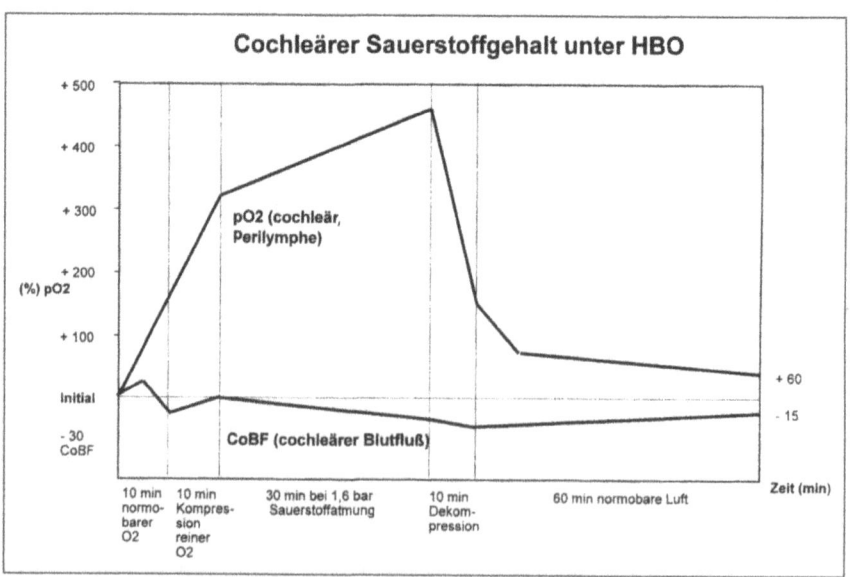

Abb. 5. Darstellung des Verlaufs des cochleären Sauerstoffgehalts und Blutflusses unter HBO-Bedingungen (Almeling, mod. nach Lamm) Hyperbare Sauerstofftherapie bei HNO-Erkrankungen

ständlich, da die Sauerstoffversorgung des Innenohres im wesentlichen per diffusionem erfolgt und durch Anwendung von HBO ein enormer Diffusionsgradient geschaffen werden kann.

Aus dieser Sauerstoffpartialdruckerhöhung in der Cochlea und speziell im Bereich der Peri- und Endolymphe werden nun die eigentlichen Effekte abgeleitet, nämlich eine Beeinflussung der metabolisch gestörten Hörsinneszellen.

Ein Teil dieser HBO-Effekte ist tatsächlich durch eine Steigerung der Innenohrfunktion und Steigerung der Erholungsgeschwindigkeit nach Schallschäden gemessen an den Mikrophonpotentialen und den Nervenaktionssummenpotentialen [46] nachweisbar. Die gesteigerte Innenohrfunktion ist denn auch die wahrscheinlichste Ursache für das sehr häufig beschriebene Phänomen, daß betroffenen Patienten unmittelbar nach einer Druckkammerbehandlung das eigene Tinnitusgeräusch für kurze Zeit subjektiv lauter vorkommt.

> Weniger eindeutig ist hingegen, ob es durch die genannten Effekte tatsächlich zum gewünschten Therapieerfolg kommen kann. Unstrittig ist eigentlich nur, daß die chronische Perzeptionsstörung des Innenohres definitiv keine Indikation zur Druckkammerbehandlung darstellt [56]. Im Bereich der akuten Störungen ist eine klare Aussage hingegen schwieriger, denn obwohl es derzeit eine Vielzahl von Studien gibt, die für eine Wirksamkeit dieser Therapiemethode sprechen, gibt es nur wenige kontrollierte randomisierte Studien zu diesem Thema, und keine, die die Wirksamkeit zweifelsfrei belegt [14], wie es übrigens ja auch bei den anderen, als etabliert angesehenen Akutmaßnahmen der Fall ist.

Aufgrund der Datenlage ist daher z. Zt. zu fordern, daß bei einem *akuten Knalltrauma* möglichst rasch an die zusätzliche Möglichkeit der HBO-Therapie gedacht wird, evtl. sogar begleitend zur Infusionstherapie. Einige klinische prospektive kontrollierte Studien werten die verschiedenen Aspekte der HBO-Anwendung bei Knalltraumata vor allem im Vergleich zu der sonst üblichen rheologischen Infusionstherapie an zusammengefaßt 1400 Patienten aus. Im Gegensatz zu den übrigen Innenohrfunktionsstörungen zeigen Knalltraumata demnach unter HBO Behandlung zwar bessere Ergebnisse als bei alleiniger Infusionsbehandlung, die Kombination von HBO mit Infusionstherapie erwies sich jedoch als noch besser.

Wie auch beim Hörsturz mit Tinnitus reagiert der durch Knall- oder Lärmtraumata hervorgerufene Hörverlust weniger gut auf die Kombinationsbehandlung als der Tinnitus [15, 16, 73, 74].

Der Behandlungsbeginn sollte möglichst wenig mit sonstigen Therapieversuchen verzögert werden. DeHeyn et al. [15] finden schon nach 10 Tagen deutlich schlechtere Ergebnisse. Pilgramm [76] fordert den Therapiebeginn umgehend nach längstens 48 Stunden, also nach nur kurzer Latenz, um eine eventuelle spontane Erholung ggf. abzuwarten.

Beim *akuten Hörsturz* kann u. U. im zeitnahen Anschluß an eine durchgeführte Infusionstherapie mit nicht ausreichenden Therapieerfolgen in 20 bis

30% der Fälle mit Hilfe der HBO-Therapie eine weitere Besserung erreicht werden [14, 39], weshalb diese möglichst rasch nach Ende der konventionellen Bemühungen bei nicht hinreichendem Therapieerfolg in Erwägung gezogen werden sollte.

> Hier ist allerdings zu beachten, daß die Therapiechancen schon nach 4 bis 6 Wochen deutlich reduziert sind und eine HBO-Therapie nach Ablauf von 3 Monaten nicht mehr empfohlen werden kann. Und schließlich sind beim isolierten Tinnitus positive Therapieeffekte insgesamt eher fraglich.

Kommt eine HBO-Therapie in Betracht, so wird gemäß den Empfehlungen der GTÜM mit dem sog. Hörsturzschema (TS 250/70) behandelt, also bei einem Therapiedruck von 2,5 bar abs (250 kPa). über insgesamt 95 Minuten, davon 70 Minuten Sauerstoffatmung. Die Behandlung umfaßt 10 bis maximal 15 Therapiesitzungen.

7.1.2
Otitis externa maligna

Die Otitis externa maligna [12] oder nekrotisierende Otitis externa [18] stellt eine Sonderform der Gehörgangsentzündungen dar. Sie ist die häufigste Form der Osteomyelitis der lateralen Schädelbasis, wenn auch als Erkrankung eher selten.

Es handelt sich um eine Pseudomonas aeruginosa-verursachte, fast ausschließlich bei älteren Diabetikern auftretende Infektion. *Pseudomonas aeruginosa* befällt als Opportunist vorwiegend Menschen mit lokal oder allgemein geschwächter Infektionsabwehr. Wichtige Virulenzfaktoren sind eine Reihe extrazellulärer Produkte mit Enzym- und/oder Toxincharakter. Proteasen und Haemolysine sind an der Zerstörung des befallenen Gewebes beteiligt und erleichtern so die Invasion und Penetration des Erregers [55, 75].

Die Ausprägung der *diabetischen Angiopathie* und das Ausmaß der gestörten Mikrozirkulation sind offensichtlich wesentliche Faktoren für den Krankheitsverlauf. Hinzu kommen die relativ schlechte Durchblutung und die periostartige Auskleidung des mittleren und inneren Gehörgangsdrittels. Die Entzündung kann sich entlang der Schädelbasis bis zum Foramen jugulare ausbreiten, selten wird ein Übergreifen auf Klivus, Os occipitale und sogar auf die Gegenseite beobachtet. Die Prognose der Otitis externa maligna war mit einer hohen Letalität belastet, die mit 10–20% beziffert wurde. Die Rezidivhäufigkeit beträgt 9–27%. Bei intrakraniellen Komplikationen (Stadium III) wird die Letalität mit 100% angegeben.

Bei der *Therapie* dieser prinzipiell lebensgefährlichen Erkrankung sollte die antibiotische Behandlung an erster Stelle stehen, wobei es mittlerweile durch Einführung neuer Pseudomonas-wirksamer Antibiotika (Azlocillin, moderne Gyrasehemmer wie Ciprofloxacin) zu einer verbesserten Prognose gekommen ist [55]. Fortgeschrittene Fälle mit manifestem Knochenbefall, z.B. im Rahmen einer Osteomyelitis des Felsenbeines, bei denen ein operativer Eingriff nötig ist [79], sehen wir heute kaum noch.

In wenigen Arbeiten wird auf die hyperbare Oxigenation als sinnvolle *Zusatztherapie* zur antibiotischen Behandlung verwiesen, die vor allem in therapierefraktären Fällen als ultima ratio eingesetzt werden kann [13, 55, 57, 75, 82, 86]. Die Therapierationale liegt in den weiter oben beschriebenen spezifischen Effekten der Therapie begründet. Unter einer adjuvanten HBO-Therapie konnte eine schnelle Eliminierung der kausalen Pseudomonasbakterien nachgewiesen werden, wobei der Effekt am ehesten indirekt durch eine Stimulierung der Phagozytose und weniger durch eine direkte Bakterizidie erreicht wird, obwohl Pseudomonas empfindlich auf erhöhte Sauerstoffwerte reagiert (s. oben). Ebenso wurden eine positive Beeinflussung der Schmerzsymptomatik und eine Regeneration von Hirnnervenstörungen nachgewiesen.

Obwohl die vorhandenen Studien retrospektiv und mit geringen Fallzahlen durchgeführt wurden, scheint es doch trotz kompliziertem und therapierefraktärem Verlauf u. U. zu einer Verminderung der vitalen Bedrohung von Patienten in fortgeschrittenen Krankheitsstadien durch den adjuvanten Einsatz von HBO zu kommen. Auch eigene positive Erfahrungen mit zwei solchen Patienten weisen in diese Richtung.

> Die HBO-Therapie ist somit zwar nicht die Therapie der ersten Wahl bei der Otitis externa maligna, sollte aber bei entsprechenden Verläufen als Bestandteil des Therapiekonzeptes erwogen werden, wenn die logistische Möglichkeit zur Therapiedurchführung besteht.

Die Deutsche Gesellschaft für Hals-, Nasen-, Ohrenheilkunde, Kopf- und Hals-Chirurgie hat aus diesem Grunde die hyperbare Sauerstofftherapie in ihren Leitlinien unter den konservativen Therapiemaßnahmen bei „Otitis externa necroticans (‚maligna')" aufgeführt [23].

Kommt es zur Durchführung einer HBO-Therapie, so wird diese nach dem sog. Problemwundenschema (TS240/90) durchgeführt. Der Therapiedruck beträgt dabei 2,4 bar abs (240 kPa) bei einer Gesamtdauer von 135 Minuten mit einer Sauerstoffzeit von insgesamt 90 Minuten. Es muß jedoch bei der Therapie davon ausgegangen werden, daß der Effekt der HBO kaum vor der zwanzigsten Behandlung deutlich wird [57] und daß die insgesamt notwendige Zahl an Therapiesitzungen noch deutlich höher sein kann.

7.1.3
Radionekrosen und chronisch persistierende Wundheilungsstörungen

Im Bereich der operativen HNO-Heilkunde nimmt die *Tumorchirurgie* einen großen Bereich ein. Doch neben der chirurgische Versorgung der Patienten sind häufig noch weitere Maßnahmen wie Chemotherapie und Radiatio notwendig. Insbesondere letztere führt jedoch bei einer gewissen Zahl von Patienten zu spezifischen radiogenen Nebenwirkungen, die nach einiger Latenz zu ernsten Problemen bei der Wundversorgung führen können. In einigen Fällen sind solche *Radionekrosen* durch plastisch-chirurgische Maßnahmen zu versorgen, in manchen Fällen führen sie aber zu persistierenden Weichteildefekten. In diesen

Fällen kann ein Versuch der begleitenden Therapie mit hyperbarem Sauerstoff eine sinnvolle Therapieergänzung sein [30, 66].

Zum besseren Verständnis dieses Therapieansatzes zunächst eine kurze Zusammenfassung der Pathophysiologie von Radionekrosen [58, 81]:

Nebenwirkungen der Strahlentherapie auf Normalgewebe treten grundsätzlich nur im durchstrahlten Gewebe auf. Die so induzierten Nebenwirkungen lassen sich in frühe und späte Effekte unterscheiden.

Zu den *frühen Nebenwirkungen* rechnet man z. B. Hautreaktionen, Schluckbeschwerden, Durchfälle usw. Diese treten in der Regel zwei bis vier Wochen nach Therapiebeginn, also noch während der Strahlentherapie, auf und lassen so noch gewisse Steuerungen durch Änderung des Therapiekonzeptes zu.

Im Gegensatz dazu verlaufen *chronische Nebenwirkungen* unaufhaltsam progredient bis zu einem nicht vorab bestimmbaren Endpunkt ab und gelten im allgemeinen als irreversibel. Die Latenzzeit bis zum Auftreten einer Gewebsreaktion wird im wesentlichen durch die Zellzykluszeiten der bestrahlten Gewebe bestimmt.

! Veränderungen, die mehr als 90 Tage nach Beginn der Radiotherapie auftreten, werden per definitionem als „*späte Nebenwirkungen*" bezeichnet.

Die Übergänge sind jedoch fließend und der definierte Zeitpunkt 90 Tage trägt dem Problem nur unzureichend Rechnung. Den späten Nebenwirkungen liegen physiologisch grundsätzlich Gewebsnekrosen mit bindegewebigem bzw. narbigem Umbau von Organen/Organteilen zugrunde. Diese können bis zu Jahren nach Abschluß der Strahlenbehandlung eintreten. Diesem Effekt liegt wahrscheinlich neben der direkten radiogenen Schädigung der Zellen eine grundlegende *Störung der Gefäßversorgung* der betroffenen Gewebe zugrunde. Als pathogenetische Ursache werden Intimaläsionen und Mikrothrombenbildungen in bestrahlten Gefäßen durch Veränderungen der Endothelzellen in Kapillaren angesehen. Der Gefäßschaden ist charakterisiert durch degenerative Veränderungen, die zu Endarteriitis und arteriolokapillärer Fibrose führen.

Aufgrund der durchschnittlichen Zellzykluszeiten normaler Endothelien, die in einem weiten zeitlichen Bereich variieren, wird die Annahme unterstützt, daß Gewebs- und Organveränderungen, die nach großer Latenzzeit auftreten, durch *Schädigungen der Endothelzellen* verstärkt werden. Zellen werden so durch chronische Sauerstoffunterversorgung in ihrer Stoffwechselaktivität gestört, so daß sie in der Folge nekrotisch werden können. Fortschreitende Verödung des Gefäßsystems führt also irreversibel zu Hypoperfusion und chronischer Gewebshypoxie. Veränderungen der Endothelien nach Bestrahlung sind somit ein wichtiger, wenn auch nicht der einzige Pathomechanismus für das Entstehen später Gewebs- und Organveränderungen.

Dem generellen Pathomechanismus liegt also zugrunde, daß durch Funktionsstörung der afferenten Gefäße ein direkter Parenchymschaden verstärkt wird. Es resultiert eine allmähliche Gewebsinvolution mit Hypoplasie, Atrophie und Ersatzfibrose, die zur Entwicklung eines hypovaskulären, hypozellulären und hypoxischen Gewebes führt. Dieses so geschädigte Gewebe hat eine geringere Regenerationsfähigkeit und kann nicht spontan revaskularisieren. Im Laufe der Zeit tritt eine Resistenzminderung für z. B. Infektion oder Trauma ein. In Abhängigkeit von der Lokalisation der betroffenen Normalgewebe kann es zu unterschiedlichen klinischen Symptomen kommen, karzinomatöse Entartungen des vorbestrahlten Bereiches sind ebenfalls möglich.

Die grundlegenden Effekte von hyperbarem Sauerstoff auf die *Wundheilung* wurden bereits weiter oben eingehender und mit den entsprechenden Quellenhinweisen angesprochen. Wesentlicher Mechanismus der Therapie bei diesem Krankheitsbild scheint zudem die Induktion der ebenfalls oben angesprochenen Angioneogenese zu sein. Um die Kapillardichte im Gewebe zu erhöhen, ist ein steiler Sauerstoffgradient nötig, da die Angioneogenese diesem Gradienten folgt. Obwohl einige Angioneogenesefaktoren besonders durch niedrige Sauerstoffspannung getriggert werden, findet zudem, wie beschrieben, die stärkste Proliferation in hyperoxischen Randbereichen statt. Wird also das Sauerstoffangebot erhöht und über diesen Mechanismus eine Gewebsmatrix geschaffen, kann auch die Kapillardichte zunehmen, was eine dauerhafte Verbesserung der Gewebeoxygenierung zur Folge hat. Tatsächlich wurde z.B. im Tiermodell in vorbestrahlten Geweben nach einer HBO-Behandlung eine 8- bis 9fach höhere Kapillardichte nachgewiesen als bei nichtbehandelten Kontrolltieren [59].

Obwohl also aufgrund der vorliegenden Pathomechanismen und spezifischen Effekte eine positive Beeinflussung solcher radiogener Wundheilungsstörungen sehr wahrscheinlich ist [30, 66], fehlt es auch in diesem Bereich noch an kontrollierten klinischen Studien. Dennoch sollte in solchen Fällen an eine adjuvante HBO-Therapie gedacht werden, in denen anderweitige Therapieoptionen nicht oder nicht mehr zur Verfügung stehen und es logistisch die Möglichkeit zur Therapiedurchführung gibt. Dies betrifft im übrigen nicht nur radiogen verursachte Weichteildefekte, sondern im HNO-ärztlichen Patientengut besonders auch Patienten mit *Radionekrosen des Knochens* und/ oder des Knorpels [54].

Einen Sonderfall der oben beschriebenen Indikation stellen die *osteointegrierten Implantate* in vorbestrahlten Gebieten dar. Diese dienen der Verankerung von Prothesen und Epithesen. Bei Vorbestrahlung ist die Osteointegration gefährdet. Durch HBO soll die Osteointegration verbessert und bestrahlten Tumorpatienten eine optimale Rehabilitation ermöglicht werden. Da die Prognose von Fixateuren in bestrahltem Knochen nach Granström nicht mit einer grenzwertigen Strahlendosis korreliert, ist die HBO nach Ansicht vor allem schwedischer Autoren, aber zunehmend auch anderer [19, 20, 89] als prophylaktische Maßnahme bei jedem Patienten nach Tumorbehandlung im Kopf- und Halsbereich indiziert, wenn in der subakuten bis späten Phase nach adäquater Radiatio osteointegrierte Fixateure implantiert werden sollen.

Die *Verlustrate osteointegrierter Implantate* in vorbestrahltem Gewebe differiert erheblich in den Angaben unterschiedlicher MKG-Chirurgen. Sie beträgt in Abhängigkeit von der Dauer der Nachuntersuchungsperiode über 50 %, wobei extraorale Implantate die höchste Versagerquote aufweisen. Vergleichsweise werden die Implantatverluste in unbestrahltem Gewebe nach 14jähriger Verlaufsbeobachtung mit 13,5 % beziffert [27].

> Durch prophylaktische HBO soll der Einfluß der Vorbestrahlung auf die Verlustrate osteointegrierter Implantate praktisch aufgehoben werden können.

Die perioperative HBO fördert die Knochenbildung an der Grenzfläche des Implantates zum Knochen [38] und verbessert die Mikrozirkulation der entsprechenden Region. Das führt zu einer verbesserten Festigkeit von Implantaten [26] und gleichzeitig zu einem verbesserten Zustand des Weichteilbettes. Somit wird durch adjunktive Anwendung hyperbaren Sauerstoffs sowohl die Haltbarkeit von Befestigungen gesteigert, als auch möglichen Wundheilungsstörungen und Komplikationen wie Osteoradionekrose entgegen gewirkt [25–27]. Entsprechend ergaben die Nachuntersuchungen von Ganström et al., daß Implantatverluste in der HBO-Gruppe während der ersten 6 Jahre nicht beobachtet wurden und die Implantat-Verlustrate während des gesamten Beobachtungszeitraums von inzwischen 14 Jahren sogar konstant niediger als in der Kontrollgruppe ohne Radiatio war.

Die Ergebnisse der Arbeitsgruppe um Granström haben dazu geführt, daß sich bei der Notwendigkeit einer Implantation osteointegrierter Implantate in ein vorbestrahltes Gebiet ein geplantes Vorgehen etabliert hat, welches einem Vorschlag von Marx folgt und präoperativ 20 Therapiesitzungen HBO nach dem Problemwunden-Schema vorsieht sowie unmittelbar postoperativ weitere 10 Therapiesitzungen empfiehlt [19, 20].

7.1.4
Plastisch-chirurgische Eingriffe

In den meisten Fällen werden Lappenplastiken und Transplantate in nicht vorgeschädigten Arealen durchgeführt. Es besteht daher keine Indikation für eine begleitende, quasi prophylaktische HBO-Therapie. Dort, wo diffuse Perfusionsstörungen mit kritischen Hypoxien im Transplantat vorliegen, kann jedoch versucht werden, das Transplantat mit Hilfe von HBO zu halten [41]. Dies gilt vor allem abermals für die plastische *Deckung von Defekten in vorbestrahlten Arealen*, wo eine Wundkonditionierung mit präoperativen Therapiesitzungen in Analogie zum Vorgehen bei den oben erwähnten osteointegrierten Implantaten das lokale Milieu und somit die Grundbedingungen für das Transplantat verbessern helfen kann. Die therapeutischen Effekte beruhen auf den beschriebenen Mechanismen der Gewebsoxigenierung in minderperfundierten Arealen und einem ausgeprägt antiödematösen Effekt.

Es ist jedoch zu erwähnen, daß dort, wo als hauptsächlich kompromittierende Komponente ein vorwiegend venöser Stau im Transplantat vorliegt, neben einer adjuvanten Therapie mit hyperbarem Sauerstoff *weitere entlastende Maßnahmen* (z.B. Blutegel) erforderlich sind.

7.1.5
Dekompressionsunfall bei Tauchern mit Innenohrbeteiligung

Die Dekompressionserkrankung (früher *Caisson-Krankheit* genannt) kann insbesondere bei Tauchern mit Preßluft-Tauchgeräten, aber auch im Zusammenhang mit Arbeiten unter Überdruck (Druckkammer-Personal, Arbeiter in U-Bahn- oder Tunnelbaustellen) auftreten.

Unter *Überdruckbedingungen* kommt es zu einer Aufsättigung der Körpergewebe mit physiologisch inerten Gasen (bei Verwendung von Luft als Atemgas Stickstoff, bei künstlichen Gasgemischen im Bereich des Tauchens z. B. auch Helium). Erfolgt die Druckreduktion (Auftauchen, Ausschleusung) zu schnell, kommt es durch das unter Überdruck in den Körpergeweben vermehrt gelöste Inertgas zur *Bildung von Gasblasen*. Durch diese Blasenbildung in Blut und Gewebe (und somit in Sonderfällen auch im Innenohr) werden hypoxie- und druckbedingte Gewebsschäden verursacht [62].

> HBO ist die einzige kausal angreifende Therapie und daher die primäre Behandlungsmethode bei dekompressionsbedingten Beschwerden. Sie ist als spezifische Therapie bei diesem Pathomechanismus einzig in der Lage, eine Verbesserung der Symptomatik herbeizuführen und die Entwicklung von Dauerschäden, auch solcher neurologischer Art, zu verhindern oder zumindest vermindern [64].

Die *Wirkprinzipien dieser Therapie* bei diesem Pathomechanismus sind:

- Die Gasblasen werden in ihrem Volumen und damit in ihrem Durchmesser verkleinert, die intravasalen Blasen dadurch weiter in die Peripherie des Gefäßsystemes ausgeschwemmt und somit die Ausdehnung des infarzierten Gebietes geringer gehalten.
- Die Gase in den Gasblasen werden wieder in den Zustand der physikalischen Lösung gezwungen und anschließend durch langsame, stufenweise Dekompression über die Atemwege aus dem Organismus eliminiert.
- Der Anteil an Inertgas in diesen Gasblasen wird durch die Atmung von reinem Sauerstoff unter Überdruck aus den Gasblasen „ausgewaschen" und die Gaselimination beschleunigt.
- Durch hyperbare Oxigenation wird eine bessere, den Bedürfnissen entsprechende Sauerstoffversorgung der hypoxischen Gewebe sichergestellt.

Auch bei verzögerter Diagnosestellung sollte ein Patient mit Verdacht auf entsprechende Pathomechanismen einer Rekompressions- und hyperbaren Oxigenationstherapie zugeführt werden, da eine *Spätbehandlung* auch trotz eines therapiefreien Intervalls von einigen Stunden oder sogar Tagen noch überraschend gute Ergebnisse bis hin zur völligen Wiederherstellung mit sich bringen kann [42].

Bei der Entscheidung zur Therapie gibt es jedoch differentialdiagnostisch zu bedenken, daß es weitere Mechanismen gibt, die mit ähnlicher Symptomatik einhergehen (Tabelle 3). Im Bereich des Tauchens kann dies z. B. das *Barotrauma des Innenohres* mit Ruptur der Membrane des runden oder ovalen Fensters sein, oder auch ein unabhängig vom Tauchen aber dennoch koinzident aufgetretener Hörsturz.

Tabelle 3. Entscheidungshilfe bei Differentialdiagnose Dekompressionserkrankung (DCS) des Innenohres vs. Barotrauma mit Innenohrbeteiligung

	DCS des Innenohres	Barotrauma des Innenohres
Symptomatik	Schwindel	Ohrenschmerzen, Völlegefühl im Ohr, Schwindel
	Hörminderung bis Hörverlust	Hörminderung bis Hörverlust
	Tinnitus	Tinnitus
Begleitbefunde[a]	Weitere Symptome der DCS Rinne positiv, bei hochgradiger Symptomatik auch negativ	Regelhaft Barotrauma des Mittelohres Rinne negativ
	Weber häufig zur nicht betroffenen Seite lateralisiert	Weber häufig zur betroffenen Seite lateralisiert
Anamnese	Auftreten nach langen und tiefen Tauchgängen u. U. Verwendung von Helium als Atemgas	Auftreten i. d. R. während des Abtauchens Bei inversen Barotraumen auch nach dem Auftauchen möglich
	Auftreten während bis kurz nach dem Auftauchen	Fast immer sehr forcierte Versuche, per Valsalva den Druckausgleich zu erreichen
	evtl. Besserung der Symptomatik durch normobare Sauerstoffgabe	Druckausgleichsprobleme
Therapie	Initial Sauerstoffgabe, möglichst hohe Konzentration	Flachlagerung, raschest möglich HNO-ärztliche Abklärung (V. a. Ruptur des runden/ovalen Fensters)
	Gabe von Flüssigkeit oral oder i. v.	Infusionstherapie, ggf. operative Exploration und Deckung
	Schnellstmöglich Druckkammerbehandlung	Keine Rekompressionsbehandlung in der akuten Phase!

[a] Nach Almeling, Böhm, Welslau (Hrsg) Handbuch Tauch- und Hyperbarmedizin. Ecomed, Landsberg.

CAVE Bei Verdacht auf *Innenohrbarotrauma* gilt zumindest im akuten Stadium die Druckkammerbehandlung als kontraindiziert [5], weil es durch wiederholt notwendige Valsalva-Manöver zum Druckausgleich zu einer Beschwerdeprogredienz kommen kann.

8
Nebenwirkungen und Risiken der HBO-Therapie

Kritiker der Therapie mit hyperbarem Sauerstoff sehen in der Behandlung mitunter ein unkalkulierbares Risiko gegenüber dem Patienten und werten die Therapie daher als potentiell gefährlich. Diese Ansicht ist so nicht gerechtfertigt und ihr wird sogar in ansonsten eher sehr kritischen Gutachten des Medizinischen Dienstes der Krankenkassen (MDK) widersprochen. Bei Mayer [60] heißt es z. B.: „HBO erfordert einen bestausgestatteten apparativen, personellen und logistischen Rahmen, ist unter der Beachtung der Sicherheitsstandards aber weitestgehend kalkulierbar". Zu ähnlichen Schlußfolgerungen kommen Autoren zweier Beiträge im British Medical Journal (Leich et al. 1998, Trytko et al. 1999 und auch Heiden und Plafki [31]).

Die *Sicherheitsstandards*, die es dabei zu beachten gibt, sind u. a. in den Qualitätsstandards zur Durchführung der hyperbaren Sauerstofftherapie fixiert und von der deutschen Fachgesellschaft GTÜM publiziert [29].

Zu den Sicherheitsstandards gehört auch die eingehende *Voruntersuchung*, bei der nach Hinweisen auf ein erhöhtes Risiko bei Druckexposition gesucht wird und die einer Behandlung im Überdruck zwingend vorangehen muß.

Einen Überblick über die geforderten Maßnahmen der Voruntersuchung und der wichtigsten Kontraindikationen geben die Tabellen 4 und 5.

Die *Nebenwirkungen der HBO-Therapie* lassen sich schematisch in 3 Gruppen untergliedern:

- psychisch bedingte Komplikationen (durch Aufenthalt im abgeschlossenen Raum),
- druckbedingte Nebenwirkungen,
- sauerstofftoxische Nebenwirkungen.

In einer Literaturübersicht von 1998 haben Heiden und Plafki [31] die Erkenntnisse zu den potentiellen Nebenwirkungen zusammengefaßt. Demnach ist bei ca. 19% der Patienten mit leichteren *Druckausgleichsproblemen* zu rechnen, die jedoch mit keiner dauernden gesundheitlichen Beeinträchtigung einhergehen.

Nur bei ca. 3% der Patienten kommt es zu einem klinisch faßbaren *Barotrauma des Ohres* und nur bei 1,4% ist die Anlage einer Paukendrainage zur Therapiedurchführung notwendig. Ein potentiell lebensbedrohliches *Barotrauma der Lunge* ist hingegen statistisch nicht erfaßbar, hier gibt es nur anekdotische Berichte. *Toxische Effekte durch Sauerstoff* kommen ebenfalls in den in dieser Arbeit zitierten Studien nicht vor. Die Autoren vermuten den Grund in den strengen Therapierichtlinien und entsprechenden Vorsorge- und Zwischenuntersuchungen. Die Inzidenz von sauerstofftoxischen Wirkungen auf das ZNS wird hingegen mit 1–1,7:10000 angegeben und ist somit ebenfalls eher ein seltenes Ereignis.

Die Inzidenz *klaustrophober Reaktionen* liegt der Literatur entsprechend bei ca. 4%, wobei nur bei ca. 1% eine Therapiedurchführung aufgrund von klaustrophoben Reaktionen nicht möglich ist.

Tabelle 4. Empfohlene Voruntersuchung vor Beginn einer HBO-Therapie (nach GTÜM)

Obligatorische Maßnahmen	Fakultative Maßnahmen
Anamnese und körperliche Untersuchung	Ohrmikroskopie
Röntgen Thorax nicht älter als 2 Jahre Ruhe-EKG	Tympanometrie Belastungs-EKG (z. B. bei Rhythmusstörungen)
Lungenfunktionsprüfung (VC, FEV_1, FEV_1/VC)	Pneumologische Abklärung (z. B. Bodyplethysmographie)
Otoskopie, Prüfung der Tubendurchgängigkeit	Neurologische Abklärung (z. B. EEG bei Krampfanamnese oder Zustand nach SHT)

Tabelle 5. Wichtige Kontraindikationen gegen eine adjuvante HBO-Therapie

Relevante pulmonale Probleme (anamnestisch Zustand nach Spontanpneumothorax, obstruktive Atemwegserkrankungen)
Psychiatrische/neurologische Probleme (Psychosen, nicht beherrschbare Klautrophobie, manifestes Krampfleiden)
Höhergradige kardiale Probleme (Tachyarrhythmien, ausgeprägte, nicht Schrittmacher-behandelte Bradyarrhythmien)
Optikusneuritis
Nicht eingestellte Hyperthyreose
Probleme im Bereich der Ohren und der NNH mit mangelnder Fähigkeit zum Druckausgleich
Akute fieberhafte Erkrankungen

Bei *lebensbedrohlichen Erkrankungen* (Gasbrand, Atemgasembolie, schwerer Tauchunfall, CN-/CO-Intoxikation) bestehen nach sorgfältigem Abwägen des therapeutischen Nutzens gegen eine potentielle Schädigung durch die Therapie keine Kontraindikationen!

Okuläre Nebenwirkung im Sinne einer *Myopisierung* sind bei prolongierter Anwendung nicht selten, jedoch stets innerhalb von Tagen bis Wochen reversibel. Berichte über eine Zunahme eines vorbestehenden *Kataraktes* sind nur nach extrem prolongierten Behandlungen (> 150 Therapiesitzungen) beobachtet worden, waren dann allerdings irreversibel.

Die *wichtigsten Nebenwirkungen* der HBO-Therapie werden in den folgenden Abschnitten dargestellt.

8.1
Psychisch bedingte Komplikationen

Bedingt durch die besonderen Umstände dieser Therapieform können bei dafür prädisponierten Patienten klaustrophobe Sensationen ausgelöst werden. Durch Zuwendung und gute Patientenführung sind diese Erscheinungen jedoch fast immer beherrschbar. In solchen Fällen, in denen dies nicht möglich ist, besteht grundsätzlich immer die Möglichkeit, Betroffene während der Therapie über eine der eigentlichen Therapiekammer vorgeschaltete Sektion begleitet auszuschleusen.

Mitunter kommt es zu Symptomen der *Hyperventilation*, da Patienten in Unkenntnis der physiologischen Zusammenhänge dazu neigen, durch besonders forciertes Atmen den Therapieerfolg verbessern zu wollen.

8.2
Nebenwirkungen durch Erhöhung des Umgebungsdrucks

Wie bereits weiter oben beschrieben, wirkt sich eine Druckerhöhung auf alle nicht starrwandig umschlossenen, gasgefüllten Hohlräume dergestalt aus, daß es zu einer Kompression der Gase in diesem Hohlraum und zur Ausbildung eines relativen Unterdrucks kommt. Besonders betroffen sind hierbei die luftgefüllten Hohlräume des Schädels. Wird der entstehende relative Unterdruck in diesen Hohlräumen nicht ausgeglichen, kann es zur Schädigung, zum Barotrauma, kommen.

8.2.1
Barotrauma des Ohres

Dies ist ein häufiges Problem bei HBO-Patienten und ungeübten Therapeuten, weil diese den nötigen Druckausgleich nicht selbstverständlich durchführen. Häufig wird der Patient erst durch den Dehnungsschmerz des Trommelfells an die Notwendigkeit der Durchführung erinnert. Der inzwischen entstandene Unterdruck in der Paukenhöhle führt zur Schleimhautschwellung in der Tuba Eustachii und damit weiterer Erschwernis für den Druckausgleich. Die Folge ist eine mehr oder minder starke Läsion des Trommelfells, ggf. mit Ruptur, Exsudation in die Paukenhöhle und blutigem Paukenhöhlenerguß.

Diese Nebenwirkung ist jedoch vermeidbar, wenn vor Druckexposition Tubenfunktionsstörungen ausgeschlossen werden und bei den ersten Anzeichen von Druckausgleichsproblemen die weitere Kompression unterbrochen wird.

Bei nur leichten Tubenfunktionsstörungen können abschwellende Nasentropfen die Kompression ermöglichen, bei beständigen Problemen, aber guter Indikation zur Durchführung der Therapie, ist unter Abwägung aller vor und Nachteile für den Betroffenen u. U. eine geplante *Parazentese des Trommelfells* durchzuführen, ggf. mit Einlage von *Tympanotuben*. Bei Patienten mit akuten Funktionsstörungen des Innenohres ist die Indikation zur Parazentese mit dem alleinigen Grund der Durchführbarkeit einer HBO-Therapie aber extrem zurückhaltend zu stellen. Unüberwindbare Druckausgleichsprobleme bei diesen Patienten stellen eher eine Kontraindikation dar.

8.2.2
Barotrauma der Nasennebenhöhlen

Schleimhautschwellungen im Bereich der Nasennebenhöhlen können ebenfalls zu Problemen bei der HBO-Therapie führen, treten hier jedoch vergleichsweise selten auf. Bei entsprechender Beschwerdesymptomatik kann mit Hilfe von Sekretolytika und abschwellenden Nasentropfen mitunter eine Therapiedurchführung ermöglicht werden, bei Beschwerdepersistenz besteht aber eine temporäre Kontraindikation.

8.2.3
Barotrauma der Lunge

> Bei Patienten mit obstruktiven Erkrankungen der Lunge und eingeschränkter Lungenfunktion und bei kompletter oder auch partieller Verlegung der Atemwege kann es während der Dekompression, also bei fallendem Umgebungsdruck, zu einer Überblähung der Lunge mit Lungenriß kommen. Ursache hierfür ist die durch das Gesetz von Boyle und Mariotte (s. oben) begründete Ausdehnung des Gases in der Lunge während der Dekompression. Eine solcherart vorbestehende Erkrankung gilt daher für nicht lebensrettende HBO-Therapien als Kontraindikation.

Entsprechend ist diese Komplikation statistisch auch nicht fassbar, sondern es gibt nur anekdotische Fallbeschreibungen, zumeist bei intubierten und beatmeten Patienten.

8.3
Komplikationen durch Sauerstoff

Daß Sauerstoff in höherer Dosierung unerwünschte Nebenwirkungen haben kann, ist u. a. aus Anästhesie und Intensivmedizin gut bekannt. Es stehen hier jedoch in der Regel die Auswirkungen auf die Lunge im Vordergrund. Weniger bekannt ist die sauerstofftoxische Wirkung auf das ZNS, die bei Sauerstoffpartialdruckwerten über 1,8 bar (1350 mm Hg) zunehmend an Bedeutung gewinnt.

8.3.1
Sauerstoffintoxikation im ZNS (Paul-Bert-Effekt)

Die ersten Resultate über die Auswirkung von extrem hohen Sauerstoffpartialdrücken auf das ZNS wurden bereits 1878 von Paul Bert veröffentlicht. Zu den Symptomen einer Sauerstoffintoxikation des ZNS zählen u. a.:

- Nausea,
- Benommenheit, Schwindel,
- Parästhesien, Zuckungen,
- generalisierter Krampfanfall (ohne Prodromi).

Neben den grundsätzlichen Faktoren wie Sauerstoffpartialdruck und Expositionszeit können weitere individuelle Faktoren das Auftreten einer ZNS-Symptomatik begünstigen.

! Hier sind besonders Hypoglykämie, Alkoholismus, Fieber und Hyperkapnie als Triggerfaktoren zu nennen.

Da die Expositionszeit eine gewisse Rolle spielt, haben sich in der praktischen Therapiedurchführung Sauerstoffpausen etabliert [29]. Die Sauerstoffatmung wird dabei nach jeweils 30 Minuten für 10 Minuten unterbrochen, was dem Entstehen sauerstoffbedingter Nebenwirkungen entgegenwirkt.

Sauerstoffintoxikationen während einer hyperbaren Therapie sind selten und werden mit einer Inzidenz von 0,01 % angegeben [31, 94, 97]. Die Auftretenswahrscheinlichkeit einer sauerstoffinduzierten Nebenwirkung auf das ZNS ist ab einem Sauerstoffpartialdruck von 1,8 bar (1368 mm Hg) zwar grundsätzlich erhöht, Spätschäden nach sauerstoffinduziertem Krampfanfall sind jedoch nicht bekannt.

8.3.2
Sauerstoffintoxikation der Lunge (Lorrain-Smith-Effekt)

Der Sauerstoffpartialdruck im Gewebe ist von allen Geweben in der Lunge am höchsten, die Lunge ist damit das Organ mit der höchsten Vulnerabilität für die Sauerstofftoxizität.

Schädigende Wirkungen von Sauerstoff auf die Lunge sind bereits seit fast 100 Jahren bekannt und nach dem Erstbeschreiber *Lorrain-Smith-Effekt* genannt. Obwohl bei einem Überschreiten eines Sauerstoffpartialdrucks von 0,5 bar (375 mm Hg) längerfristig mit dem Auftreten von pulmonalen Veränderungen gerechnet werden muß, sind die akuten Veränderungen eines pulmonaltoxischen Effekts bei Beendigung der Sauerstoffexposition reversibel. Bei den üblichen Standardtherapien der HBO werden denn toxische Effekte von Sauerstoff auf die Lunge mit dauerhaften Funktionsänderungen nicht beobachtet [94].

Bei extremen Behandlungen, also entweder eine sehr große Zahl an Behandlungen bei einem einzelnen Patienten oder auch die sehr aggressive Behandlung bei nekrotisierenden Weichteilinfektionen, sind akute Veränderungen nicht ausgeschlossen, aber bei Ende der Therapie komplett rückläufig. Um aber bei diesen Patienten die noch reversible Phase etwaiger negativer Effekte auf die Lunge nicht zu verpassen, sind in diesen Fällen wiederholte Lungenfunktionsprüfungen notwendig.

8.3.3
Brandgefahr

Neben den bisher aufgeführten Nebenwirkungen wird häufig auch auf eine gewisse Gefährdung der Patienten durch eine erhöhte Brandgefahr hingewiesen.

In geschlossenen Räumen, wie z. B. Druckkammern, besteht bei erhöhten Sauerstoffkonzentrationen (= verbrennungsfördernde Atmosphäre) grundsätzlich tatsächlich ein erhöhtes Risiko einer Brandentstehung. Dieses Risiko besteht im Besonderen dann, wenn die Druckkammer mit 100 % Sauerstoff gefüllt wird.

Dies ist jedoch bei den in Deutschland üblichen Mehrpersonen-Druckkammern nicht der Fall, da zur Kammerfüllung Luft verwendet wird und der Sauerstoff nur über dichtsitzende, Mund und Nase umschließende Atemmasken oder über dichtabschließende sog. Kopfzelte geatmet wird. Der ausgeatmete Sauerstoff gelangt ebenfalls nicht in die Kammeratmosphäre, sondern wird über eine Absauganlage (overboard dumping system) entfernt. Zusätzlich wird der Sauerstoffgehalt der Kammeratmosphäre ständig überwacht, die Sauerstoffzufuhr bei Überschreiten von 23 Vol.-% Sauerstoff in der Druckkammer automatisch abgeschaltet, und statt dessen auf die Atmung von Druckluft umgeschaltet. Ergänzt werden diese Maßnahmen durch Feuerlöschvorrichtungen in der Druckkammer. Entsprechende Vorschriften sind in Deutschland verbindlich. Ihre Einhaltung wird in der jährlich durchgeführten sicherheitstechnischen Überprüfung der Druckkammeranlage gemäß MedGV überprüft.

Hinsichtlich der Brandgefahr unterscheiden sich luftgefüllte Mehrpersonen-Druckkammern daher deutlich von sauerstoffgefüllten Monoplatzkammern. Bis heute wurden keine Brände in deutschen Druckkammern beobachtet. Weltweit wurden zudem in den letzten Jahrzehnten keine Brände mit Personenschäden in therapeutischen Druckkammern registriert, deren Atmosphäre 23 % Sauerstoff nicht überschritt [85].

9
Fazit

Die Therapie mit Sauerstoff im Überdruck findet weltweit klinische Anwendung und das außerhalb Deutschlands auch häufig an Universitäten und renommierten Instituten. Dennoch ist sie noch immer durchaus umstritten, da es trotz eindeutig nachgewiesener physiologischer Effekte in vielen Bereichen an aussagekräftigen klinischen Studien fehlt, was nicht zuletzt aufgrund der oben genannten Schwierigkeiten bei der Durchführung placebokontrollierter Doppelblindstudien zurückzuführen ist.

Das in Deutschland mit dieser Therapieform weit überwiegend behandelte Patientengut besteht in erster Linie aus Patienten mit *Funktionsstörungen des Innenohres* und somit aus Patienten des HNO-ärztlichen Fachgebietes. Während hier Einigkeit darüber besteht, daß Patienten mit chronischen Funktionsstörungen keine Indikation zur Therapiedurchführung haben, ist der Stellenwert der HBO-Therapie bei der Behandlung in der Akutphase nicht mit letzter Sicherheit bestimmt. Bei der Komplexität des Problems und bei letztlich nicht geklärter Pathogenese ist denn auch fraglich, ob eine solche Bestimmung in nächster Zukunft möglich ist.

> Aufgrund der vorhandenen Daten ist z. Z. die adjuvante HBO-Therapie beim *akuten Knall- und Lärmtrauma* als sinnvoll anzusehen, beim *Hörsturz* nach Versagen der konventionellen Therapie im zeitnahen Intervall immerhin noch als mögliche Therapieergänzung.

In Deutschland hingegen weitgehend unbekannt, oder zumindest unbeachtet, sind aber solche Indikationen, in denen aufgrund bekannter Pathomechanismen und guter experimenteller Daten diese Therapie eine sinnvolle Ergänzung konventioneller Therapiestrategien darstellt. Die Indikationen finden sich z. B. im Bereich der operativen HNO-Heilkunde. Hier kann die HBO-Therapie als adjuvante Maßnahme durchaus zu einer Verbesserung des Therapiekonzeptes in schwierigen Fällen beitragen. Daher sollte bei unvoreingenommener Betrachtung auch künftig die HBO-Therapie einen gewissen Stellenwert bei HNO-ärztlichen Patienten haben und bei entsprechender Indikation und geeigneter Logistik in Erwägung gezogen werden.

Die Therapie mit hyperbarem Sauerstoff ist also weder eine alternative Therapieform, noch eine Therapiealternative und erst recht kein „Wunder- oder Allheilmittel", sondern bei sorgfältiger Indikationsstellung und kritischer Anwendung bei bestimmten Indikationen ein durchaus potentes und nützliches Adjuvans und damit eine sinnvolle Ergänzung des Therapiekonzepts.

Bei sorgfältiger Therapiedurchführung und Beachtung der Kontraindikationen sowie der spezifischen Besonderheiten ist die Therapie mit hyperbarem Sauerstoff in der Hand des Geübten zudem ein Therapieverfahren, welches arm an Komplikationen und spezifischen Nebenwirkungen ist.

Danksagung. Ich möchte mich an dieser Stelle bei den Kollegen Herrn Dr. med. Christian Heiden, Traunstein, und Herrn Dr. med. Michael Almeling, Göttingen, für die mir gewährte Unterstützung bedanken, Herrn Kollegen Heiden für die großzügige Überlassung von Material zur Indikation der akuten Funktionsstörungen des Innenohres, Herrn Kollegen Almeling für die freundliche Erlaubnis zur Nutzung der Grafik über das Sauerstoffverhalten der Cochlea unter hyperbaren Verhältnissen.

Literatur

1. Axelsson A, Dengerink H (1987) The effect of noise on histological measures of cochlear vasculature and red cell: A review. Hear Res 31: 183–192
2. Beck C (1984) Anatomie der Innenohrschwerhörigkeiten. Arch Otolaryngol Suppl I: 1–57
3. Beck C, et al. (1957) Morphologische Veränderungen an der Schnecke des Meerschweinchens bei Sauerstoffmangel und Lärmbelastung. Arch Otolaryngol 172: 238–45
4. Biesinger E, Heiden C, Greimel V, et al. (1998) Strategien in der Behandlung des chronischen Tinnitus. HNO 46: 157–169
5. Böhm F, Leßle M (1999) Rundfenstermembrandefekte bei Tauchern. Laryngorhinootologie 78: 169–175
6. Bohne BA, Rabbitt KD (1983) Holes in the reticular lamina after noise exposure: implication for continuency damage in the organ of Corti. Hear Res 11: 41–53
7. Bettinghausen E (1993) Hyperbare Oxigenations-Therapie. Dtsch Ärzteblatt 90: C2220–C2223
8. Boerema I, Meijne NG, Brummelkamp WH, et al. (1960) Life without blood. J Cardiovasc Surg 1: 133–146
9. Bonomo SR, Davidson JD, Yu Y, et al. (1998) Hyperbaric oxygen as a signal transducer: upregulation of platelet derived growth factor-beta receptor in the presence of HBO_2 and PDGF. Undersea Hyper Med 25: 211–216
10. Bouachour G, Cronier P, Gouello JP, et al. (1996) Hyperbaric oxygen therapy in the management of crush injuries: A randomized double-blind placebo-controlled clinical trial. J Trauma 41: 333–339

11. Cason BA, Wisneski JA, Neese RA, et al. (1992) Effects of high arterial oxygen tension on function, blood flow distribution, and metabolism in ischemic myocardium. Circulation 85: 828–838
12. Chandler JR (1968) Malignant external otitis. Laryngoscope 78: 1257–94
13. Davis JC, Gates GA, Lerner C, et al. (1992) Adjuvant hyperbaric oxygen in malignant external otitis. Arch Otolaryngol Head Neck Surg 118: 89–93
14. Delb W, Muth CM, Hoppe U, Iro H (1999) Ergebnisse der hyperbaren Sauerstofftherapie bei therapieresistentem Tinnitus. HNO 47: 1038–1045
15. DeHeyn G, Mauroy A, van Opstal M (1976) Etude comparative des traumatismes acoustiques par blasts traites par vasodilateurs ou par association vasodilateurs et oxygene hyperbare. Acta Otorhinolaryngol Belg 30: 251–259
16. Demaertelaere L, van Opstal M (1981) Behandeling van akoestische traumas met hyperbare zuurstof (HBO). Acta Otorhinolaryngol Belg 35: 303–314
17. Ellsworth ML, Pittman RN (1990) Arterioles supply oxygen to capillaries by diffusion as well as by convection. Am J Physiol 258: H1240–H1243
18. Evans IT, Richards SH (1973) Malignant (necrotising) otitis externa. J Laryngol Otol 87: 13–20
19. Federspil P, Bull HG, Federspil PA (1998) Epithetische Wiederherstellung im Gesicht. Dtsch Ärzteblatt 95: C170–C177
20. Federspil P, Federspil PA (1998) Die epithetische Versorgung von kraniofazialen Defekten. HNO 46: 569–578
21. Frey G, Lampl L, Radermacher P, Bock KH (1998) Hyperbare Oxygenation. Ein Betätigungsfeld für den Anästhesisten? Anaesthesist 47: 269–289
22. Gadd MA, McClellan DS, Neuman TS, Hansbrought JF (1990). Effect of hyperbaric oxygen on murine neutrophil and T-lymphocyte functions. Crit Care Med 18: 974–979
23. Ganzer E, Arnold W (1996) Leitlinien/Algorithmen der Deutschen Gesellschaft für Hals-Nasen-Ohrenheilkunde, Kopf- und Halschirurgie. Laryngorhinootologie 75: 499–512
24. Garrett IR, Boyce BF, Oreffo ROC, et al. (1990) Oxygen-derived free radicals stimulate osteoclastic bone resorption in rodent bone in vitro and in vivo. J Clin Invest 85: 632–639
25. Granström G, Jacobsson M, Tjellstrom A (1992) Titanium implants in irradiated tissue: benefits from hyperbaric oxygen. Int J Oral Maxillofac Implants 7: 15–25
26. Granström G (1996) Hyperbaric oxygen therapy decreases the rejection rate of osseointegrated implants after radiotherapy. Strahlenther Onkol 172 (Suppl 2): 20–21
27. Granström G, Tjellstrom A, Branemark PI (1999) Osseointegrated implants in irradiated bone: a case-controlled study using adjunctive hyperbaric oxygen therapy. J Oral Maxillofac Surg 57: 493–499
28. Grim PS, Gottlieb LJ, Boddie A, Batson E (1990) Hyperbaric Oxygen Therapy. JAMA 263: 2216–2220
29. GTÜM (Gesellschaft für Tauch- und Überdruckmedizin e.V.) (1996) Hyperbare Sauerstofftherapie – Qualitätsstandards. Richtlinien zur Qualitätssicherung in der hyperbaren Sauerstofftherapie. Archimedes, Kiel
30. Hartmann A, Almeling M, Carl UM (1996) Hyperbare Oxygenierung (HBO) zur Behandlung radiogener Nebenwirkungen. Strahlenther Onkol 172: 641–648
31. Heiden C, Plafki C (1998) Ist hyperbarer Sauerstoff (HBO) gefährlich? HNO-Highlights 8: 47–50
32. Herenberger K, Brismar K, Folke L, Kratz G (1997) Dose-dependent hyperbaric oxygen stimulation of human fibroblast proliferation. Wound Rep Reg 5: 147–150
33. Hordnes C, Tyssebotn I (1985) Effect of high ambient pressure and oxygen tension on organ blood flow in concious trained rats. Undersea Biomed Res 12: 115–128
34. Hughes GB, Freedman MA, Haberkamp TJ, Guay ME (1996) Sudden sensorineural hearing loss. Otolaryngol Clin North Am 29: 393–405
35. Hunt TK, Pal MP (1979) The effect of varying ambient oxygen tensions on wound metabolism and collagen synthesis. Surg Gynecol Obstet 135: 561–567
36. Hunt TK (1988) The physiology of wound healing. Ann Emerg Med 17: 1265–1273
37. Jonsson K, Jensen JA, Goodson WH III, et al. (1991) Tissue oxygenation, anemia, and perfusion in relation to wound healing in surgical patients. Ann Surg 214: 605–613
38. Johnsson AA, Sawaii T, Jacobsson M, Granström G, Turesson I (1999) A histomorphometric study of bone reactions to titanium implants in irradiated bone and the effect of hyperbaric oxygen treatment. Int J Oral Maxillofac Implants 14: 699–706

39. Kau RJ, Sendtner-Gress K, Ganzer U, Arnold W (1997) Effectiveness of hyperbaric oxygen therapy in patients with acute and chronic cochlear disorders. ORL J Otorhinolaryngol Relat Spec 59: 79-83
40. Kaye D (1967) Effect of hyperbaric oxygen on clostridia in vitro und in vivo. Proc Soc Exp Biol Med 124: 360-366
41. Kindwall EP, Gottlieb LJ, Larson DL (1991) Hyperbaric oxygen therapy in plastic surgery: a review article. Plast Reconstr Surg 88: 898-908
42. Kizer KW (1982) Delayed treatment of dysbarism: a retrospective review of 50 cases. JAMA 247: 2555-2558
43. van der Kleij AJ (1996) Which role for HBO-Therapy in the prevention of reperfusion injury? In: Marroni A, Oriani G, Wattel F (eds) Proceedings of the XXII. International Joint Meeting on Hyperbaric and Underwater Medicine. Milano, Italy Sept. 4.-8., 1996., S. 677-681
44. Knighton DR, Silver IA, Hunt TK (1981) Regulation of wound-healing angiogenesis - effect of oxygen gradients and inspired oxygen concentration. Surgery 90: 262-270
45. Krogh A (1929) The Anatomy and Physiology of Capillaries. New Haven, CT: Yale University Press
46. Lamm K, Lamm C, Lamm H, Schumann K (1989) Simultane Sauerstoffpartialdruck-Bestimmung in der Scala tympani, Elektrokochleographie und Blutdruckmessungen nach Knalltraumata bei Meerschweinchen. HNO 37: 48-55
47. Lamm C, Walliser U, Schumann K, Lamm K (1988) Sauerstoffpartialdruckmessungen in der Perilymphe der Scala tympani unter normo- und hyperbaren Bedingungen. Eine tierexperimentelle Studie. HNO 36: 363-366
48. Lamm K, Lamm C, Lamm H, Schumann K (1989) The effect of hyperbaric oxygen on noise-induced hearing loss. An experimental study using simultaneous measurements of oxygen partial pressure in the inner ear, hearing potentials, arterial blood pressure and blood gas analyses. In: Schmutz et al. (eds) Proc. 2nd Swiss Symp Hyperb Med and 2nd Europ Conf Hyperb Med Basel, S. 22-24
49. Lamm K (1995) Rationale Grundlage einer Innenohrtherapie. Otolaryngol Nova 5: 153-160
50. Lahat N, Bitterman H, Yaniv N, et al. (1995) Exposure to hyperbaric oxygen induces tumor necrosis factor-alpha (TNF-α) secretion from rat macrophages. Clin Exp Immunol 102: 655-659
51. Leach RM, Rees PJ, Wilmshurst P (1998) ABC of oxygen Hyperbaric oxygen therapy. BMJ 317: 1140-1143
52. Lennarz T (1995) Pathophysiologie des Tinnitus: Elektrophysiologische Korrelate und Ansätze für eine Objektivierung. Otorhinolaryngol Nova 5: 142-147
53. Lim DJ (1986) Effects of noise and ototoxic drugs at the cellular level in the cochlea: a review. Am J Otolaryngol 7: 73-99
54. London SD, Park SS, Gamper TJ, et al. (1998) Hyperbaric oxygen for the management of radionecrosis of bone and cartilage. Laryngoscope 108: 1291-1296
55. Luckhaupt H (1998) Otitis externa maligna. Gefährliche Komplikation bei Diabetes. Geriatric Praxis: 41-43
56. Lutz J (1998) Sauerstoffbehandlungsmethoden - eine kritische Analyse etablierter und umstrittener Verfahren (II), Versicherungsmedizin 50: 190-194
57. Mader JT, Love T (1982) Malignant external otitis. Cure with hyperbaric oxygen. Arch Otolaryngol 108: 38-40
58. Marx REW, Johnson RP (1988) Studies in the radiobiology of osteoradionecrosis and their clinical significance. In: Davis JC, Hunt TK (eds) Problem wounds. The role of oxygen. Elsevier, New York, pp 64-123
59. Marx RE, Ehler WJ, Tayapongsak P, Pierce LW (1990) Relationship of oxygen dose to angiogenesis induction in irradiated tissue. Am J Surg 160: 519-524
60. Mayer ED (1995) Chirurgische und andere Einsatzgebiete der Hyperbaren Oxygenationstherapie. MDK Baden-Württemberg, Friedrichshafen, S 22-24
61. Mehm WJ, Pimsler M, Anderson LH (1991) Effects of hypoxia on phagocytic and adherence functions in splenic macrophages. J Hyperbaric Med 6: 33-42
62. Melamed Y, Shupak A, Bitterman H (1992) Medical problems associated with underwater diving. N Engl J Med 326: 30-34
63. Moon RE, Sheffield PJ (1997) Guidelines for treatment if decompression illness. Aviat Space Environ Med 68: 234-43

64. Moon RE, Camporesi EM (1995) Hyperbaric oxygen therapy - from the nineteenth to the twenty-first century. Respir Care Clin N Am 5: 1-5
65. Muth CM, Toss A, Born K, Koschnick M, Mutschler W, Frank J (1999) Hyperbaric oxygen therapy improves wound healing in normal and impaired wounds in a mouse wound model. Proceedings XXV. Ann Meeting EUBS, Israel
66. Neovius EB, Lind MG, Lind FG (1997) Hyperbaric oxygen therapy for wound complications after surgery in the irradiated head and neck: a review of the literature and a report of 15 consecutive patients. Head Neck 19: 315-22
67. Niinikoski J (1969) The effect of oxygen supply on wound healing and formation of experimental granulation tissue. Acta Physiol Scand 334: 1-72
68. Niinikoski J, Gottrup F, Hunt TK (1991) The role of oxygen in wound repair. In: Janssen H. Raaman R, Robertson JIS (eds) Wound healing. Wrightson Biomedical Publishing, pp 165-174
69. Nunn JF (1993) Oxygen. In: Nunn JF (ed) Nunn's applied respiratory physiology, 4th edn. Butterworth-Heinemann, London, p 255
70. Nylander G, Lewis D, Nordström H, Larsson J (1985) Reduction of postischemic edema with hyperbaric oxygen. Plast Reconstr Surg 76: 596-601
71. Park MK, Muhvich KH, Myers RAM, Marzella L (1991) Hyperoxia prolongs the aminoglycoside-induced postantibiotic effect in pseudomonas aeruginosa. Antimicrob Agents Chemother 35: 691-695
72. Piantadosi CA (1999) Physiology of hyperbaric hyperoxia. Respir Care Clin N Am 5: 7-19
73. Pilgramm M, Frey G (1984) Die hyperbare Sauerstofftherapie beim akuten Knalltrauma des Soldaten. Wehrmed Monatsschr 28: 479-492
74. Pilgramm M, Schumann K (1985) Hyperbaric oxygen therapy for acute acoustic trauma. Arch Otorhinolaryngol 241: 247-257
75. Pilgramm M, Frey G, Schumann K (1986) Hyperbare Oxygenation - eine sinnvolle Zusatztherapie bei Otitis externa maligna. Laryngorhinootologie 65: 26-28
76. Pilgramm M (1994) Zur Anwendung der HBO-Therapie beim akuten Knalltrauma. In: Tirpitz D (Hrsg) Therapie mit hyperbarem Sauerstoff (HBO) in Traumatologie und Notfallmedizin. Symposium Duisburg 1993. Springer, Berlin Heidelberg New York Tokyo, S 51-62
77. Prockop DJ, Kivirikko KI, Tuderman L, Guzman NA (1979) The biosynthesis of collagen and its disorders. N Engl J Med 301: 13-23, 77-85
78. Rabkin JM, Hunt TK (1988) Infection and oxygen. In: Davis JC, Hunt TK (eds) Problem wounds. Elsevier, New York, pp 1-16
79. Raines JM, Schindler RA (1980) The surgical management of recalcitrant malignant external otitis. Laryngoscope 90: 369-378
80. Robertson D (1983) Functional significance of dendritic swelling after loud sounds in the guinea pig cochlea. Hear Res 9: 263-278
81. Rubin P, Casarett GW (1968) Clinical Radiation Pathology, vol II. Saunders, Philadelphia, pp 557-608
82. Rubin J, Yu VL (1988) Malignant external otitis: Insights into pathogenesis, clinical manifestations, diagnosis and therapy. Am J Med 85: 391-398
83. Sawai T, Niimi H, Takahashi H, Ueda M (1996) Histologic study of the effect of hyperbaric oxygen therapy on autogenous free bone grafts. J Oral Maxillofac Surg 54: 975-981
84. Siddiqui A, Galiano RD, Connors D, et al. (1996) Differential effects of oxygen on human dermal fibroblasts: acute versus chronic hypoxia. Wound Rep Reg 4: 211-218
85. Sheffield PJ, Desautels DA (1997) Hyperbaric and hypobaric chamber fires. a 73-year analysis. Undersea Hyperb Med 24: 153 – 164
86. Shupak A, Greenberg E, Hardoff R, Gordon C, Melamed Y, Meyer WS (1989) Hyperbaric oxygenation for necrotizing (malignant) otitis externa. Arch Otolaryngol Head Neck Surg 115: 1470-1475
87. Spoendlin (1980) Akustisches Trauma. In: Berendes et al. (Hrsg) HNO-Heilkunde in Klinik und Praxis, 2. Aufl, Bd IV, Kap 42. Thieme, Stuttgart
88. Strauss MB, Hargens AR, Gershuni DH (1983) Reduction of skeletal muscle necrosis using intermittent hyperbaric oxygen in a model compartment syndrome. J Bone Joint Surg Am 65: 656-662
89. Taylor TD, Worthington P (1993) Osseointegrated implant rehabilitation of the previously irradiated mandible: results of a limited trial at 3 to 7 years. J Prosthet Dent 69: 60-69

90. Thom SR, Taber RL, Mendiguren II, et al. (1995) Delayed neuropsychologic sequelae after carbon monoxide poisoning: Prevention by treatment with hyperbaric oxygen. Ann Amer Med 25: 474-480
91. Tibbles PM, Edelsberg JS (1996) Hyperbaric-Oxygen Therapy. N Engl J Med 334: 1642-1648
92. Tompach PC, Lew D, Stoll JL (1997) Cell response to hyperbaric oxygen treatment. Int J Oral Maxillofac Surg 26: 82-86
93. Tonndorf J (1980) Acute cochlear disorder: The combination of hearing loss, recruitment, poor speech discrimination and tinnitus. Ann Otol Rhinol Laryngol 89: 353-358
94. UHMS (1999) Hyperbaric Oxygen Therapy 1999 – Committee report. Undersea Hyperb Med, Kensington
95. van Unnik AJM (1965) Inhibition of toxin production in clostridium perfringens in vitro by hyperbaric oxygen. Antonie Van Leeuwenhoek 31: 181-186
96. Vihersaari T, Kivisaari J, Ninikoski J (1974) Effect of changes in inspired oxygen tension on wound metabolism. Ann Surg 179: 889-895
97. Welslau W, Almeling M (1996) Toxicity of hyperbaric oxygen (HBO) – incidence of major CNS-intoxications. Strahlenther Onkol 172 (Suppl 2): 10-12
98. Yamane H, Nakai Y, Konishi K, et al. (1991) Strial circulation impairment due to acoustic trauma. Acta Otolaryngol 111: 85-93
99. Zamboni WA, Roth AC, Russell RC, et al. (1993) Morphologic analysis of the microcirculation during reperfusion of ischemic skeletal muscle and the effect of hyperbaric oxygen. Plast Reconstr Surg 91: 1110-1113

Fronto- und laterobasale Duraläsion
Symptomatik – Diagnostik – Therapie

G. OBERASCHER

1	Einleitung	204
2	Diagnostik der Rhino- und Otoliquorrhö	205
2.1	Klinische Zeichen	205
2.2	Chemischer Nachweis (Glukostix/Albustix)	206
2.3	Liquormarkierung	206
2.3.1	Radioaktive Isotope	207
2.3.2	Röntgenkontrastmittel (Kontrast-CT-Zisternographie)	207
2.3.3	Farbstoffe (Natriumfluorescein)	207
2.4	Liquordiagnostik mit Hilfe von β_2-Transferrin	210
2.5	MRT-Zisternographie	214
2.6	Liquordiagnostischer Stufenplan	215
3	Röntgendiagnostik der Schädelbasis	216
3.1	Konventionelle Röntgendiagnostik und Filmtomographie	216
3.2	Computertomographie	216
3.3	Magnetresonanztomographie	218
3.4	Interventionelle Techniken	218
4	Frontobasale Duraläsionen	218
4.1	Frontobasale Frakturen	219
4.1.1	Klassifikation	219
4.1.2	Symptomatik	220
4.1.3	Schweregrad der Verletzung	223
4.1.4	Diagnostischer Stufenplan (Liquor-/Röntgendiagnostik)	224
4.1.5	Therapie frontobasaler Frakturen	227
4.1.6	Operative Zugänge	228
4.1.7	Materialien zur Defektdeckung	230
4.1.8	Antibiotische Therapie	231
4.2	Iatrogene Duraverletzung	231
4.3	Angeborene Mißbildungen (Meningoenzephalozelen)	233
4.4	Spontane Rhinoliquorrhö	233
4.5	Pseudorhinoliquorrhö	234
4.6	Rhinorrhö ohne Trauma (Differentialdiagnose)	235

5	Otobasale Duraläsionen	235
5.1	Laterobasale Frakturen	236
5.1.1	Symptomatik	236
5.1.2	Schweregrad der Verletzung	237
5.1.3	Diagnostischer Stufenplan (Liquor-/Röntgendiagnostik)	238
5.1.4	Therapie	240
5.1.5	Operative Zugänge	242
5.2	Iatrogene Duraläsionen, postoperative Liquorrhö	242
5.3	Kongenitale Defekte des Felsenbeines	243
5.3.1	Ursachen	243
5.3.2	Symptome	244
5.3.3	Diagnose	244
5.3.4	Therapie	244
6	Fazit	245
	Literatur	246

1
Einleitung

Die Dura entlang der gesamten Schädelbasis (Fronto- und Otobasis) schützt unser wichtigstes Organ – das Gehirn – vor Noxen von außen, die dann auftreten, wenn dieser massive „Schutzwall" Defekte bzw. Schwachstellen aufweist. Schwere endokranielle Komplikationen können dann das Leben des Menschen bedrohen. Wegen der ständig möglichen Kontamination der Nasennebenhöhlen mit pathogenen Keimen stellen Läsionen der vorderen Schädelbasis eine wesentlich größere Gefahr als jene der Otobasis dar. Unfallbedingte, traumatische Duraverletzungen stehen an erster Stelle, danach folgen die iatrogenen. Die Symptome können akut, aber auch verzögert auftreten. Die nicht traumatisch bedingten Duraläsionen sind wesentlich seltener, hervorgerufen durch spontane Liquorrhö, kongenitale Anomalien, Neoplasien, die von kranial oder von kaudal die Schädelbasis zerstören, einen Hydrozephalus sowie Entzündungen (Osteomyelitis).

Als häufigste Symptome finden sich Liquoraustritt im Sinne von Rhino-, Pseudorhino- und Otoliquorrhö sowie purulente Meningitis. Gefahr droht insbesondere bei Rhinobasis-, aber auch bei Otobasisläsionen durch Auftreten von Früh-, Rezidiv- und Spätmeningitiden mit zum Teil foudroyantem Verlauf und letalem Ausgang sowie dem Entstehen von Hirnabszessen mit entsprechenden neurologischen Symptomen.

Im Laufe dieses Jahrhunderts haben sich Hunderte wissenschaftliche Beiträge mit der Diagnostik und der Therapie von Duraläsionen beschäftigt und verschiedene Fachdisziplinen wie die HNO, Neurochirurgie, Otoneurochirurgie, Unfallchirurgie, Radiologie, Labormedizin und andere mehr, sehr wertvolle Beiträge zu diesem Thema geleistet. Vieles hat sich in den letzten Jahrzehnten verändert, sowohl in der Diagnostik als auch bei den chirurgischen Techniken. Eines ist jedoch gleich geblieben, die nach wie vor kontroversielle Diskussion zur operativen Versorgung bestimmter, insbesondere traumatischer Duraläsionen.

Wir alle wissen, und dies wird auch in der Literatur immer wieder besonders betont, daß offene Stellen zum Subarachnoidalraum, aber auch narbige Verwachsungen insbesondere an der vorderen Schädelbasis, entweder unmittelbar nach einer Schädigung, aber auch noch nach Jahren bzw. Jahrzehnten zu den obengenannten letalen endokraniellen Komplikationen führen können. Nachdem bereits in der Vergangenheit unserem Fachgebiet bei dieser Thematik eine gewichtige Rolle zugekommen war und wir in zunehmendem Maße mit Duraläsionen konfrontiert sind, müssen wir weiterhin die Herausforderung aufgreifen, durch sinnvolles Einsetzen der heute zur Verfügung stehenden modernen diagnostischen Methoden Duraläsionen zu identifizieren und zu lokalisieren. Insbesondere mit dem Einsatz der von unserem Fachgebiet entwickelten endonasalen, minimal-invasiven Operationstechniken können wir weiterhin die führende Rolle bei der Versorgung von frontobasalen Duraläsionen beibehalten und damit aufwendige Operationen mit externen Zugängen reduzieren.

In diesem Beitrag wird die Symptomatik von fronto- und otobasalen Duraläsionen beschrieben, werden sämtliche liquor- und röntgendiagnostischen Methoden und deren heutiger Stellenwert diskutiert, und es wird ein aktuelles Konzept bezüglich Indikation und operativer Techniken bei Duraläsionen präsentiert.

Die chirurgische Behandlung sollte ausschließlich im stationären Bereich erfolgen. Die Diagnostik von Duraläsionen ist heute vielfach durch den praktisch tätigen Fachkollegen möglich – manchmal eine sehr herausfordernde, detektivische Aufgabe, die im folgenden beschrieben werden sollte.

2
Diagnostik der Rhino- und Otoliquorrhö

2.1
Klinische Zeichen

Das Austreten klarer, wäßriger Flüssigkeit aus Nase, Ohr bzw. Wunden entlang der Schädelbasis legt den Verdacht auf eine *klinische Liquorrhö* und damit einen Riß bzw. Defekt der Dura nahe. Auch in scheinbar sicheren Fällen einer klinischen Liquorrhö sollte die einfache β_2-Transferrindiagnostik durchgeführt werden, denn es ist oft später schwierig, die Indikation für einen evtl. erforderlichen chirurgischen Eingriff nur aufgrund anamnestischer Angaben bzw. Bemerkungen in den Krankenunterlagen zu stellen.

Wesentlich schwieriger ist der Nachweis einer Liquorrhö bei Absonderung nur minimaler Liquormengen, d.h. Vorliegen einer *subklinischen Liquorrhö*, sowie Kontamination von Liquor mit Nasen- und Wundsekret, Blut, Tränenflüssigkeit, Speichel oder Sekret aus Nasennebenhöhlenzysten. Tropft blutiges

Sekret auf Filterpapier oder eine Mullkompresse, so bildet sich manchmal bei Liquorbeimengung ein wäßriger Hof um den Blutfleck, ein meist sehr unzuverlässiger Test. Die Verstärkung des Liquorabflusses durch den Queckenstedt-Versuch ist nicht nur unsicher, sondern kann bei vielen Patienten erst gar nicht durchgeführt werden. Allein anhand klinischer Zeichen sollte man heute keine Diagnose mehr stellen!

2.2
Chemischer Nachweis (z. B. Glukostix, Albustix)

Die Bestimmung des Glukose- und Eiweißgehalts mittels Teststäbchen wurde in erster Linie für die Differentialdiagnose Rhinorrhö/Rhinoliquorrhö verwendet. Von den Verfechtern dieser Methoden wird behauptet, daß mit ausreichender Sicherheit eine nasale Liquorrhö von einer vermehrten Absonderung von Nasensekret anderer Genese zu unterscheiden wäre, falls die Flüssigkeitsabsonderung nicht zu gering ist und damit keine zu starke Vermischung von Liquor mit Nasensekret vorliegt. Dabei sollten auch Beimengungen anderer Körperflüssigkeiten bis zu 20 % das Ergebnis nicht entscheidend beeinflussen. Zur Abklärung einer Liquorrhö wurden durch einen halbquantitativen Enzymtest die Glukosebestimmung mit Dextrostix und die Eiweißbestimmung mit Albustix angegeben.

Aufgrund klinischer Untersuchungen kam man jedoch zur Ansicht, daß eine quantitative Bestimmung von Zucker und Eiweiß zur Differentialdiagnose einer Liquorrhö nicht ausreiche, außerdem wurden eindeutige Störeinflüsse bei der chemischen Liquordiagnostik beobachtet. Anhand eigener Probenanalysen von Patienten mit Rhinoliquorrhö konnte gezeigt werden, daß in einigen Fällen der Proteingehalt mehr als 200 mg% betrug, die Probe aber dennoch mit Liquor kontaminiert war, außerdem sind hohe Schwankungen des Proteingehaltes im Nasensekret beschrieben worden. Die Regel, daß Sekrete mit einem Glukosegehalt über 40 mg% und einem Eiweißgehalt unter 100 bis höchstens 200 mg% als Liquor angesehen werden können, mag zwar bei Absonderung von reichlichem und reinem Liquor in einzelnen Fällen zutreffen, für eine exakte Liquordiagnostik müssen diese Richtlinien und auch diese Art der Liquorbestimmung angezweifelt und heute als obsolet betrachtet werden.

2.3
Liquormarkierung

Bei diesen Methoden werden entweder subokzipital oder lumbal verschiedene Substanzen intrathekal appliziert und dadurch Liquor markiert. Es handelt sich also um invasive Untersuchungsmethoden.

2.3.1
Radioaktive Isotope

Bereits 1955 wies man auf die Möglichkeit einer nuklearmedizinischen Diagnostik mittels Liquorszintigraphie und Verwendung radioaktiver Isotope hin. In der Folge wurden viele Methoden entwickelt, um mit radioaktiven Materialien Liquorfisteln nachzuweisen [32a]. So wurden radioaktives Natrium, radioaktives Arsen, J-Humanserum und Yb-DTPA eingesetzt.

Neben dem hohen technischen und zeitlichen Aufwand muß die Tatsache, daß falsch-positive Befunde auftraten, besondere Berücksichtigung finden. Diese Befunde erklären sich einerseits durch traumatisch und entzündlich bedingte Verklebungen im Bereich der Schädelbasis mit Liquorzirkulationsstörungen und damit dem möglichen perineuralen Übertritt des radioaktiven Tracers in die Nase bei unverletzter Dura. Dafür sprechen die positiven Befunde bei Kontrollpatienten ohne Liquorfistel. Andererseits ist wegen der Verbindung des Subarachnoidalraumes mit dem lymphatischen System des Kopf-Hals-Bereiches der Übertritt radioaktiver Substanzen denkbar. Aufgrund dieser Tatsachen sind alle Isotopenuntersuchungen sehr problematisch und heute nicht mehr sinnvoll und zeitgemäß.

2.3.2
Röntgenkontrastmittel (Kontrast-CT-Zisternographie)

Verschiedene Versuche einer Liquorfisteldarstellung mittels öliger Röntgenkontrastmittel oder Luft haben keine Bedeutung erlangt. Wäßrige Kontrastmittel mit geringerer Neurotoxizität wie z.B. Amipaque, Isovist, aber auch Metrizamide wurden zwischenzeitlich durch nichtionische, wasserlösliche Kontrastmittel wie z.B. Iotrolan ersetzt. Diese mit den neuen Kontrastmitteln eingesetzte Kontrast-CT-Zisternographie ist auch eine invasive und meist nur mit hohem technischen Aufwand durchführbare Untersuchung mit zwar seltenen, jedoch möglichen Komplikationen wie allergischen Reaktionen und Krampfanfällen. Subklinische Rhinoliquorrhöen sind damit nicht zu identifizieren. Ein Einsatz bei Patienten mit schlechtem Allgemeinzustand oder Bewußtlosen ist kontraindiziert.

In der neueren Literatur wird beschrieben, daß die Kontrast-CT-Zisternographie bereits von einem neuen, sensitiveren und vor allem nichtinvasiven Untersuchungsverfahren, der *MRT-Zisternographie* abgelöst wurde.

2.3.3
Farbstoffe (Natriumfluorescein)

Indigokarmin, Zytochrom, Phenolsulfophthalein sowie Methylenblau wurden vor Jahrzehnten verwendet [32a]. Wegen zum Teil schwerer Komplikationen sind alle diese Substanzen heute jedoch nicht mehr im klinischen Gebrauch. Die Natriumfluoresceinprobe wurde von Kirchner und Proud [24] inauguriert und von Messerklinger [30] weiterentwickelt.

Zubereitung der Natriumfluoresceinlösung

Wir verwenden pures Natriumfluoresceinpulver der Firma Merck (Artikel Nr. 392), welches von der krankenhauseigenen Apotheke zu einer 5%igen Natriumfluoresceinlösung verarbeitet wird.

Vorschrift der Landesapotheke Salzburg zur Herstellung von 5%iger Natriumfluoresceinlösung für die Hals-Nasen-Ohren-Abteilung am Landeskrankenhaus Salzburg:

- Natriumfluorescein ÖAB   0,5
- Aqua bidest. steril   ad 10,0 ml
- Abfüllung zu 2 ml in Durchstichfl. Nr. V
- Entkeimung nach ÖAB h+a

Die Herstellung und Abfüllung erfolgt unter aseptischen Bedingungen im Laminar-Flow. Sowohl das Ansatzgefäß als auch die Durchstichfläschchen zu 20 ml aus braunem Glas werden ebenso wie die Gummistopfen und die Bördelkappen vorher sterilisiert. Die Lösung wird über Keimfilter 0,2 (Minisart) direkt in die Fläschchen filtriert. Nach der anschließenden Entkeimung bei 100 °C im strömenden Wasserdampf mit einer Sterilisationszeit von 30 min soll die Lagerung bei Kühlschranktemperatur erfolgen. Die Haltbarkeit wurde mit 3 Wochen begrenzt.

Aufgrund des intrathekalen Applikationsortes dieser Lösung ist diese Art der Herstellung gewählt worden, da die sonst übliche Stabilisierung mit $NaHCO_3$ mit dem damit verbundenen hohen pH-Wert zu riskant erscheint. Die Entkeimung erfolgt bei 100° und verbunden damit die Lagerung im Kühlschrank; die kleine Charge wiederum ergibt sich aus der freiwillig begrenzten Haltbarkeit.

Stichprobenweise durchgeführte Pyrogen- und Steriltests verliefen negativ, auch wurden bisher keine Unverträglichkeiten beobachtet. Auf Rückfrage teilte die Herstellerfirma mit, daß die Substanz zwar chemisch rein ist und daher als pharmazeutischer Grundstoff verwendet werden kann, daß sie jedoch nicht auf Eignung zur parenteralen Applikation am Menschen untersucht wurde.

Bei den verschiedenen Anwendungsformen dieser Substanz trägt der Arzt die Verantwortung; dies gilt für eine intravenöse, intraarterielle und intrathekale Applikation.

> Da es sich bei der Fluoresceinprobe um ein invasives diagnostisches Verfahren handelt, sollte im Rahmen der Aufklärung auch das Einverständnis des Patienten mittels Revers eingeholt werden.

In Deutschland sind neben dem Artikel Nr. 392 der Firma Merck gebrauchsfertige Ampullen zur i.v.-Applikation erhältlich: Fluoresceinlösung 10%ig (Firma Alcon) und Natriumfluorescein 10%ig (Firma Braun-Melsungen). Deshalb wird bei Auftreten von Komplikationen nur bei intravenöser, nicht aber bei intrathekaler Anwendung eine Haftung übernommen. Fertigpräparate dürfen aus diesen und noch weiter unten genannten Gründen auf gar keinen Fall verwendet werden.

Applikationstechnik

0,5 ml einer 5%igen Natriumfluoresceinlösung werden am Abend über eine Lumbalpunktion injiziert (wichtig: Durchmischung der Fluoresceinlösung mit Liquor). Unmittelbar danach werden für den laborchemischen Fluoresceinnachweis in die Nase drei Schaumgummischwämmchen (vorderes Siebbein, hinteres Siebbein, Tubenöffnung) entweder ein- oder beidseitig appliziert oder bei Verdacht auf Otoliquorrhö ein Schwämmchen in den Gehörgang eingelegt. Das Natriumfluorescein hat nun über Nacht Zeit nach kranial zu diffundieren und über eine mögliche Duraläsion auszutreten. Am nächsten Morgen werden die Schwämmchen entfernt und zur laborchemischen Fluoresceinanalyse in das Labor eingesandt. Die Analysezeit beträgt nur 10 Minuten! Unmittelbar danach erfolgt die endoskopische Fluoresceinprobe.

Endoskopische Fluoresceinprobe

Die dafür verwendete Ausrüstung umfaßt:
- starres Endoskop,
- Kaltlichtquelle,
- Blaulichtfilter in der Beleuchtung,
- komplementären Sperrfilter – vor das Okular einer starren Optik (komplette Ausrüstung bei der Fa. Storz erhältlich).

Mit dem starren Endoskop (0°, 30° oder 70°) werden die Nasengänge (s. Abb. 1c), der Nasenrachen und die Tubenostien ggf. der äußere Gehörgang bzw. das Trommelfell untersucht. Damit ist eine exakte Lokalisation der Liquorrhö bzw. des Duradefektes möglich! Eine Abschwellung der Nasenschleimhaut muß vorausgehen. Eine *subklinische Rhinoliquorrhö* kann dem endoskopischen Fluoresceinnachweis u. U. entgehen. Andererseits bietet dieser den Vorteil, gelblich-grün gefärbten Liquor durch intakte Schleimhaut bei vorhandenen Knochendefekten (insuffiziente Narbe!) zu identifizieren. Dies ist in manchen Fällen von rezidivierenden Meningitiden mit fehlendem Abfluß freien Liquors zu beobachten [51].

Laborchemischer Fluoresceinnachweis

Ein von Oberascher und Arrer [32, 32a] neu entwickelter Test (s. Abb. 1d) weist zwei wesentliche Vorteile auf:
- Dieser Test hat von allen bisher in der Literatur beschriebenen Untersuchungsverfahren die höchste Sensitivität, also auch eine höhere als der endoskopische Fluoresceinnachweis und der später beschriebene β_2-Transferrintest. Eine subklinische Liquorrhö und die Topodiagnostik von Liquorfisteln sind damit am effektivsten nachweisbar.
- Es gibt auch keine falsch-positiven Befunde! Aufgrund der raschen Wanderungsgeschwindigkeit und eines Fokussierungseffektes kommt Fluorescein immer in 25 mm Entfernung von der Probenauftragstelle zur Darstellung. Alle anderen Substanzen (z. B. Blut) weisen eine langsamere Diffusion auf, so daß sämtliche Störeffekte absolut ausgeschlossen sind. Nach Entnahme der *beschrifteten* Schwämmchen beträgt die Zeit für die Probenanalyse nur 10 Minuten. Die Nachweisempfindlichkeit des laborchemischen Tests liegt mit 1:10 000 000 wesentlich höher als bei der endoskopischen Probe (1:2 000 000).

Komplikationen/Kontraindikationen

Die in der Literatur beschriebenen schweren Komplikationen sind auf folgende Fakten zurückzuführen:

- falsche Konzentration (höher als 5%),
- zu hohe Dosierung (mehr als 0,5 ml),
- Applikation während einer Narkose, bei Epileptikern oder florider Meningitis.

Konservierungsstoffe in den obengenannten Fertigpräparaten stellen ein weiteres Risiko dar.

Kontraindikationen für die Fluoresceinprobe sind: Frisches Schädel-Hirn-Trauma, Hirnödem, Bewußtlosigkeit, Patienten mit Schock und reduziertem Allgemein- und Ernährungszustand, Hydrozephalus, Epilepsie, floride Meningitis, Applikation während einer Allgemeinnarkose, stenosierende Prozesse des Spinalkanals.

Indikationen

Wir stellen die Indikation zur intrathekalen Fluoresceinapplikation sehr gezielt:

- bei nicht verwertbarem β_2-Transferrintest (s. unten) und negativer MRT-Zisternographie;
- bei Verdacht auf Vorliegen einer Duraläsion (radiologischer Nachweis einer fronto-/laterobasalen Fraktur, posttraumatische Meningitis, Duraläsion anderer Genese und negativem β_2-Transferrintest und MRT-Zisternographie);
- grundsätzlich bei geplanter Operation einer Duraläsion.

Letzteres hat folgende, entscheidende Vorteile: Die mit dem notwendigen Equipment (Blaulichtfilter/komplementärer Sperrfilter) aufgerüsteten Endoskope und Mikroskope ermöglichen intraoperativ nicht nur die Identifikation von markiertem Liquor (Liquoridentifikation bei Blutbeimengung ohne Anfärbung oft äußerst schwierig oder sogar unmöglich), sondern auch die Lokalisation der Läsion, bzw. es können u. U. mehrere Lecks aufgedeckt werden. Weiter ist intraoperativ die Dichtheit der Duraplastik bzw. des abgedeckten Duradefektes beurteilbar.

Bei richtiger Zubereitung und Anwendung sowie Berücksichtigung der Kontraindikationen haben sich bei über 2000 durchgeführten Fluoresceinproben keine Komplikationen gezeigt [6, 32, 32a, 52]. Aufgrund dieser Erfahrung und unter Berücksichtigung der Zubereitung der Fluoresceinlösung, Dosierung und Applikationsart sind wir der Auffassung, daß die Durchführung der Fluoresceinprobe ausschließlich im stationären Bereich durchgeführt werden darf. Bei entsprechender Kooperation mit einer Apotheke, die die Lösung herstellt, und bei vorhandenem Equipment zur Durchführung der endoskopischen und laborchemischen Fluoresceinprobe wird das Spektrum der modernen Liquordiagnostik komplett abgedeckt.

2.4
Liquordiagnostik mit Hilfe von β_2-Transferrin

Die Liquordiagnostik mittels β_2-Transferrin (Abb. 1a, b) hat sich zwischenzeitlich in vielen Ländern als Screening Methode zum „Golden Standard" etabliert.

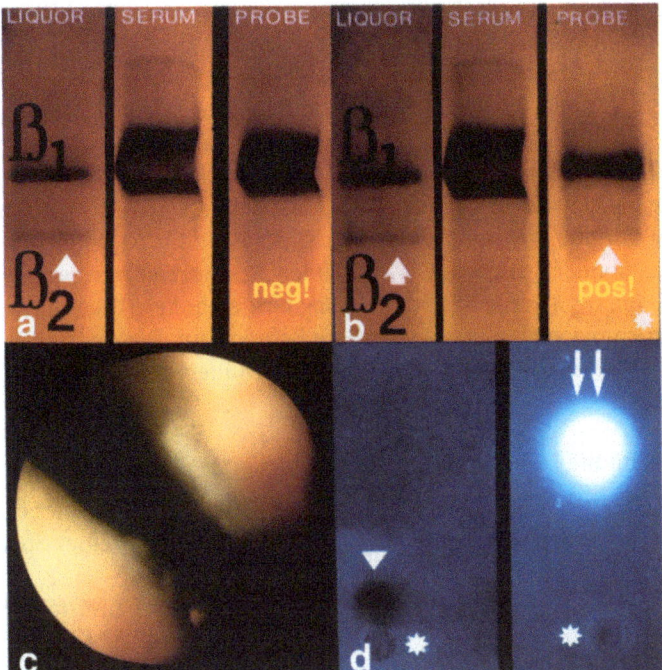

Abb. 1a–d. β_2-Transferrintest bei einem Patienten ohne klinische Rhinoliquorrhö, deshalb Schaumstoffschwämmcheneinlage. **a** Ergebnis β_2-Test. Rechte Seite: negativ. **b** Ergebnis linke Seite: positiv. Diagnose: Subklinische Rhinoliquorrhö links. **c** Positiver endoskopischer Fluoresceinnachweis eines anderen Patienten mit klinischer Rhinoliquorrhö. **d** Positiver laborchemischer Fluoresceintest (hat höchste Sensitivität! Bei diesem Patienten mit subklinischer Rhinoliquorrhö waren der β_2-Transferrintest und der endoskopische Fluoresceinnachweis negativ!)

Sie ist eine nichtinvasive und bei klinischer, aber auch zum Teil subklinischer Liquorrhö sehr effektive Methode mit vielen Vorteilen, die im folgenden beschrieben werden.

Es gibt insgesamt drei liquorspezifische Proteine, die als *Marker für Liquorfisteln* verwendet werden können. Es handelt sich dabei um Präalbumin, β_2-Transferrin und β-Traceprotein [39]. Präalbumin kann sehr leicht durch konventionelle Immuntechnik identifiziert werden. In sehr geringen Mengen findet man Präalbumin aber auch im Blutserum, so daß bei Blutkontamination die Aussagekraft deutlich eingeschränkt ist. β_2-Transferrin hingegen ist pathognomonisch für Liquor, da es nur im Hirngewebe durch Abspaltung der Sialinsäure von β_1-Transferrin entsteht, welches in allen anderen Körpersekreten vorkommt.

Zur Bestimmung von β_2-Transferrin wird ein Schaumstoffschwämmchen in die Nase oder in den Gehörgang eingelegt und etwa 6–8 Stunden belassen. Der Nachweis von β_2-Transferrin gelingt mittels Gelelektrophorese oder Immunoblot. Erschwert wird die Untersuchung durch bakterielle Verunreinigungen, Blutbeimengungen (vor allem bei frischen Traumen) und verstärkte Nasensekretion. In Einzelfällen ergeben sich nicht verwertbare β_2-Transferrinbefunde mit sog. vorgetäuschter β_2-Transferrinbande. Diese sind bei Patienten mit genetischer Proteinvariante oder Leberzirrhose zu erwarten. Eine Blutserumanalyse des Patienten als Negativprobe wird daher routinemäßig durchgeführt.

Diese von Oberascher und Arrer [32a, 33–35] weiterentwickelte Methode hat mehrere Vorteile. Im Vergleich zur Azetatfolie gewährleistet das Agarosegel eine bessere Diffusion der Probe in das Gel. Weiterhin können die Immunkomplexe mittels der hochempfindlichen Färbung mit alkalischer Silbernitratlösung sichtbar gemacht werden, wobei beide Banden deutlich getrennt zur Darstellung kommen. Es ergibt sich somit die Möglichkeit, nicht nur puren Liquor zu diagnostizieren, sondern auch mit Wund- oder Nasensekret vermischten Liquor nachzuweisen. Bei starker Blutbeimengung bzw. zu hohem Proteingehalt treten jedoch manchmal auch nicht verwertbare Befunde auf. Die Analyse bedarf keiner speziellen Ausbildung und kann von eingeschultem Laborpersonal durchgeführt werden.

Probengewinnung

- Tropft helle, klare Flüssigkeit aus Nase oder Ohr, kann sie in einer Eprouvette gesammelt werden (sonst evtl. Aspiration des Sekrets in einer Spritze oder Absaugung).
- Bei subklinischer Liquorrhö werden grundsätzlich Schaumstoffschwämmchen (z. B. Fa. Spieggle/Theis) in beide Nasenhaupthöhlen oder den Gehörgang eingelegt (Abb. 2). Die Schwämmchen sollen so lange belassen werden, bis sie ausreichend mit Sekret durchtränkt sind. Erfahrungsgemäß ist dies spätestens nach 6 Stunden der Fall.

CAVE Keine Merocelschwämmchen verwenden, da diese Störeinflüsse bei der Probenanalyse zeigten.

Besteht der Verdacht auf Liquorabfluß über die Eustachische Röhre, wird endoskopisch seitengetrennt jeweils ein Tubenschwämmchen zur pharyngealen Öffnung der Eustachi-Röhre appliziert.

Probentransport

Beim Probenversand sind einige Punkte zu beachten:

! Bei jedem Patienten muß neben der Sekretprobe immer *zusätzlich ca. 1 ml Blutserum* mitgesandt werden.

Eine Kühlung der Proben ist nicht erforderlich. Bei größeren Probenmengen soll eine bruchsichere Verpackung der Eprouvetten einem Probenverlust vorbeugen. Die bisherige Erfahrung hat gezeigt, daß kleine Proben (weniger als 1 ml) bei länger dauerndem Transport teilweise oder auch zur Gänze verdunsten können, wenn sie in großen Eprouvetten versandt werden. Glasprouvetten zerbrechen häufig. Deshalb empfehlen wir bei nur wenig vorhandenem Probenmaterial einen Versand mittels Eppendorf-Röhrchen. Damit ist ein luft- und wasserdichter Verschluß in jedem Fall garantiert. Die Eppendorf-Röhrchen sollten noch zusätzlich in Holz- oder Plastikboxen verpackt werden. Falsch ist es, ein Schaumgummischwämmchen mit der Post zu versenden, da es dadurch zu Probenschädigung kommen kann.

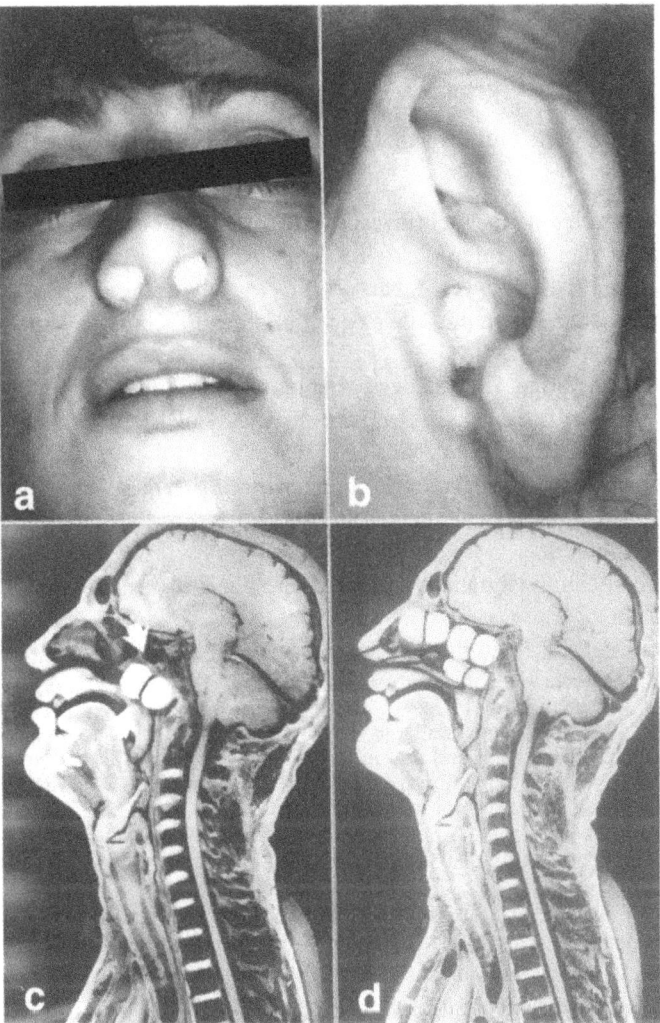

Abb. 2. a, b Schwämmcheneinlage für β_2-Transferrinanalyse bei Rhino- und Otoliquorrhö. **c** Tubenschwämmchen bei Pseudorhinoliquorrhö. **d** Schwämmchen zur Topodiagnostik beim laborchemischen Fluoresceintest

Probenanalyse

Der Analysevorgang dauert zwischen 4 und 5 Stunden, worin zwischen 110 und 130 min für die effektive Personalaufwendung bereits beinhaltet sind. Die zur Probengewinnung erforderliche Menge reinen Liquors ist mit $^1/_{50}$ eines Tropfens, was ca. 1 µl entspricht, äußerst gering. Die hohe Nachweisempfindlichkeit der β_2-Transferrinmethode, die bei der Analyse reinen Liquors erreicht wird, konnte bei Untersuchungen mit Nasen- und Wundsekret kontaminierter Liquorproben nicht erzielt werden. Weitere Analysen ergaben, daß die Nachweisgrenze von Liquor bei Kontamination mit Nasen- bzw. Wundsekret bei 100 µl pro 1 ml Sekret liegt.

> Im Vergleich dazu sei noch einmal die *Sensitivität des laborchemischen Fluoresceintests*, die 50fach höher ist, angeführt: 2 µl pro 1 ml Sekret.

Diskussion – Analyseergebnisse

Der immunologische Liquornachweis mit β_2-Transferrin hat folgende entscheidende *Vorteile*:

- Es handelt sich um eine nichtinvasive Screeningmethode, die überhaupt keine Risiken für den Patienten darstellt. Sie ist jederzeit und sofort und auch bei bewußtlosen Patienten verfügbar.
- Die Analyse der Probe und die Beurteilung des Ergebnisses kann innerhalb eines Tages erfolgen.
- Durch gleichzeitige Analyse des Patientenserums ist eine Fehlinterpretation ausgeschlossen (z.B. genetische Transferrinvaiante, Patienten mit Leberzirrhose).
- Das konzipierte Konzept zur Probengewinnung ermöglicht eine über das eigene Fach hinausreichende rasche und effiziente Probengewinnung und Liquordiagnostik.
- Die Untersuchung ist beliebig oft wiederholbar und gestattet somit Verlaufskontrollen.
- Die Dichtheit der Duraplastik bzw. des Fistelverschlusses kann postoperativ durch Einlage von Schwämmchen bestimmt werden.

Von 1986 bis 1999 wurden insgesamt 2634 eigene und sowohl vom Inland als auch vom Ausland eingesandte Proben analysiert. Davon waren 1930 (73,2%) negativ, 542 (20,6%) positiv, bei 158 Fällen (5,9%) war keine Aussage möglich und bei 4 Fällen (0,2%) die Analyse nicht verwertbar (genetische Transferrinvariante/Leberzirrhose).

Ursachen für Proben ohne Aussagemöglichkeit:

- Bei manchen Proben entstand ein Transportschaden (eingesandte, zerbrochene Glaseprouvetten oder nicht entsprechend abgedichtete Röhrchen).
- Die Schaumstoffschwämmchen wurden eingesandt (wichtig: immer Sekret aus den Schwämmchen auspressen).
- Proben mit sehr hohem Proteingehalt. Bei diesen ist eine Differenzierung zwischen β_1- und β_2-Bande aufgrund der sehr weit zur β_2-Bande herabreichenden β_1-Bande nicht möglich. Dies war in ca. der Hälfte dieser Gruppe der Fall.
- Vielfach wurde kein Blutserum mitgesandt, deshalb war keine Beurteilung möglich.

2.5
MRT-Zisternographie

Eine relativ neue Technik stellt die MRT-Zisternographie [7–9, 23, 44, 45] in Kopftieflage dar. Sie ist, wie der β_2-Transferrintest, ein *nichtinvasives*, jedoch wesentlich aufwendigeres und kostenintensiveres Untersuchungsverfahren mit einer sehr hohen Trefferquote, sowohl bei aktiver als auch zum Teil bei fehlender

Liquorrhö. Erste MRT-Anwendungen wurden mit einer RARE-Sequenz (rapid acquisition relaxation enhancement) durchgeführt, die jedoch nur eine geringe Auflösung ermöglichte. Neuere Techniken verwenden stark T_2-gewichtete MR-Sequenzen, da sich durch das intensive T_2-Signal des Liquors eine Fistelstraße entlang der Schädelbasis besser abhebt. Eine spezielle CISS-Sequenz (constructive interference steady state) erlaubt darüber hinaus aufgrund einer Flußkompensation, die unabhängig von Bewegungsartefakten ist, und einem guten Signal-Rausch-Verhältnis Schichtdicken zwischen 0,5 und 1 mm.

Der *Vorteil* der Methode liegt in der nichtinvasiven Technik und der beliebigen Wiederholbarkeit. Zusätzlich hat sie eine höhere Sensitivität als die invasive Kontrast-CT-Zisternographie. Bei Duraläsionen mit nur subklinischer Liquorrhö ist ihre Aussage jedoch eingeschränkt. Beim bewußtlosen und intubierten Patienten mit notwendiger Beatmung kann die Untersuchung nur schwer erfolgen. Schließlich ist eine derartige Untersuchung wegen mangelnder technischer Ausrüstung vielerorts derzeit noch nicht durchführbar, wird aber in Zukunft wahrscheinlich einen festen Platz in der Liquordiagnostik einnehmen.

2.6
Liquordiagnostischer Stufenplan

Viele Methoden und Untersuchungsverfahren zur Diagnostik einer Oto- und Rhinoliquorrhö sind veraltet und sollten nicht mehr zum Einsatz kommen.

Als nichtinvasiver Screeningtest und „Golden Standard" ist heute die *β_2-Transferrinuntersuchung* anzusehen.

Die Lokalisation einer Duraläsion ist damit jedoch nicht möglich. Dafür benutzen wir die MRT-Zisternographie, die aber nur dann erforderlich ist, wenn bei einem positiven β_2-Transferrintest das hochauflösende Schädelbasis-CT nicht den Ort der Verletzung bzw. Läsion aufzeigt.

Sollten β_2-Transferrin und die MRT-Zisternographie negativ sein (bzw. ist letztere nicht verfügbar) und trotzdem der Verdacht auf eine Duraläsion bestehen (s. oben), sehen wir die Indikation zum endoskopischen und laborchemischen Fluoresceintest. Mit dem hier empfohlenen diagnostischen Stufenplan ist es uns bei einer Vielzahl von Patienten möglich, eine Liquorrhö sicher zu diagnostizieren und auch lokalisieren. Eines muß jedoch immer bedacht werden:

> Nur wo Liquor abfließt oder Schwachstellen bestehen, kann ein *liquordiagnostischer Nachweis* erfolgen. Bei vielen Duraläsionen ist dies jedoch häufig nicht der Fall. Deshalb stellt neben der Liquoridentifikation die Röntgendiagnostik zum Nachweis von Duraläsionen eine unverzichtbare, nachfolgend beschriebene Ergänzung dar [36, 37].

3
Röntgendiagnostik der Schädelbasis

Die neuroradiologische Diagnostik der gesamten Schädelbasis wurde durch die Entwicklung neuer radiologischer Verfahren und Techniken entscheidend weiterverbessert. Aufgrund der Zunahme der zur Verfügung stehenden Methoden ist die genaue Kenntnis und deren diagnostischer Einsatz von sehr hohem Stellenwert.

3.1
Konventionelle Röntgendiagnostik und Filmtomographie

Konventionelle Röntgenaufnahmen der Fronto- und Otobasis dienen nur mehr der nicht kostenintensiven „Übersicht" und müssen in jedem Falle durch weiterführende Schnittbildverfahren ergänzt werden. Sie sind deshalb bei der Fragestellung zur Abklärung einer Duraläsion an der Schädelbasis *nicht mehr zeitgemäß*.

Auch die konventionelle Filmtomographie mit linearer oder polyzyklischer Verwischung ist überholt und ohne jegliche Bedeutung.

3.2
Computertomographie

Mit der Computertomographie hat ein neues Zeitalter in der Röntgendiagnostik eingesetzt. Diese computerunterstützte, rekonstruktive Röntgentransmissionstomographie wurde erstmals 1973 von Hounsfield bei einer Patientenuntersuchung angewendet [22a]. Die qualitätsmindernden Überlagerungen der Verwischungstomographie wurden dadurch aufgehoben, und sie erlaubte bei simultaner Knochen- und Weichteildarstellung eine maximale Detailauflösung. Zwei weitere Vorteile sind die koronare Schichtmöglichkeit und der hochauflösende Knochenalgorithmus.

Die Entwicklung der letzten Jahre besteht in der Einführung der *Angio-* und *Spiral-CT*. Die koronare Zusatzschicht stellt insbesondere an der Schädelbasis eine bedeutsame Ergänzung dar, da annähernd parallel zur orbitomeatalen Ebene verlaufende Strukturen in der axialen Projektion oft nur unzureichend zur Darstellung kommen. Die koronare Ebene sollte nach Möglichkeit durch entsprechende Lagerung des Patienten direkt erzeugt werden. Falls die etwas unbequeme Haltung durch den Patienten nicht beibehalten werden kann oder Artefakte durch mitangeschnittene Zahnmetalle eine diagnostische Aussage unmöglich machen, sind auch koronare sekundäre Rekonstruktionen aus den gespeicherten Daten möglich. Diese gehen aber immer mit einem gewissen Informationsverlust einher.

> Die kombinierte axiale und koronare Untersuchung stellt das ossäre Destruktionsausmaß am genauesten dar und erlaubt ein optimales Darstellen der Zielregion.

Das digitale Verfahren Computertomographie erlaubt die Anwendung besonderer Rekonstruktionsfunktionen, die die Bildberechnung in Hinblick auf eine höchstmögliche Auflösung optimieren.

- Die CT weist mit hoher Treffsicherheit epidurale, subdurale und intrazerebrale Hämatome nach.
- Ein sicheres Zeichen einer Duraverletzung ist der intrazerebrale Luftnachweis, der mit hoher Sensitivität gelingt.
- Die hochauflösende Computertomographie (HR-CT) der Schädelbasis kann kleinste ossäre Läsionen identifizieren. In ausgewählten Fällen ist dann aber eine Schichtung in 1 mm Abstand erforderlich.
- Die HR-CT stellt die *primäre Indikation bei der Beurteilung ossärer Läsionen* dar und ist deshalb bei jedem Verdacht auf eine knöcherne Veränderung der Schädelbasis unabhängig von ihrer Art und Lokalisation einzusetzen. Bei gleichzeitiger Abbildung des pathologischen Weichteilbefundes liefert die HR-CT oft den diagnostisch entscheidenden Hinweis auf einen arrosiven Charakter des Prozesses.

Auch die unterschiedliche Sensitivität der einzelnen Projektionen (axial und koronar) sollte besonders hervorgehoben sein.

Während Läsionen der Stirnhöhlenvorder- und -hinterwand, Keilbeinhöhlenseitenwand besonders gut in der *axialen Projektion* zur Abbildung kommen, gilt dies bei Lamina cribrosa/Siebbeindach sowie Keilbeinhöhlendach für die *koronare Projektion* (Tabelle 1).

Tabelle 1. Sensitivität der HR-CT der Frontobasis bei ossären Läsionen

	Axial	Koronar
Stirnhöhlenvorderwand/-hinterwand (Region I)	+	–
Lamina cribrosa (Region II a)	–	+
Siebbeindach (Region II b)	–	+
Keilbeinhöhlendach (Region III)	–	+
Keilbeinhöhlenseitenwand (Region III)	+	+
Keilbeinhöhlenhinterwand, Clivus (Region III)	–	+

Bei der Beurteilung der jeweiligen Bilder muß die Aussagekraft und Darstellbarkeit der anatomischen Strukturen der jeweiligen Ebene berücksichtigt werden (s. Abb. 4, 5).

Der *Hauptindikationsbereich* der HR-CT liegt in der Traumatologie sowie bei kongenitalen Veränderungen und bei Patienten mit Spätmeningitiden.

3.3
Magnetresonanztomographie

Die Entwicklung der Kernspin- oder Magnetresonanztomographie (MRT) hat die neuroradiologische Diagnostik weiter nachhaltig beeinflußt. 1980 wurde dieses Verfahren erstmals zur Darstellung des menschlichen Gehirns eingesetzt. Zur technischen Optimierung werden heute jeweils an die Fragestellung angepaßte T_1- und T_2-gewichtete Sequenzen angewendet. Zur Verbesserung der Information wird inzwischen regelmäßig das paramagnetische Kontrastmittel Gadolinium-DTPA verwendet.

Die MRT bedeutet für die Darstellung von raumfordernden Prozessen einen wesentlichen Fortschritt, der insbesondere auf der hervorragenden Weichteildifferenzierung und der multiplanaren Abbildungsmöglichkeit beruht. Dies gilt insbesondere für von kranial her sich entwickelnde Tumore als auch von kaudal her entstehende entzündliche oder tumoröse Prozesse im Bereich der Schädelbasis. Die MRT erreicht bei diesen Läsionen zweifelsfrei die höchste Sensitivität und Spezifität.

Bei der Abbildung und Darstellung ossärer Strukturen besitzt die MRT keine Bedeutung. Sie kommt deshalb in der Traumatologie primär überhaupt nicht zum Einsatz, jedoch insbesondere bei der Darstellung angeborener Mißbildungen (Meningoenzephalozelen, Enzephalozelen) sowie des posttraumatischen Hirnprolapses. Eine relativ neue Technik, die sog. MRT-Zisternographie, scheint sich als erfolgreiche, nichtinvasive Technik zur Erfassung einer Liquorrhö zu etablieren (s. 2.5).

3.4
Interventionelle Techniken

Die diagnostische Angiographie sowie interventionelle neuroradiologische Techniken haben bei der Diagnose und der Therapie posttraumatischer vaskulärer Spätkomplikationen wie Karotis-Sinus-cavernosus-Fisteln sowie infraklinoidalen Karotisaneurysmen einen wichtigen Stellenwert.

4
Frontobasale Duraläsionen

Läsionen der Rhinobasis betreffen Schleimhaut, Knochen und Dura jener anatomischen Regionen aller Nasennebenhöhlen, die direkt an die Dura angrenzen, das sind die Stirnhöhlenhinterwand, die Lamina cribrosa, das Siebbeindach und die Keilbeinhöhle.

Duraläsionen kann man grundsätzlich in traumatische und nichttraumatische klassifizieren. Die überwiegende Mehrzahl ist traumatisch, durch Unfälle oder äußere Gewalteinwirkung (über 80%), weniger häufig iatrogen (0–8%) bedingt. Die selteneren nichttraumatischen können bei kongenitalen Anomalien (Enzephalozelen, Meningoenzephalozelen), bei Neoplasien (primär oder metastatisch intrakranielle, aber auch extrakranielle Tumoren), durch Hydrozephalus, durch Entzündung (Osteomyelitis) und spontan auftreten.

Der intrakranielle Druck ist in der Mehrzahl normal, kann aber auch erhöht sein. Je nach zugrundeliegender Ursache finden sich Symptome wie Rhinoliquorrhö, bei offenen Verletzungen manchmal Hirnaustritt, Früh- sowie Spätmeningitis, nasale Obstruktion, Enzephalitis und Hirnabszeß [14, 15].

4.1
Frontobasale Frakturen

Verletzungen der Frontobasis treten im Rahmen von Schädelhirntraumen zwischen 6–13% auf. An erster Stelle stehen Verkehrs- und Arbeitsunfälle, Sportverletzungen, Schuß- und Pfählungsverletzungen sowie Roheitsdelikte. Mit 70–80% aller verursachten Liquorfisteln liegen die traumatisch bedingten deutlich im Vordergrund. In der Mehrzahl der Fälle werden die Duraläsionen bei der Versorgung der verunfallten Patienten diagnostiziert. Bei nicht adäquat durchgeführter Diagnostik können sie jedoch zunächst unerkannt bleiben und zeitlebens zu Spätkomplikationen mit zum Teil letalem Ausgang führen.

4.1.1
Klassifikation

Die auch heute noch sehr oft zitierte Escher Klassifikation ist nach 30 Jahren veraltet. Die Einteilung der Frakturen läßt zwar gewisse Rückschlüsse auf die Gegend der Durazerreißung zu, sinnvoller aber erscheint es, eine Klassifikation unter Berücksichtigung topographischer Gesichtspunkte zu wählen. Diese muß nicht nur für unser Fach, sondern auch für andere Fachdisziplinen einfach verständlich und einprägsam sein. Deshalb hat sich die *Einteilung der vorderen Schädelbasis in ihre drei anatomischen Regionen* äußerst bewährt (Abb. 3):

- Region I: Stirnhöhlenvorder- und -hinterwand.
- Region IIa: Lamina cribrosa
- Region IIb: Siebbeindach
- Region III: Keilbeinhöhlendach, Keilbeinhöhlenseiten- und -hinterwand

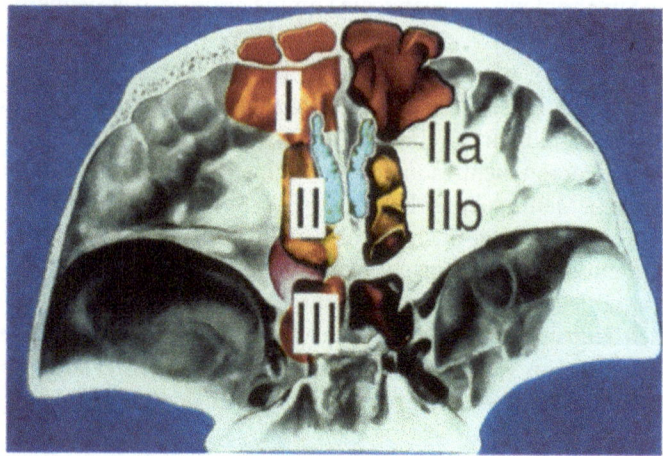

Abb. 3. Moderne Klassifikation frontobasaler Duraläsionen (nach Oberascher): *Region I:* Stirnhöhlenvorder-/-hinterwand. *Region IIa:* Lamina cribrosa. *Region IIb:* Siebbeindach. *Region III:* Keilbeinhöhlendach, -seiten- und -hinterwand

Diese einfache Klassifikation ist auch bei Neoplasien und Malformationen sinnvoll anwendbar.

4.1.2
Symptomatik

Die klinische Symptomatik [48] bei frontobasalen Frakturen ist sehr vielgestaltig und oftmals überlagert von Begleitverletzungen des Gesichtschädels oder der Orbita. Sehr wesentlich ist sie charakterisiert durch das Ausmaß der Verletzung, reichend vom echten Schädel-Hirn-Trauma bis hin zur banalen Verletzung. Röntgenologisch nachgewiesene Frakturen der vorderen Schädelbasis in Kombination mit den *Kardinalzeichen* wie Rhinoliquorrhö [16, 36], Pneumozephalus, Austritt von Hirnsubstanz aus Nase oder offenen Wunden sowie Frühmeningitis (Entwicklung einer Meningitis innerhalb weniger Stunden oder Tage nach einem Unfall) sind beweisend für einen Durariß, während die sog. *Leitsymptome* nur Hinweise auf eine Duraverletzung darstellen.

Die auffällige Häufigkeit der Durazerreißungen erklärt sich aus deren innigem Knochenkontakt besonders an bestimmten Prädilektionsstellen wie Foramen ethmoidale anterius, mediale Partie der Siebbeinwand sowie Lamina cribrosa.

Kardinalsymptome

Rhinoliquorrhö. Wenn diese unmittelbar nach dem Trauma klinisch sichtbar ist, sprechen wir von einer *Frühliquorrhö*. Eine Duraverletzung kann aber durch Verklebungsvorgänge, Eintritt von Hirnsubstanz in den Defekt, ein Hirnödem oder Granulationsbildung entweder spontan verschlossen werden oder erst gar nicht auftreten. Sogenannte *Spontanheilungen* durch dünne pseudoabdichtende Arachnoidalnarben sind meist ungenügend. Intrakranielle Druckerhöhungen, ein späteres Bagatelltrauma oder ein Hydrozephalus können zur sekundären spontanen Spätrhinoliquorrhö führen.

Frontobasale Liquorfisteln lassen sich einteilen in:

- direkte kranionasale Fisteln (Abfluß über die Lamina cribrosa in den Riechspalt der Nase),
- indirekte kraniosinunasale Fisteln (ethmoidonasal, frontonasal, sphenonasal),
- petronasale Fisteln,
- ventrikulonasale Fisteln.

Die häufigste Lokalisation findet sich am Siebbeindach mit etwa zwei Dritteln, gefolgt von Stirnhöhlenhinterwand und Keilbeinhöhle sowie Kombinationsläsionen. Bei der *akuten*, aber auch der *intermittierenden Rhinoliquorrhö* und der *chronischen Liquorfistel* fließt typischerweise klare, farblose, wasserähnliche Flüssigkeit in Nase und Rachen. Dennoch vergehen oft große Zeitspannen bis zur Diagnosestellung.

Bei der *intermittierenden* und auch *Spätrhinoliquorrhö* müssen neben der Anamneseerhebung (Trauma) auch alltägliche Vorkommnisse wie heftiges Husten, Pressen, Niesen, Schnauben Beachtung finden. Gelegentlich vermehrt sich der Abfluß beim Bücken oder Vorbeugen des Kopfes.

> Häufig kann auch der Liquor nur an der Rachenhinterwand herablaufen und bleibt somit lange unbemerkt. Auch eine therapieresistente „einseitige Rhinitis" mit und ohne einseitige Geruchsstörung sollte ein Alarmsignal darstellen.

Pneumatozephalus. Der intrakranielle Pneumatozephalus (Abb. 4a, c) stellt eine Luftansammlung im Schädelinneren dar und entsteht durch Übertreten von Luft aus den pneumatischen Räumen der oberen Nasennebenhöhlen oder des Ohres. Bezüglich des Entstehungsmechanismus soll einerseits abfließender Liquor durch Luft ersetzt, andererseits durch kurzzeitige Erhöhung des extrakraniellen Druckes (Pressen, Niesen, Schneuzen) Lufteintritt hervorgerufen werden.

Grundsätzlich unterscheidet man einen epiduralen, subdural/subarachnoidalen und intrazerebralen Pneumatozephalus. Beim epiduralen bleibt die Dura intakt, es fehlt der Liquoraustritt und damit die Meningitisgefahr. Bei Lagewechsel tritt keine Veränderung auf. Der subdurale Pneumatozephalus ist beweisend für einen Durariß und kann sich bei Lagewechsel verändern. Beim intrazerebralen handelt es sich häufig um Spätfälle mit Ansammlung von Luft bzw. Gas in Hirntrümmerhöhlen oder -abszessen [15].

Austritt von Hirnsubstanz. Dieser kann in die Nase direkt erfolgen und durch klinische Inspektion oder Nasenendoskopie offenkundig werden. Im Zweifelsfall wird die Entnahme einer Gewebsprobe mit Schnellschnittuntersuchung emp-

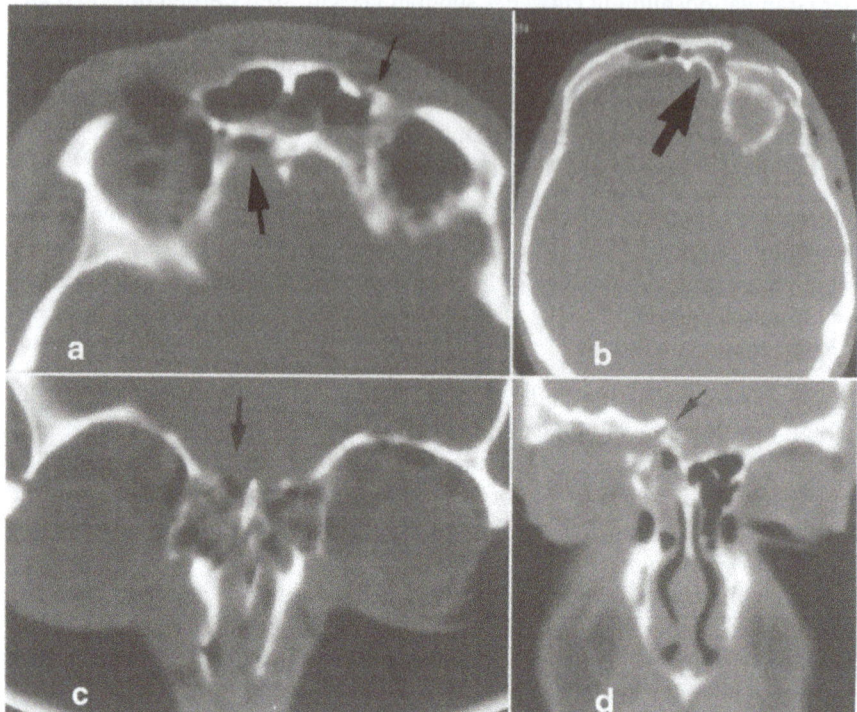

Abb. 4a–d. HR-CT-Befunde bei frontobasalen Frakturen: **a** Stirnhöhlenvorder- und -hinterwandfraktur ohne wesentliche Dislokation links, jedoch mit Pneumatozephalus. **b** Ausgeprägte Dislokation rechts, ohne Pneumatozephalus (*Pfeil*). Wichtig: Größte Aussagekraft in Region I hat die axiale Schichtung. **c** Fraktur Region IIa ohne Dislokation, aber mit Pneumatozephalus (*Pfeil*). **d** Fraktur Region IIb rechts mit Dislokation, ohne Pneumatozephalus (*Pfeil*). Wichtig: koronare Schichtung! Bei den vier Patienten waren sämtliche Liquortests negativ! Die Revision ergab in allen Fällen eine Duraverletzung

fohlen. Das Austreten aus offenen Wunden wird ausschließlich bei schwersten Verletzungen zu beobachten sein.

Frühmeningitis. Die Entwicklung einer purulenten Meningitis innerhalb weniger Stunden oder Tage nach dem Trauma ist höchstgradig verdächtig auf eine Duraverletzung mit aszendierender Infektion.

Neben den Kardinalsymptomen unterscheiden wir sog. *Leitsymptome*, die auf eine frontobasale Fraktur hinweisen. Dies sind:

- Brillen- und Monokelhämatom,
- Weichteilschwellung durch Ödeme und Hämatome,
- Lidemphysem,
- Epistaxis,
- Protrusio bulbi (Orbitadachfraktur),
- Dislokation von Knochenfragmenten an der Stirnhöhlenvorderwand,

- Diabetes insipidus,
- Hyp- oder Anosmie,
- Optikusverletzung (Scheidenhämatom, Splitterung des knöchernen Kanals).

Extrem selten findet sich eine Verletzung der A. carotis interna im Sinus cavernosus (bedrohliche, profuse Epistaxis, pulsierender Exophthalmus).

Spätkomplikationen. Spätkomplikationen nach frontobasalen Schädelfrakturen sind nach Monaten, Jahren ja sogar oft noch nach Jahrzehnten anzutreffen. Es handelt sich einerseits um intermittierende oft nur kurzfristig vorhandene, oft auch plötzlich auftretende, persistierende Spätrhinoliquorrhöen. Da häufig die Ursache Trauma, abgelaufenes Schädel-Hirn-Trauma und das Auftreten „Rhinorrhö" nicht in Zusammenhang gebracht werden, verzögert sich die Diagnostik oder die Fistel bleibt bei Sistieren überhaupt unerkannt. Eine purulente Meningitis (beweisend für eine Duraläsion ist eine Pneumokokkenmeningitis!) kann bei nicht adäquat versorgter Dura zeitlebens auftreten und durch ihren foudroyanten Verlauf auch heute noch zum Tod des Patienten führen. Eine traumatische Spätepilepsie kann die Folge einer Narbenbildung nach Hirnsubstanzdefekt sein. Hirnabszesse waren früher häufiger [14], sind aber heute nur mehr selten zu sehen [40].

Vaskuläre Spätkomplikationen wie Karotis-Sinus-Cavernosus-Fisteln und infraklinoidale Karotisaneurysmen sind sehr seltene Ereignisse. Bei plötzlich einsetzender massiver Epistaxis und anamnestisch Schädel-Hirn-Trauma muß grundsätzlich differentialdiagnostisch an letztgenanntes Krankheitsbild gedacht werden. Typischerweise zeigt sich bei einer Kavernosusfistel ein pulsierender Exophthalmus mit gerötetem Auge.

4.1.3
Schweregrad der Verletzung

Duraverletzungen der vorderen Schädelbasis mit diversen Kardinalsymptomen können im Rahmen von schwersten Schädelhirntraumen mit Bewußtlosigkeit, Hirnödem und drohendem Tod auftreten. Andererseits verursachen oft banale Traumen einen Durariß und führen „nur" zu einer oft als therapieresistente Rhinitis verkannten Rhinoliquorrhö. Eine Gruppeneinteilung je nach Schweregrad der Verletzung ist deshalb sehr sinnvoll, da sich nicht nur der diagnostische Stufenplan, sondern auch sehr wesentlich die Therapie nach dem Zustand des Patienten richtet.

- Schweres Schädel-Hirn-Trauma (Gruppe 1):
  Frontobasale Fraktur und intrakranielle Komplikation (massives Hirnödem, intrazerebrales Hämatom, Epidural-, Subduralhämatom mit und ohne Polytrauma). Diese Patientengruppe wird intubiert auf Intensivstationen der Neurochirurgie oder Anästhesie aufgenommen. Stabilisierung der Herz-Kreislaufverhältnisse sowie die Versorgung der neurochirurgischen Komplikationen stehen im Vordergrund.

- Leichtes Schädel-Hirn-Trauma, banales Trauma (Gruppe 2):
  Bei diesen Patienten mit frontobasaler Fraktur und Schädel-Hirn-Trauma (keine nachweisbare Hirnverletzung im CT) kann eine kurze Bewußtlosigkeit vorliegen. Das Abfließen klaren wäßrigen Sekretes nach banalem Trauma ohne Bewußtlosigkeit wird häufig als „Rhinitis" fehldiagnostiziert
- Spätkomplikationen (Gruppe 3):
  Gerade diese okkulten traumatischen Duraläsionen werfen sehr häufig diagnostische Probleme auf. Die Kombination Trauma und Spätkomplikation sollte immer ein Alarmzeichen darstellen. In manchen Fällen erfordert sie eine aufwendige und umfassende Diagnostik.

4.1.4
Diagnostischer Stufenplan (Liquor-/Röntgendiagnostik)

Dieser berücksichtigt den Schweregrad der Verletzung und sollte bei Vorliegen von intrakraniellen Komplikationen, Kardinalsymptomen oder sog. Leitsymptomen, aber auch Spätkomplikationen die Basis für eine adäquate chirurgische Versorgung darstellen.

Gruppe 1

Liquordiagnostik. Bei intubierten Patienten bleibt eine Rhinoliquorrhö meist oder sehr häufig unerkannt, da beim liegenden Patienten praktisch Liquor nie aus der Nase austritt, sondern in den Epipharynx und Rachen abfließt. Außerdem kann die Liquorrhö nach kurzer Zeit sistieren. Für die Liquordiagnostik werden Schaumgummischwämmchen in beide Nasenhaupthöhlen eingelegt und zur Vermeidung einer Keimaszension nicht länger als 6 Stunden belassen. Die Durchführung einer Fluoresceinprobe ist bei bewußtlosen Patienten kontraindiziert. Auch eine MRT-Zisternographie ist bei dieser Patientengruppe ungeeignet.

! Letztlich bleibt somit der Nachweis von β_2-*Transferrin*.

CT-Diagnostik. Ein Schädel-CT ist Standard. Bei Pneumatozephalus im Schädel-CT als Hinweis für eine Duraverletzung, aber auch bei positivem β_2-Transferrinbefund muß eine weitere radiologische Diagnostik mittels HR-CT der vorderen Schädelbasis erfolgen. Der Zeitpunkt ist selbstverständlich vom Gesamtzustand des Patienten abhängig und je nach Schweregrad der Symptomatik (z. B. Hirnaustritt, Frühmeningitis, Spannungspneumatozephalus) mit dem Intensivmediziner bzw. Neurochirurgen abzusprechen. Die HR-CT Schichtung kann beim Intubierten meist nur in axialer Projektion erfolgen, die jedoch wenig Aufschluß über Verletzungen des Siebbein- und Keilbeinhöhlendaches gibt.

Sekundäre Rekonstruktionen sind mit Qualitätsverlusten verbunden. Wenn erforderlich, muß eine Schichtdicke von 1 mm gewählt werden. Zur Miterfassung begleitender Felsenbeinverletzungen mit Ausstrahlung in die Keilbeinhöhle erweist sich ein Schädelbasis-CT in 4 mm Schichtdicke als zweckmäßig.

Gruppe 2

Liquordiagnostik. Beim Bewußtlosen legen wir Nasenschwämmchen ein. Abtropfendes Sekret nach leichterem SHT oder banalem Trauma kann ohne Probleme der β_2-Transferrinanalyse zugeführt werden. Im Falle von radiologisch nachgewiesener Frontobasisfraktur ohne klinische Rhinoliquorrhö kann man durch Schwämmcheneinlage eine subklinische Liquorrhö diagnostizieren. Bei positivem β_2-Transferrinbefund führen wir routinemäßig keine Fluoresceinprobe durch.

Ausnahmen sind folgende Fälle:

- negativer β_2-Transferrinbefund und röntgenologisch verifizierte frontobasale Fraktur,
- nicht verwertbarer β_2-Transferrinbefund (genetische Proteinvariante, Leberzirrhose; s. 2.4),
- Bei positivem β_2-Transferrinbefund und negativem HR-CT der vorderen Schädelbasis (cave: Pseudorhinoliquorrhö!).

Falls verfügbar, kann eine MRT-Zisternographie bei dieser Gruppe zur *Topodiagnose* sehr hilfreich sein. Bei positivem Nachweis könnte man auf die Fluoresceinprobe verzichten.

CT-Diagnostik. Wenn Kardinalzeichen, aber auch sog. Leitsymptome auf das Vorliegen einer frontobasalen Fraktur hindeuten, ist eine Darstellung in zwei Ebenen mit axialer und koronarer Schichtführung (incl. Knochenfenster) zu fordern:

> Die *axiale Schichtung* ermöglicht eine exakte Diagnostik an der Stirnhöhlenvorder- und -hinterwand (Region I, Abb. 4a, b) sowie Keilbeinhöhlenseitenwand und -hinterwand (Region III). Die *koronare Schichtung* eignet sich zur Frakturabklärung der Lamina cribrosa (Region IIa, Abb. 4c), des Siebbeindaches (Region IIb, Abb. 4d) sowie des Keilbeinhöhlendaches (Region III, Tabelle 2). Die konventionelle HR-CT ist derzeit bezüglich Auflösungsvermögen und Detaildarstellung den Rekonstruktionen aus der Spiral-CT überlegen.

Bei der Frontobasis ist eine Schichtdicke von 2 mm mit 2 mm Tischvorschub üblich. In Einzelfällen und bei noch genauerer Darstellung muß die Schichtdicke bei 1 mm liegen. Alternativ zur konventionellen CT steht der Spiral-CT mit 2 mm Schichtdicke und einem Pitch von 1–1,5 zur Verfügung. Gerade in dieser Patientengruppe ist es manchmal schwierig, die Indikation zur Revision zu stellen. Der exakte diagnostische Stufenplan mit den daraus resultierenden diagnostischen Mustern I–V [37] kann dem Operateur eine gute Hilfestellung gewährleisten.

Gruppe 3

Liquordiagnostik. Bei Patienten mit bereits länger zurückliegendem Schädel-Hirn-Trauma und plötzlicher „Rhinorrhö" läßt sich das ablaufende Sekret ohne

Probleme auffangen. Diese Situation ist aber häufig gerade während einer stationären Untersuchung nicht gegeben. Wir haben deshalb gute Erfahrung damit gemacht, dem Patienten Eppendorf-Röhrchen oder Kunststoffeprouvetten mit nach Hause zu geben. Dieser kann dann die oft nur kurzzeitige, manchmal nur einige Stunden oder wenige Tage vorhandene Absonderung von Liquor auffangen. Ein positiver β_2-Transferrintest gibt uns damit einen ersten, wertvollen Hinweis auf das Vorliegen einer Duraläsion.

CT-/MRT-Diagnostik. Eine einmalige oder rezidivierende purulente Meningitis nach Schädel-Hirn-Trauma sollte grundsätzlich ein *Alarmzeichen für das Vorliegen einer insuffizienten Duranarbe* sein. Eine Pneumokokkeninfektion ist praktisch beweisend.

Lassen sich akute Entzündungserscheinungen und damit eine Aszension im Sinne einer Durchwanderung ausschließen, muß man davon ausgehen, daß durch das abgelaufene alte Schädel-Hirn-Trauma eine insuffiziente „Narbe" vorliegt. Sowohl eine klinische als auch eine subklinische Rhinoliquorrhö ist bei diesen Fällen praktisch nie vorhanden und damit sind auch alle Liquortests negativ. Nur der endoskopische Fluoresceinnachweis kann manchmal hilfreich

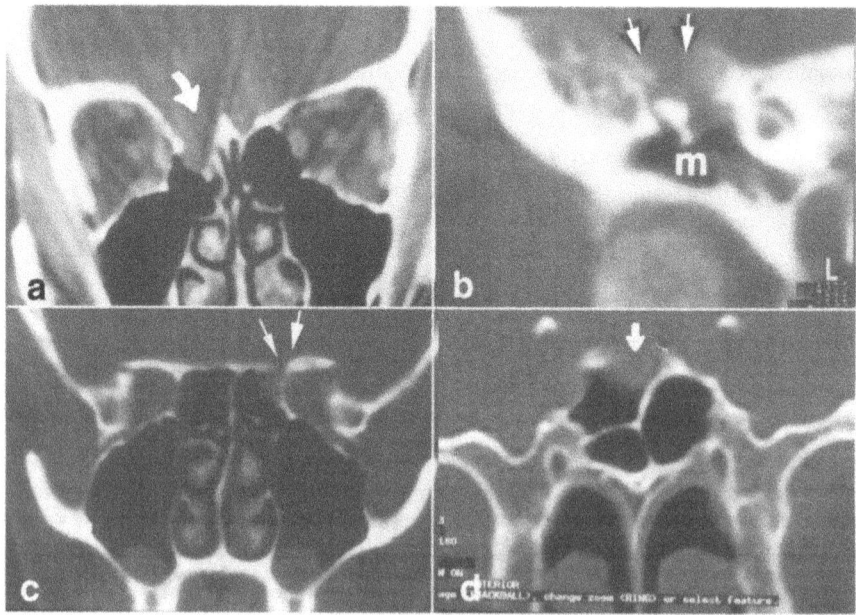

Abb. 5 a–d. HR-CT-Befunde (alles koronare Schichten) bei Patienten mit und ohne Trauma und einmaliger bzw. rezidivierender purulenter Spätmeningitis. **a** Posttraumatischer Hirnprolaps rechts, Region II a/b (*Pfeil*). **b** Hirnprolaps im HR-PCT, rechtes Tegmen (*2 Pfeile*), ohne Trauma. **c** Posttraumatischer ossärer Defekt, Übergang Region II b/III links, mit insuffizienter Duravernarbung (*Pfeil*). **d** Posttraumatischer Hirnprolaps, Region III rechts (*Pfeil*). Auch hier waren bei den vier Patienten alle Liquortests negativ! Eine absolute Op.-Indikation bei allen vier Fällen steht außer Zweifel

sein, und zwar ist dann bei vorliegendem ossären Defekt und nicht entsprechender Vernarbung eine fluoreszierende Stelle identifizierbar.

Die Fluoresceinprobe jedoch nie bei florider Meningitis durchführen!

Deshalb hat bei Patienten mit posttraumatischer, aber auch bei nichttraumatischer purulenter Meningitis die HR-CT Diagnostik (Abb. 5) den allerhöchsten Stellenwert und es muß die gesamte Schädelbasis geschichtet werden (Rhinobasis axial/koronar, beide Pyramiden axial/koronar).

Eine *Kernspintomographie* ermöglicht bei suspektem Hirnprolaps diesen zu bestätigen bzw. das Ausmaß besser darzustellen, als die HR-CT imstande ist. Gerade der in der Praxis tätige Fachkollege kann sich hier sehr sinnvoll in die Diagnostik einschalten, sei es bei der Liquordiagnostik oder aber auch radiologischen Abklärung, insbesondere dann, wenn ein altes Schädel-Hirn-Trauma und eine abgelaufene, behandelte purulente Meningitis in der Anamnese aufscheinen.

4.1.5
Therapie frontobasaler Frakturen

Operationsindikation

Trotz allgemeiner Kenntnis einer zeitlebens bestehenden Gefahr von entzündlichen, endokraniellen Komplikationen durch eine nicht versorgte Duraverletzung ist auch heute noch die Diskussion der Operationsindikation absolut kontroversiell.

Genereller Konsens zur Operation besteht bei den *vitalen Indikationen*, wie lebensbedrohlicher Blutung aus Hirngefäßen, Pfählungs- und Schußverletzungen, raumfordernder Kontusionsblutung. *Absolute Indikationen* stellen unter anderem eine offene Verletzung mit Hirnaustritt, bedrohlicher Spannungspneumatozephalus, ausgeprägte Knochenimprimate, purulente Früh- und Spätmeningitis oder eine zusätzliche orbitale Komplikation mit Kompression des N. opticus dar.

Jedoch: Bei einer frontobasalen Fraktur mit Duraverletzung und nachgewiesener klinischer oder subklinischer Liquorrhö bzw. eindeutigen radiologischen Zeichen (Pneumatozephalus) besteht eine komplett *unterschiedliche Meinung* bezüglich Behandlungsstrategie. Insbesondere in der angloamerikanischen Literatur wird sogar bei einer über Tage klinisch persistierenden Liquorrhö eine konservative Therapie empfohlen. Diese besteht aus Bettruhe, erhöhter Kopflagerung, Diuretika und manchmal Lumbaldrainage zur Liquordruckentlastung. Erst wenn nach ein bis zwei Wochen die Liquorrhö nicht sistiert, wird die Indikation zur Operation gestellt. Ganz im Gegensatz dazu steht unsere Auffassung, die sich mit der deutschsprachigen und zum Teil europäischen Literatur deckt.

Jede nachgewiesene Duraverletzung der vorderen Schädelbasis bzw. jede insuffiziente Narbe stellt eine *lebensbedrohliche Zeitbombe* dar und muß des-

> halb adäquat chirurgisch verschlossen werden. [6, 13, 42, 46, 47, 64]. Diese Forderung wird durch die Tatsache, daß bei einer von den oberen Luftwegen ausgehenden Pneumokokkenmeningitis auch heute noch mit einer Letalität zwischen 15 und 60 % zu rechnen ist, untermauert.

Die Duraplastik bzw. der Fistelverschluß sollten je nach Schweregrad und Allgemeinzustand des Patienten möglichst rasch erfolgen. Die von uns vorgeschlagenen diagnostischen Muster [37] sind bei der Op.-Indikationsstellung meist sehr hilfreich.

Eine Gruppe von Patienten bedeutet eine diagnostische „Grauzone" zur Operationsindikation: Radiologisch (HR-CT) nachgewiesene Fraktur mit/ohne Dislokation, ohne Pneumatozephalus und mit negativen Liquortests (Abb. 4d). In diesen Fällen kann die Dura verletzt oder aber auch intakt sein. Die Wahrscheinlichkeit einer Verletzung im Bereich der Region II/III bei dislozierender Fraktur ist größer als in der Region I. Es steht im Ermessen des Operateurs und auch abhängig vom Ausmaß der Dislokation, dem Patienten eine Revision zu empfehlen. Durch die heute zur Verfügung stehenden minimal-invasiven, funktionellen, endoskopischen und mikroskopischen Operationstechniken kann im Zweifelsfall eine Entscheidung für eine Operation leichter getroffen werden.

Kontraindikationen zur Operation sehen wir in folgenden Fällen:

- frontobasale Fissur oder Fraktur ohne Dislokation bei negativem Liquortests bzw. fehlendem Pneumatozephalus;
- nachweisbarer Pneumatozephalus, jedoch negative Liquortests und fehlender Frakturnachweis (Rhino-/Otobasis);
- primär nachgewiesene Liquorrhö, die sistiert und in der nachfolgenden HR-CT (Fronto-/Otobasis) keine Fraktur nachgewiesen werden kann.

! Hier liegt die Ursache im *Abriß von einzelnen Filia olfactoria*, wobei man von einer entsprechenden Spontanheilung ohne Gefahr einer nachfolgenden Meningitis ausgehen kann.

4.1.6
Operative Zugänge

Grundsätzlich stehen verschiedene Zugangswege zur Auswahl: Diese sind der transfrontale (Kranznahtschnitt), transfaziale (frontoorbitale) mit Augenbrauenschnitt, der endonasale sowie der transseptale Zugang. In Abhängigkeit von Lokalisation, Größe, Genese und Ausmaß der Weichteilverletzungen sowie dem Zustand des Riechvermögens sollte man individuelle, dem einzelnen Fall angepaßte, möglichst minimal-invasive Operationstechniken bevorzugen und keine „Routinezugänge" anwenden.

Dies ist ja nicht zuletzt eine Frage der Erfahrung und des chirurgischen Spektrums des Operateurs, sondern im besonderen auch eine Frage der behandelnden Fachdisziplin. Durch eine heute großteils sehr gute interdisziplinäre Kooperation sollte es jedoch möglich sein, jedem Patienten den für ihn notwendigen minimal-invasiven Eingriff anzubieten. Im folgenden werden die verschiedenen Zugänge beschrieben. Details und genauere Ausführungen sind den einzelnen Operationslehren zu entnehmen.

Transfrontaler intrakranieller intraduraler Zugang. Dieser neurochirurgische Zugang ist indiziert bei allen Vitalindikationen, des weiteren bei ausgedehnter Zertrümmerung der Schädelbasis und gleichzeitig notwendiger Versorgung einer Dura-, Hirn- und Gefäßverletzung. Die Duraplastik erfolgt mit autologem, in neuester Zeit mit synthetischen Materialien, oft in Kombination mit einem Galea-Periost-Lappen. Bei massiver Zertrümmerung der Stirnhöhlenhinterwand ist die Entfernung des gesamten Knochens und eine Kranialisation mit Verschluß des Stirnhöhlenostiums und Resektion der Schleimhaut sinnvoll. Die osteoplastische Rekonstruktion gelingt zuallermeist durch Osteosynthesetechniken. Nur sehr selten ist eine sekundäre, ossäre Defektrekonstruktion notwendig. Eine frontotemporale Kraniotomie ist bei kleinen, lokalisierten Frakturen der Lamina cribrosa dann indiziert, wenn das Riechvermögen erhalten blieb [6]. Es werden dann über einen intraduralen Zugang unter mikroskopischer Sicht kleine Fettpartikel zwischen die Fila olfactoria eingeklebt und damit das Riechvermögen erhalten.

Transfrontaler intrakranieller extraduraler Zugang. Bei diesem Zugang müssen sämtliche Riechfasern durchtrennt werden. Weiter besteht eine schlechtere Übersicht, so daß dieser Zugang praktisch keine Bedeutung mehr hat.

Rhinochirurgisch transfrontaler, extrakranieller extraduraler Zugang. Die Hauptindikation liegt bei Frakturen der Stirnhöhle einseitig oder beidseitig bzw. bei Kombinationsfrakturen (Region I–III). Wenn möglich sollte eine primäre Duranaht erfolgen (meist nur in Region I möglich), sonst Underlay-Technik, Fixierung des Transplantates mittels Haltefäden und Fibrinklebung. Der passager entnommene Knochendeckel der Stirnhöhlenvorderwand wird mit Osteosynthesematerialien refixiert. Eine Drainage des Recessus frontalis mittels Stents oder Silikonröhrchen ist obligat. Obliterationstechniken mittels Fett, wie in der angloamerikanischen Literatur fast ausschließlich empfohlen, stellen eine Ausnahme dar.

Transfazialer (frontoorbitaler) Zugang. Einseitige Verletzungen der Stirnhöhle können über einen Augenbrauenschnitt revidiert werden, auch bei Duraverletzung Region I–III. Bei jüngeren Patienten sollte man aus kosmetischen Gründen möglichst einen Kranznahtschnitt anbieten. Bei älteren Patienten oder aber auch bei vorgegebener Hautverletzung sehen wir noch eine Indikation. Insgesamt ist dieser Zugang von uns weitgehend verlassen worden wegen der vielen Nachteile wie äußere Narbe, Wegnahme des Knochengerüstes am Stirnhöhlenboden und möglicher Stenosierung des Ductus nasofrontalis mit der Gefahr einer nachfolgenden Mukozelenbildung, des weiteren einer bleibenden Läsion des N. supraorbitalis. Ein Brillenschnitt, wie auch heute noch in vielen Lehrbüchern zu finden, ist obsolet. Kollegen anderer Fachrichtungen haben stets diesen aus kosmetischer Sicht inakzeptablen Zugang kritisiert. Die Versorgung der Dura erfolgt wie oben beim rhinochirurgischen transfrontalen Zugang.

Endonasale Zugänge (endoskopisch/mikroskopisch). Durch die Weiterentwicklung der endonasalen Nasennebenhöhlenchirurgie [60, 62, 69] hat sich ein weites Spektrum zur Behandlung von Läsionen der vorderen Schädelbasis, insbesondere der Region II und III, in Ausnahmefällen Region I basal, eröffnet. Diese minimal-invasiven Operationstechniken mittels Endoskopen und/oder Mikroskopen ließen aufwendige, externe Zugänge stark in den Hintergrund treten [17, 62]. Damit ist durch einen relativ atraumatischen Zugang eine suffiziente Versorgung von Duraverletzungen gewährleistet. Im Bereich dieser engen Kompartments ist eine primäre Duranaht nicht möglich, so daß Underlay- und Overlay-Techniken zur Anwendung kommen. Am Siebbeindach (Region II b) bevorzugen wir vorwiegend die stabilere Underlay-Technik, sofern keine Riechfasern beim Unterschieben des Transplantates verletzt werden. Bei größeren ossären Defekten (> als 1 cm) gewährleistet die zusätzliche Einbringung von Knorpelstücken eine weitere Sicherung des Defekts. Im Bereich der Lamina cribrosa (Region II a) wird die Overlay-Technik eingesetzt, um die Riechfasern soweit wie möglich zu schonen. Bei großen Läsionen hat sich die Tamponade bzw. die Abstützung des Transplantates mittels Silikonballons (z. B. Ethmo) sehr bewährt.

Sonderfall Keilbeinhöhle (Region III). Eine radikale Entfernung des gesamten Schleimhaut der Keilbeinhöhle und Obliteration mit Muskelstücken oder Fett, wie früher empfohlen, ist heute nicht mehr üblich. Underlay-Techniken sind hier schwierig und auch mit Gefahren verbunden ([26, 61]; A. carotis interna, Sinus cavernosus). Empfehlenswert ist meist eine Overlay-Technik, Fibrinklebung und Tamponade (z. B. Ethmo). Eine Fettobliteration ist nur in sehr seltenen Fällen erforderlich, meist nach neurochirurgischen Eingriffen und Rezidivrhinoliquorrhö im Bereich der Region III; des weiteren bei allen Patienten mit erhöhtem intrakraniellen Druck, wo sich auch eine gleichzeitige Lumbaldrainage zur Druckentlastung als sinnvoll erweist (die maximale Liquordrainage sollte 100 ml pro Tag nicht überschreiten!).

4.1.7
Materialien zur Defektdeckung

Grundsätzlich stehen heute mehr denn je verschiedene Materialien zur Verfügung: Homologe (Faszie, freie Schleimhautlappen, Schleimhaut-Perichondriumtransplantate, Septumknorpel, Muskelgewebsstücke sowie Fett), allogene (z. B. Tutoplast), rein synthetische (Neuropatch, Duragen). Aufgrund zunehmender Berichte in der Literatur bezüglich der BSE und insbesondere der Creutzfeldt-Jakob Virusübertragung [4, 11, 28, 31, 65] muß die Indikation zur Anwendung allogener Produkte sehr kritisch gestellt werden.

Seit kurzer Zeit sind synthetische Materialien auf dem Markt, die keine dieser Risiken tragen. Für die Defektrekonstruktion größerer Duraverletzungen (Region I–III) beim neuro- bzw. rhinochirurgischen transfrontalen empfiehlt sich heute die Verwendung synthetischer Materialien, möglichst kombiniert mit einem Galea-Periostlappen. Bei Defekten der Region II bzw. III und Einsatz der endonasalen Techniken werden ausschließlich homologe Materialien favorisiert. Die Erlanger Schule [18, 21, 22] verwendet zum Verschluß von bis 1 cm großen Duraverletzungen freie Schleimhautlappen der unteren oder mittleren Nasenmuschel, weiter Schleimhaut-Perichondriumtransplantate bzw. Knorpel. Mit Hilfe des Fibrinklebers wird eine weitere Stabilisierung der Duraplastik erzielt, während gestielte Schleimhautlappen aus der Umgebung noch zusätzlich die Epithelisierung und Abheilung beschleunigen. Im Bereich der Keilbeinhöhle bewährt sich nach wie vor bei größeren Defekten Fascia lata in Kombination mit Fibrinklebung und Fettobliteration.

Die Rekonstruktion von ossären Defekten mit anatomischer Nachbarschaft zu den Nasennebenhöhlen stellt bei der Verwendung alloplastischer Materialien auch heute noch ein großes Problem dar. Jahrzehntelange Beobachtungen haben gezeigt, daß z. B. eine Refobacin-Palacos-Plastik im Stirnbeinbereich ständig der Gefahr einer Abstoßung ausgesetzt ist, die somit auch noch nach langen Zeiträumen erfolgen kann. In diesen Fällen, aber auch für eine primäre Rekonstruktion hat sich bei uns das autologe, geformte Rippenknorpel-Bindegewebsimplantat bewährt.

Die Verwendung von IONOS-Zement wurde zwischenzeitlich entlang der gesamten Schädelbasis wegen des Auftretens letaler toxischer Enzephalopathien verboten [41].

4.1.8
Antibiotische Therapie

Bei traumatischen Verletzungen mit Rhinoliquorrhö ist die prophylaktische antibiotische Behandlung sehr umstritten und wird auch deshalb kontroversiell diskutiert [2, 10]. Aufgrund verschiedener Literaturangaben wird die Sinnhaftigkeit von manchen Autoren angezweifelt [68], da das Auftreten einer Meningitis ohne Antibiotika nicht höher lag als bei antibiotischer Abschirmung. Die Behandlung einer purulenten Früh- oder Spätmeningitis mit potenten liquorgängigen Antibiotika entsprechend dem Antibiogramm steht jedoch außer Zweifel.

4.2
Iatrogene Duraverletzung

Artifizielle, intraoperativ entstandene Duraläsionen entlang der vorderen Schädelbasis sind durch die rapide Zunahme der endonasalen Operationstechniken in den letzten Jahren mehr und mehr zu beobachten. Die Inzidenz einer Liquorfistel beträgt, je nach Erfahrung des Operateurs, zwischen 0 und 8 % [6].

Eine veränderte Anatomie durch Variationen, eine massive Pathologie, ausgeprägte Polyposis nasi sowie Narbenbildung nach Voroperationen bzw.

Trauma stellen ein besonders hohes Risiko dar. Als Prädilektionsstelle gilt der Durchtritt der A. ethmoidalis anterior im Bereich der lateralen Lamelle des relativ dünnen Siebbeines. Eine tiefstehende Lamina cribrosa mit hoher lateraler Lamelle (tiefe Fossa olfactoria) sollte deshalb immer beachtet und intraoperativ vor Manipulationen geschützt werden.

Weitere typische Gefahrenzonen sind die Hinterwand des Ductus nasofrontalis und die Riechregion einschließlich des medialen Anteiles der mittleren Muschel. Auch beim Frakturieren der Lamina perpendicularis während einer Septumkorrektur kann eine zarte Lamina cribrosa einbrechen und zu einer Liquorfistel mit Hyposmie führen. Bei Manipulationen an der mittleren Muschel im Bereich der Riechspalte können Duraumscheidungen von Riechfasern aufreißen und Mikrofisteln und Liquorabfluß auftreten. Wesentlich dramatischer als eine Duraläsion kann eine zusätzliche Verletzung des Hirnparenchyms oder intrakranieller vaskulärer Strukturen verlaufen.

Im Rahmen der Tumorchirurgie erforderliche Hirnresektionen mit nachfolgender Duraplastik können durch undichte Stellen postoperativ zu einer Liquorrhö führen, die intraoperativ noch nicht evident war.

Diagnostik und Therapie

Diagnostik und Therapie müssen sich je nach dem *Schweregrad der Verletzung* richten. Ein Problem entsteht dann, wenn eine Verletzung intraoperativ überhaupt nicht bzw. postoperativ auftretende Komplikationen nicht rechtzeitig erkannt und entscheidend eingeschätzt werden, so daß damit dringend erforderliche therapeutische Konsequenzen ausbleiben und lebensbedrohliche Situationen mit u. U. letalem Ausgang auftreten können.

In den allermeisten Fällen erkennt man eine iatrogen verursachte Duraverletzung intraoperativ, so daß diese, wie oben angegeben, sofort chirurgisch versorgt werden kann. Bleibt eine Liquorfistel primär unerkannt, kann eine Früh- oder Spätrhinorrhö auftreten. Mittels positivem β_2-Test gelingt der Nachweis. Das HR-CT zeigt das Ausmaß und die Lokalisation der ossären Verletzung, ggf. gibt ein vorhandener Pneumozephalus den Hinweis für eine Duraläsion. In unklaren Fällen kann ein Fluoresceintest sinnvoll sein. Bei positivem β_2-Test und unauffälligem HR-CT (1 mm Schichtung/koronar erforderlich), kann man von einer Verletzung von Filae olfactoriae und nicht notwendiger Revision ausgehen.

Eine ergänzende MRT-Diagnostik des Neurokraniums erweist sich bei im HR-CT festgestellten größeren ossären Läsionen und bei auffälligem postoperativem Verlauf (z. B. Somnolenz, Frühmeningitis) als sinnvoll, da Verletzungen des Hirnparenchyms bzw. ein durch das Instrument verursachter intrakranieller *Verletzungskanal* besser als im CT darstellbar sind. Eine rasche chirurgische Intervention kann dann lebensrettend sein. Bei Tumorresektion und Duraplastik mit nachfolgender Rhinoliquorrhö ist diese am besten mittels β_2-Test nachweisbar. Zur Lokalisation der undichten Stelle sind eine MRT-Zisternographie oder ein Fluoresceintest notwendig. Wegen der meist intraoperativ erfolgten großflächigen Knochenresektion hat die HR-CT hier keine Bedeutung.

4.3
Angeborene Mißbildungen (Meningoenzephalozelen)

Bei Meningoenzephalozelen handelt es sich um eine Mißbildung infolge unvollkommenen Verschlusses des Neuroporus in der dritten Embryonalwoche.

Auf etwa 5000 Neugeborene kommt eine Enzephalozele im Schädelbereich. Mehr als 80% davon sind im vorderen Schädelbasisbereich lokalisiert.

Beschrieben sind nur die intranasalen (basalen) Meningoenzephalozelen. Diese können bereits in der neonatalen Periode, häufig im Kindesalter, aber auch im Jugendalter diagnostiziert werden.

Durch Herniation des Frontallappens meist durch die Lamina cribrosa kommt es zu einem unterschiedlichen Grad behinderter Nasenatmung. Es werden deshalb häufig *Nasenpolypen* mißdiagnostiziert und auch häufig operiert und dann erst wird das eigentliche Problem erkannt. Für die Diagnostik dieser Mißbildungen ist die *Kernspintomographie* Methode der Wahl. Bei rezidivierender Rhinorrhö kann auch der β_2-Transferrintest hilfreich sein, der bei positivem Befund und Vorliegen einer „Polyposis nasi" eine MRT-Untersuchung indizieren sollte.

Die chirurgische Behandlung erfolgt bei kleineren Enzephalozelen endonasal, sonst durch transfrontale Kraniotomie oder kombiniert [19, 38].

4.4
Spontane Rhinoliquorrhö

Als spontan wird eine Rhinoliquorrhö dann definiert, wenn aus einem Duradefekt Liquor ohne vorausgehendes Trauma, ohne Resektion eines endokraniellen Tumors oder bestehender Mißbildung abfließt [1]. Es handelt sich dabei um ein sehr seltenes Krankheitsbild, bisher sind in der Literatur weniger als 100 Fälle beschrieben. Es ist gekennzeichnet durch *spontane Liquorfisteln*, die hauptsächlich im Siebbeindach und seltener im Bereich der Keilbeinhöhle lokalisiert sind. Die Patienten sind meistens weiblichen Geschlechtes, und das Erstsymptom ist das Auftreten einer spontanen Rhinoliquorrhö gehäuft im mittleren Lebensalter. Die Ursachen sind kongenitale Defekte der Schädelbasis. Bei manchen Patienten kommt es zu einer Rhinoliquorrhö, bei manchen bleibt der Defekt zeitlebens unentdeckt. Die Ursache dafür ist bis heute noch unklar.

Die *Diagnostik* ist einfach. Das abtropfende klare „Nasensekret" wird in einer Eprouvette aufgefangen. Die β_2-Transferrinanalyse ist immer positiv. Eine MRT-Zisternographie wird die Durchtrittspforte aufzeigen und eine HR-CT Untersuchung das Ausmaß der ossären Destruktion darstellen. Eine Kernspintomographie des Neurokraniums und ein Natrium-Fluoresceintest sind nicht erforderlich.

Die *operative Versorgung* muß in jedem Fall durchgeführt werden; sie erfolgt je nach Lokalisation endonasal, bei medianer Lokalisation im Keilbeinhöhlenbereich auch transseptal und sollte mit vorne beschriebener Technik durchgeführt werden (Underlay-, ev. Overlay-Technik). Präoperativ ist ein erhöhter Hirndruck zu verifizieren. Meningitisfälle wurden bisher keine berichtet.

! Der operative Verschluß ist jedoch als *Meningitisprophylaxe* und damit als *absolute Operationsindikation* anzusehen.

4.5
Pseudorhinoliquorrhö

Patienten mit augenscheinlicher „Rhinoliquorrhö" stellten in der Vergangenheit so manchesmal diagnostische und therapeutische Probleme dar. Die Liquorrhö als solche wurde zwar meist festgestellt, der Ort der Duraläsion jedoch verkannt. Deshalb erfolgten dann ein- oder mehrfache Revisionen der vorderen Schädelbasis mit frustranem Erfolg, mit dem Ergebnis einer persistierenden, postoperativen „Rhinoliquorrhö". Spätestens bei positivem β_2-Transferrintest mit und ohne klinischer Rhinoliquorrhö und negativem HR-CT der vorderen Schädelbasis ist man gut beraten, eine MRT-Zisternographie oder Fluoresceintests sowie immer eine beidseitige HR-PCT durchzuführen (Abb. 6). Bei allen traumati-

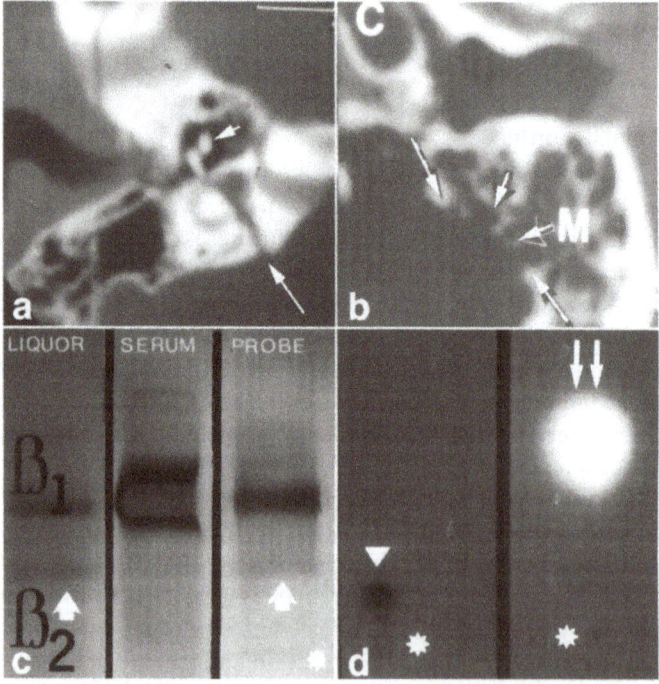

Abb. 6a-d. Zwei Patienten mit Pseudorhinoliquorrhö (axiale HR-PCT). **a** Schwerstes SHT mit Pyramidenquerfrakur rechts (*langer Pfeil*) und Surditas sowie Ossikuladislokation (*kurzer Pfeil*). **b** Banales SHT bei Patienten mit präexistenter Subarachnoidalzyste und ossärem Defekt der hinteren Schädelgrube (*4 Pfeile*). Dieser Patient wurde zweimal auswärts an der vorderen Schädelbasis operiert. **c, d** Bei beiden Patienten waren sämtliche Liquortests positiv!

schen, aber auch nicht traumatischen Duraläsionen sollte man spätestens dann den eigentlichen Ort der Duraläsion finden.

„Blinde" Revisionen der vorderen Schädelbasis sind kontraindiziert! Denn mit den heute zur Verfügung stehenden liquor- und röntgendiagnostischen Methoden sollte es immer gelingen, bei einer klinischen, aber auch subklinischen Rhinoliquorrhö den eigentlichen Ort der Duraläsion aufzudecken.

4.6
Rhinoliquorrhö ohne Trauma (Differentialdiagnose)

Bei Abtropfen wäßriger Flüssigkeit ohne Trauma in der Anamnese muß man an die seltenen Fälle einer nichttraumatischen Duraläsion denken. Ein positiver β_2-Test leitet dann die weiteren diagnostischen Schritte in die Wege.

Differentialdiagnostisch kommt eine hyperreflektorische, allergische oder infektiös-allergische Rhinopathie bzw. Rhinosinusitis in Frage, ebenso Sekret aus Zysten der Nasennebenhöhlen. Da bei all diesen Patienten Sekret abtropft, ist unserer Erfahrung nach die β_2-Analyse für die Diagnostik ausreichend. Bei intermittierender oder nur kurzfristiger Rhinorrhö hat sich die Mitgabe von Röhrchen zur Sekretsammlung sehr bewährt!

5
Otobasale Duraläsionen

Bei otobasalen Duraverletzungen stehen die Felsenbeinfrakturen, welche in 9–18% im Rahmen von Schädelhirntraumen auftreten können, an erster Stelle. Iatrogene Läsionen, insbesondere postoperativ persistierende Liquorrhöen sind weniger häufig. Ganz seltene Ursachen für eine nicht traumatische Läsion stellen angeborene Defekte des Felsenbeines, intrakranielle Drucksteigerungen durch Tumoren, kongenitaler und erworbener Hydrozephalus, Osteomyelitis und Meningoenzephalozelen dar.

Als Symptome können auftreten:

- Otoliquorrhö (persistierend, intermittierend),
- Pseudorhinoliquorrhö,
- Früh- und Spätmeningitiden,
- Hirnabszeß,
- bei schwersten Verletzungen Hirnaustritt.

Durch die fehlende Keimbesiedelung des Mittelohres stellen Läsionen der otobasalen Dura im Vergleich zu jenen der Frontobasis eine wesentlich geringere vitale Gefährdung des Patienten durch Komplikationen dar, wenngleich auch hier in vielen Fällen eine chirurgische Versorgung des Duradefektes angestrebt werden muß.

Die Diagnostik einer traumatischen Duraläsion ist meistens wesentlich einfacher als bei jenen mit rezidivierenden Meningitiden oder bei Patienten mit kongenitalen Mißbildungen.

5.1
Laterobasale Frakturen

Frakturen des Felsenbeines [20, 66] teilt man ein in

- Längsfrakturen (ca. 80 %),
- Querfrakturen (ca. 15 %) und
- Komplexfrakturen (ca. 5 %).

Bilaterale Felsenbeinfrakturen wurden zwischen 12 und 29 % gefunden. Zusätzlich können Frakturen der Schädelkalotte vorliegen.

Die *Ursache* otobasaler Frakturen ist meist ein stumpfes Schädeltrauma bei Verkehrs-, seltener bei Arbeitsunfällen. Fremdkörpereinwirkung (stumpf, scharf), sog. „banale Traumen", Sportunfälle oder iatrogene Läsionen stehen demgegenüber in den Hintergrund. Längsfrakturen werden meist durch ein seitliches Trauma, Querbrüche häufig als Berstungsbrüche infolge einer Gewalteinwirkung von der Stirne oder vom Hinterhaupt her verursacht. Die Symptome hängen vom Verlauf der Fraktur, vom Grad und Ausmaß der Zerstörung und vom Auftreten verschiedener Komplikationen ab.

5.1.1
Symptomatik

Otoliquorrhö/Pseudorhinoliquorrhö: Im Rahmen von *Felsenbeinlängsbrüchen* kann bei Duraverletzung in der mittleren Schädelgrube (Frakturen des Tegmen tympani, seltener im Mastoid an der Grenze zur hinteren Schädelgrube) bei gleichzeitig vorhandendem Trommelfellriß Liquor (zwischen 8 % und 14 %) aus der Pauke in den Gehörgang austreten. Selten verlaufen Frakturen zur Keilbeinhöhle und führen dort zur Duraläsion und Liquorrhö, die dann oft unbemerkt über den Nasenrachen abfließt.

Bei einer *Felsenbein-Querfraktur* werden die Liquorräume am inneren Gehörgang oder durch Einrisse der Dura über dem Labyrinth häufig eröffnet. Wenn es zu einem Abfluß von Liquor zum Mittelohr hin kommt, so entsteht ein Liquortympanon. Nachdem bei dieser Verletzung das Trommefell praktisch immer intakt bleibt, kann dann der Liquor über die Tube ablaufen und als sog. Pseudorhinoliquorrhö klinisch sichtbar werden. Ein in der radiologischen Diagnostik identifizierter *Pneumatozephalus* ist immer ein sicheres Zeichen für eine verletzte Dura.

Purulente Meningitis, Meningoenzephalitis, Hirnabszeß: Die traumatische Meningitis (pathognomonisch ist die Pneumokokkenmeningitis) entsteht bei Längsfrakturen durch die Zerreißung der Dura, während hingegen bei Querfrakturen auch ohne Duraverletzung eine Hirnhautentzündung über den Weg des eröffneten inneren Gehörganges möglich ist. Bei der Frühmeningitis treten die ersten Symptome üblicherweise zwischen dem 2. und 8. Tag posttraumatisch auf. Die Gefahr einer Spätmeningitis bzw. rezidivierender Meningitiden bleibt hingegen ein Leben lang.

Während diese sehr gefährlichen Komplikationen durch aszendierende Infektion vor Jahrzehnten noch wesentlich häufiger beschrieben wurden, spielen sie im Zeitalter potenter Antibiotika nur noch eine untergeordnete Rolle. Das sollte jedoch nicht dazu verleiten lassen, daß der behandelnde Arzt die Gefahr aus dem Bewußtsein verliert, denn diese Komplikationen können auch noch nach vielen Jahren bzw. Jahrzehnten das Leben des Patienten gefährden.

Der traumatische Hirnabszeß [15, 40] ist Folge von offenen Schädelhirnverletzungen, eingespießten Fremdkörpern, traumatisch verändertem Hirnparenchym oder aus infizierten Hämatomen entwickelt.

Hirnprolaps, Hirnaustritt: Bei ausgedehnteren, ossären Verletzungen (größer als 1 cm) kann es schon nach wenigen Monaten zu einem Hirnprolaps kommen.

Als *Spätkomplikationen* wurden extrakranielle *Pneumatozelen* und *Meningozelen* beschrieben. Im Falle einer massiveren Verletzung der Pyramide (meist bei Komplexfrakturen) kann bei gleichzeitiger, starker intrakranieller Druckerhöhung während des Unfallgeschehens Hirnparenchym durch die Dura- und Knochendehiszenz gepreßt und im Cavum conchae, im äußeren Gehörgang oder im Mittelohr beobachtet werden. In diesen Fällen handelt es sich um eine der schwersten Begleitverletzungen bzw. Komplikationen im Rahmen einer Felsenbeinfraktur.

5.1.2
Schweregrad der Verletzung

Felsenbeintraumen müssen generell als Schädelhirntraumen angesehen werden, so daß beim Akutverletzten eine Hirnsymptomatik mit Bewußtseinsstörung bis hin zum Koma im Vordergrund stehen kann. Atemstillstand bzw. zentraler Hirntod können die schwerste komplizierende Folge sein.

Patienten mit laterobasalen Frakturen können nach Verletzungsausmaß bzw. begleitenden Komplikationen in folgende Gruppen untergliedert werden.

Gruppe 1

Felsenbeinfraktur mit intrakranieller Komplikation, mit/ohne Polytrauma.

Patienten aus dieser Gruppe sind meist längere Zeit bewußtlos und müssen nach der Erstversorgung und Einlieferung in neurochirurgische, unfallchirurgische oder intensiv-medizinische Abteilungen künstlich beatmet werden. Die Abklärung intrakranieller Blutungen, Verletzungen des Thorax und Abdomens sowie die Schockbehandlung mit Stabilisierung der Herz-Kreislaufverhältnisse stehen im Vordergrund.

Durch die heute übliche gute interdisziplinäre Kooperation und damit meist rasche Beziehung der verschiedenen Fachdisziplinen wird dem versierten

HNO-Kollegen eine klinische Otoliquorrhö, aber auch ausgetretenes, im Gehörgang liegendes Hirnparenchym sicherlich nicht entgehen. Dies ist für weitere diagnostische und insbesondere therapeutische Maßnahmen von besonderer Bedeutung.

Gruppe 2

Felsenbeinfraktur mit Schädel-Hirn-Trauma, ohne intrakranielle Komplikation, bzw. banales Trauma.

Patienten mit weniger ausgeprägtem Schädel-Hirn-Trauma sind meist nur kurze Zeit oder gar nicht bewußtlos. Das Verletzungsausmaß und auch die Komplikationsrate sind in der Regel wesentlich geringer als bei Patienten mit schweren Kopfverletzungen. Aufgrund einer evtl. suspekten Otoliquorrhö, aber auch anderer funktioneller Störungen wie z. B. Fazialisparese, Schwerhörigkeit können diese Patienten relativ rasch an die Fachabteilung transferiert und gezielte Liquor-, Röntgen-, audiologische sowie diverse elektrophysiologische Tests in die Wege geleitet werden.

Gruppe 3

Spätfolgen einer Felsenbeinfraktur (okkulte Duraläsion, Spätmeningitis, Hirnabszeß).

Besonders rezidivierende Meningitiden bzw. eine Pseudorhinoliquorrhö als Folge einer alten Felsenbeinfraktur mit Duraverletzung können diagnostische Probleme aufwerfen. Die Ursache beider Symptome sind häufig bereits im Säuglings- oder Kleinkindesalter erfolgte Unfälle. Im späteren Leben abgelaufene, meist banale Traumen werden vom Patienten oft nur nach genauerer Hinterfragung angegeben. Erst Funktionsprüfungen und der Nachweis einer kochleovestibulären Schädigung ermöglichen den Zusammenhang zwischen Meningitis und abgelaufener Felsenbeinfraktur herzustellen.

5.1.3
Diagnostischer Stufenplan (Liquordiagnostik, Röntgendiagnostik)

Gruppe 1

Liquordiagnostik. Es sollte die Aufgabe des Erstbehandelnden sein, die nun zur Verfügung stehende Liquordiagnostik mittels β_2-Transferrin zu nutzen und aus dem Ohr austretendes Sekret wie vorgeschlagen zu sammeln. Eine Liquordiagnostik ist auch bei den sog. klinisch eindeutigen Fällen zu fordern. Dadurch wird die Diagnose Otoliquorrhö schriftlich dokumentiert und kann bei späterer Fragestellung bezüglich einer Revision herangezogen werden. Sollte bei bewußtlosen Patienten und geschlossenem Trommelfell ein stärkerer Liquorabfluß über die Eustachi-Röhre bestehen, wird eine gezielte Absaugung aus dem Mesopharynx empfohlen. Bei persistierender Otoliquorrhö ist eine regelmäßige Probenanalyse erforderlich, um ein Sistieren der Liquorrhö festzustellen.

In dieser Patientengruppe, also bei Bewußtlosen, führen wir *nie eine Fluoresceinprobe* durch. Auch eine MRT-Zisternographie ist nicht indiziert.

Bei Verdacht auf Hirnaustritt sollte das suspekte Gewebe einer Schnellschnittuntersuchung zugeführt werden.

CAVE

Schädelbasis-CT, HR-PCT-Diagnostik. Nach erfolgter Schädel CT-Untersuchung sollte unter Berücksichtigung des Allgemeinzustandes und der Dringlichkeit eine gezielte hochauflösende Röntgendiagnostik des Felsenbeines (HR-PCT) dann rasch in die Wege geleitet werden, wenn eine durch mehrere positive β_2-Transferrin-Befunde nachgewiesene Otoliquorrhö tagelang besteht, wenn im äußeren Gehörgang oder Mittelohr Hirngewebe nachgewiesen ist oder eine Frühmeningitis auftritt. Auch wenn sich der klinische Befund nur auf eine Ohrregion bezieht, empfiehlt es sich, in diesen Fällen zur Erfassung von Verletzungen der gesamten Schädelbasis eine axiale Schichtung beider Pyramiden sowie der Rhinobasis im 3 mm Abstand durchzuführen. Dies hat den Vorteil, das Verletzungsausmaß, die Mitbeteiligung der Keilbeinhöhle oder auch der kontralateralen Seite zu beurteilen. Im Anschluß daran hat eine gezielte HR-PCT Diagnostik zu erfolgen. Wegen des bewußtlosen Zustandes des Patienten muß man in der Regel auf eine koronare Schichtung verzichten. Sekundärschnitt-Rekonstruktionen ermöglichen zusätzliche Informationen.

Während also bei Polytraumatisierten und Schwerverletzten eine Liquordiagnostik bei laterobasalen Frakturen sofort durchgeführt werden kann, muß sich der Zeitpunkt der röntgenologischen Abklärung einer Felsenbeinverletzung sowie auch die Indikation zu einer Revision nach der vitalen Dringlichkeit anderer, vor allem intrakranieller Verletzungen, richten.

Gruppe 2

Liquor- und Röntgendiagnostik. Wegen der häufig nur sehr kurzen, aber auch zum Teil fehlenden Bewußtlosigkeit kann sehr bald eine den funktionellen Ausfällen entsprechende Diagnostik veranlaßt werden. Eine massive Otoliquorrhö ist klinisch nur sehr selten zu beobachten, deshalb legen wir bei Trommelfellperforation und nur geringem Sekretfluß grundsätzlich Schaumstoffschwämmchen in den Gehörgang ein. Ein Liquortympanon wird punktiert oder bei Verdacht, daß Liquor über die Eustachi-Röhre abfließt, ein Tubenschwämmchen appliziert. Bei positivem Liquorbefund (β_2 oder Fluorescein) ist die Indikation zur HR-PCT-Untersuchung gegeben. Die Fluoresceinprobe hat sich insbesondere bei allen Fällen einer Pseudorhinoliquorrhö als äußerst hilfreich bewährt.

Gruppe 3

Liquor- und Röntgendiagnostik. Nach Verletzung der Otobasis durch Fortleitung entstandene *Hirnabszesse* machen sich meist klinisch durch Hirndruckzeichen, Krampfanfälle und neurologische Herdsymptomatik bemerkbar [15]. Die Diagnose läßt sich computertomographisch stellen.

Die *purulente Spätmeningitis* hingegen, als Folge eines Schädel-Hirn-Traumas mit Fraktur der Otobasis, bereitet aus mehreren, bereits in der Einleitung aufgezeigten Gründen sehr häufig Schwierigkeiten. Deshalb ist bei einmaliger und natürlich bei jeder rezidivierenden purulenten Meningitis und Kopftrauma in der Anamnese (auch beim sog. „banalen" Trauma) immer eine umfassenden Liquordiagnostik mittels β_2-Transferrin (Schaumstoff-Tuben- und Nasenschwämmchen) bzw. Fluoresceinuntersuchung (endoskopisch und laborchemisch) durchzuführen, letztere allerdings erst nach Abklingen der Meningitis.

Die röntgenologische Diagnostik hat stets eine beidseitige HR-PCT (axial und koronar) sowie eine Computertomographie der Rhinobasis (axial und koronar) zu umfassen. Nur dies gibt einem die Chance, die traumatische Genese einer Meningitis bzw. den Ort einer Duraläsion zu aufzudecken.

5.1.4
Therapie

Vitale Indikationen zur Operation sind auch heute noch die Duraverletzung mit Hirndrucksteigerung sowie in Kombination mit Epi-/Subduralhämatom bzw. starker Blutung. *Absolute Indikationen* stellen eine offene Hirnverletzung, Austritt von Gehirngewebe aus dem Gehörgang, penetrierende Fremdkörper und Schußverletzungen, eine persistierende Otoliquorrhö/Pseudorhinoliquorrhö (auch rezidivierend) sowie ein Pneumokranium dar, ebenso entzündliche Komplikationen wie Früh- und Spätmeningitis, Hirnabszeß, rezidivierende purulente Meningitis.

Persistierende Otoliquorrhö

Wenngleich die chirurgische Behandlung vitaler und auch absoluter Indikationen außer Zweifel steht, so muß doch die Operationsindikation bzw. deren Zeitpunkt bei der persistierenden Oto- bzw. Pseudorhinoliquorrhö diskutiert werden. Das Mittelohr bzw. das Mastoid sind üblicherweise keimfrei, außerdem tritt bei einer Durazerreißung eine Spontanheilung mit Sistieren der Liquorrhö in einem sehr hohen Prozentsatz ein (80–97%) [6]. Im Idealfall wird das Duraleck durch reparative Vorgänge der Arachnoidea abgedichtet und der Knochendefekt bindegewebig verschlossen. Aus diesen Gründen wird von den meisten Autoren das Sistieren der Liquorrhö abgewartet. Erst wenn die Liquorrhö länger als eine Woche oder mehrere Wochen andauert (unterschiedliche Angaben), solle man operieren. Diese Einstellung ist jedoch heute nicht mehr zeitgemäß und auch aus medikolegalen Gründen nicht mehr zu rechtfertigen.

> Gerade beim *spontanen Sistieren* wissen wir, daß neben reparativen Vorgängen auch andere Ursachen vorhanden sein können, wie z. B. das Abdichten des Duradefektes durch eingespießte Knochensplitter, prolabiertes Hirngewebe, Hirnödem, entzündliche Verklebung zwischen Arachnoidea und Dura, Granulationsgewebe.

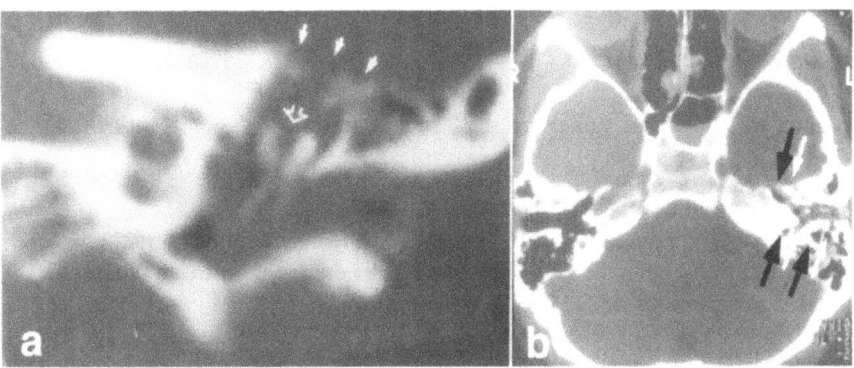

Abb. 7a, b. Pyramidenlängsfraktur links. **a** Ausschließlich die HR-PCT zeigt das Ausmaß der dislozierenden Trümmerfraktur des Tegmen (*3 kleine Pfeile*) sowie die Dislokation der Articulatio incudomallearis (*großer Pfeil*). **b** Das Schädelbasis-CT alleine läßt nicht das Ausmaß der Verletzung erkennen!

Durch die Forderung einer HR-PCT (axial/koronar) (Abb. 7) bei jeder Oto- bzw. Pseudorhinoliquorrhö kann man das Ausmaß, die Lokalisation und die oben genannten möglichen Ursachen für ein Sistieren der Liquorrhö genauer beurteilen und auch die Op.-Indikation besser stellen. Diese ergibt sich aus einem positiven Liquorbefund und pathologischem CT-Befund wie Frakturen mit ausgeprägten Dislokationen sowie breit klaffenden Defekten (s. Abb. 5). Sollte man sich bei der Indikationsstellung unsicher sein, empfiehlt sich folgendes Vorgehen: Aufklärung des Patienten über eine mögliche Rezidiv-Oto-/Pseudorhinoliquorrhö, Meningitis; HR-PCT Kontrolle in 1 Jahr.

Entzündliche Spätkomplikationen (purulente Meningitis/Hirnabszeß)

Sowohl die Früh- als auch Spätkomplikation ist eine *absolute Indikation zur Revision*. In den allermeisten Fällen einer Frühmeningitis (außer Hirnaustritt), insbesondere jedoch bei der Spätmeningitis wird das Abklingen der Entzündungserscheinungen abgewartet und dann die Revision durchgeführt. Die Herausforderung besteht insbesondere in der Diagnostik dieser okkulten endokraniellen Komplikationen.

Bei posttraumatischen *Hirnabszessen*, die noch eine direkte Kommunikation zum verletzten Ohr zeigen, sollte über das Mastoid direkt nach außen drainiert werden. Bei abgekapselten meist Spätabszessen erfolgt die Entfernung durch den Neurochirurgen in toto. Die ggf. notwendige Revision der Otobasis kann simultan oder sequentiell durch den HNO-Chirurgen durchgeführt werden [15, 40].

5.1.5
Operative Zugänge

Je nach Ausmaß und Lokalisation der Verletzung werden folgende Zugänge gewählt

- Tympanotomie (Abdichtung ovales/rundes Fenster);
- transmastoidal bei Läsionen zu hinterer Schädelgrube und Tegmen;
- transtemporal bei ausgedehnten ossären Verletzungen mit Defekten der Otobasis, Hirnprolaps oder Meningoenzephalozelen.

Manchmal wird ein kombiniertes transmastoidal transtemporales Vorgehen, seltener ein translabyrinthärer Zugang bzw. Petrosektomie mit und ohne Labyrinthektomie erforderlich sein.

Verwendete Materialien: Primär sollten autologe Materialien wie Faszie, Knorpel, Knochen verwendet werden. Bei den alloplastischen Materialien gibt es heute synthetische Produkte, bei denen kein Risiko für das Auftreten einer Creutzfeldt-Jakob Erkrankung besteht.

Antibiotische Therapie

Bei traumatischen Verletzungen mit Otoliquorrhö ist die prophylaktische antibiotische Behandlung genauso bzw. noch mehr umstritten als bei der Rhinoliquorrhoe und wird ebenso kontrovers diskutiert. Die Behandlung einer purulenten Meningitis mit liquorgängigen modernen Antibiotika steht jedoch außer Zweifel.

5.2
Iatrogene Duraläsion, postoperative Liquorrhö

Eine iatrogene Verletzung der Dura entlang der Otobasis ist im Vergleich zur Rhinobasis wesentlich seltener anzutreffen, da die Anatomie einfacher, die Konsistenz der Dura fester und die Verbindung zwischen Dura und Knochen weniger intensiv ist. Meist handelt es sich um intraoperativ erforderliche Duraeröffnungen (z.B. transtemporale, translabyrinthäre, retrosigmoidale Zugänge) oder Duraresektionen bei Tumorexstirpation mit nachfolgender Duraplastik und persistierender Liquorrhö, die eine Herausforderung für den Chirurgen darstellen können. Wenngleich nicht die Persistenz der Liquorrhö das Problem selbst darstellt, so gewährleistet die offene Verbindung zum Subarachnoidalraum die ständige Gefahr einer Meningitis. Symptomatisch ist das Austreten von Liquor aus dem Wundgebiet.

Die *Diagnostik* ist im Vergleich zu anderen Duraläsionen relativ einfach, da der Zusammenhang offensichtlich ist. In manchen Fällen kann aber das Auffinden und die erfolgreiche Abdeckung des Duralecks Probleme bereiten, insbesondere nach otoneurochirurgischen Eingriffen, wenn der Liquor über die Tube abläuft. Viele Liquorrhöen sistieren durch eine konservative Behandlung wie

z. B. eine Lumbaldrainage über einen längeren Zeitraum. Jene, die jedoch trotzdem persistieren, müssen durch operative Eingriffe verschlossen werden. Einfache Revisionen sind über das Mastoid, den äußeren Gehörgang, aber auch Revision des Operationsgebietes möglich(z. B. nach translabyrinthärem Zugang bei Entfernung von Tumoren der hinteren Schädelgrube).

Wesentlich aufwendiger sind transtemporal erforderliche Operationen mit Tubenverschluß. Seltene Fälle einer postoperativen Pseudorhinoliquorrhö sind dann oft nur mit einer Obliteration der Pauke, des Mastoids, Abstopfung der Tube und Verschluß des äußeren Gehörganges beherrschbar.

5.3
Kongenitale Defekte des Felsenbeines

Diesem Krankheitsbild, in der Weltliteratur bisher in weniger als 100 Fällen publiziert, gehen häufig Fehldiagnosen voraus, bis die definitive Ursache bekannt und gefunden wird. Aufgrund der Rarität dieser Fälle kommt es meistens zu Krankheitsverläufen, die durch Fehlbehandlung unnötig prolongiert werden und nicht selten als rezidivierende *ätiologisch ungeklärte purulente Meningitis* verlaufen. Bei einem Patienten waren es 22 Meningitiden! [5, 12, 25, 27, 29, 43, 49, 67].

5.3.1
Ursachen

Präformierte Wege können angeboren sein. Knochendehiszenzen, beispielsweise im Bereich des Tegmen tympani und am Paukenboden, lassen die Schleimhaut direkt der äußeren Dura bzw. Bulbuswand anliegen. Durch diese embryogenetischen Fehlentwicklungen kann es im Laufe des Lebens an mehreren verschiedenen Stellen zu Verbindungen zwischen der mittleren und hinteren Schädelgrube zum Mittelohr bzw. Mastoid kommen:

- Labyrinthär:
  Durch einen abnormen Zusammenfluß zwischen dem subarachnoidalen und perilymphatischen Raum treten dysmorphogenetische Defekte im knöchernen Labyrinth auf, am häufigsten bei Mondini-Dysplasien beschrieben. Das offene Leck ist im Bereich des ovalen oder runden Fensters situiert und die Symptomatik tritt in der Kindheit, verbunden mit ein- oder doppelseitigem sensoneuralen Hörverlust auf.
- Perilabyrinthär:
  Der Liquorabfluß kann sich hier vom retromastoidalen Kanal, vom Fazialiskanal und von den sog. Hyrtl-Fissuren entwickeln und praktisch in jedem Lebensalter auftreten. Die Identifizierung erfolgt praktisch immer erst intraoperativ.
- Transdural (am häufigsten):
  Bei diesen Formen der spontanen Liquorrhö besteht die Fistel in der Dura mater der mittleren oder hinteren Schädelgrube. Rund 95% sind im Tegmen-

bereich lokalisiert, nur 5% im Bereich der hinteren Schädelgrube im Mastoid. Etwa 25% sind mit Meningozelen oder Meningoenzephalozelen assoziiert.

5.3.2
Symptome

Beim Erwachsenen ist das häufigste Symptom ein *einseitiger Hörverlust* (Schalleitungsschwerhörigkeit durch Liquortympanon, manchmal assoziiert mit einem Gefühl des wassergefüllten Ohres, oder durch Druck einer Meningoenzephalozele auf die Ossikula). Bei den sehr seltenen Fällen mit bestehender Trommelfellperforation tritt eine intermittierende Otoliquorrhö auf. Üblicherweise ist das Trommelfell geschlossen und das Erstsymptom kann dann eine *Pseudorhinoliquorrhö* sein. Bis zur endgültigen Diagnose gehen häufig Parazentesen und auch Paukendrainagen sowie Tympanotomien voraus. Bei etwa 20% der Patienten kommt es zu einer bzw. rezidivierenden purulenten, häufig auch Pneumokokkenmeningitiden. Bei Kindern folgt eine purulente Meningitis meist einer akuten Otitis media. Im Erwachsenenalter treten die genannten Symptome gehäuft im 4. Lebensjahrzehnt auf.

5.3.3
Diagnose

β_2-Transferrin-Test: Bei Verdacht auf Liquortympanon Punktion des Sekrets; nach irrtümlicher Parazentese und Abfluß von Liquor diesen in einer Spritze sammeln. Bei Pseudorhinoliquorrhö Auffangen des Sekrets in einer Eprouvette. Bei positivem Befund und zusätzlich pathologischem audiologischen Befund (Schalleitung, flaches Tympanogramm oder sensoneurale Schwerhörigkeit bzw. Ertaubung) wird man auf die kongenitale Ursache im Felsenbein hingeführt.

Anschließend HR-PCT beider Pyramiden axial und koronar. Bei Vorliegen einer Meningozele bzw. Meningoenzephalozele zusätzlich MRT. Bei Liquorrhö und Verfügbarkeit auch MRT-Zisternographie.

5.3.4
Therapie

Es besteht eine *absolute Operationsindikation*, auch in jenen Fällen mit Liquorrhö ohne vorausgegangene Meningitiden. Die chirurgische Behandlung beinhaltet in den meisten Fällen eine transmastoidale Exploration, sehr selten eine transtemporale oder kombinierte.

Nachdem evtl. bestehende Meningozelen oder Meningoenzephalozelen kauterisiert bzw. abgetragen wurden, sollte der Defekt durch autologes Material (Faszie/Knorpel) abgedeckt werden (ggf. zusätzliche Verstärkung mittels Muskelfaszienlappen, manchmal auch Obliteration des Mastoids mit subkutanem

Fettgewebe aus dem Bauchraum). Bei offener Verbindung zwischen Subarachnoidalraum und Mittelohr durch zwischengeschaltetes Labyrinth (z. B. Mondini-Dysplasie): Abdichten der ohnedies funktionslosen Innenohrräume mittels Bindegewebe, Faszie und Fibrinkleber.

6
Fazit

Der β_2-*Transferrintest* als nichtinvasives Verfahren ist heute als „goldener Standard" bei der Suche nach einer Rhino- oder Otorhinoliquorrhö zu betrachten und wird inzwischen an vielen Kliniken routinemäßig durchgeführt. Durch die Möglichkeit des einfachen Probenversandes per Post kann sich jeder Kollege bei der Suche nach einer Liquorrhö beteiligen.

Auch die relativ neue Methode der *MRT-Zisternographie*, ebenso ein nichtinvasives, ambulant durchgeführtes Verfahren, steht in vielen klinischen Zentren zur Verfügung.

Die nach wie vor äußerst wertvolle *Fluoresceinprobe* wird bei uns nur bei speziellen Fragestellungen eingesetzt. Grundsätzlich applizieren wir vor jedem chirurgischen Eingriff mit Verdacht auf Duraläsion das Fluorescein, da der Liquor besser sichtbar gemacht und die Duraläsion leichter identifiziert werden kann.

Die hochauflösende *Computertomographie* in axialer und koronarer Projektion – in ausgewählten Fällen manchmal in 1 mm Schichtdicke erforderlich – ermöglicht das Aufdecken minimaler ossärer Läsionen entlang der gesamten Schädelbasis. Auch dieses diagnostische Instrument steht Allen zur Verfügung. Nur wird man ohne entsprechende Anforderung an den Radiologen sehr häufig „Standardcomputertomogramme" in nur einer Schichtebene (z. B. axiales Rhinobasis-CT in 4 mm Schichtdicke oder axiales Pyramiden-CT mit Abbildung beider Felsenbeine) erhalten. Es muß deshalb in unserem eigenen Interesse liegen, dem Radiologen anzugeben, welche Untersuchungen wir benötigen. Erst dann wird man kleine Läsionen aufdecken, die früher bei „Standard"-CT-Untersuchungen unerkannt blieben.

Die *Kernspintomographie* des Neurokraniums, mit besonderer Berücksichtigung der Schädelbasis, ist bei allen Duraläsionen und der Frage eines Hirnprolaps bzw. bei angeborenen Mißbildungen absolut hilfreich.

In der *Traumatologie* gehen wir mit all jenen Kollegen und Zentren konform, die bei nachgewiesener frontobasaler Duraläsion einen festen, wasserdichten Verschluß fordern. Damit kann den zeitlebens möglichen, entzündlichen endokraniellen Komplikationen vorgebeugt werden.

Bei *Durarissen der Otobasis* wird man die Indikation zur Operation dann besser stellen können, wenn bei bestimmten begleitenden Komplikationen routinemäßig eine hochauflösende Pyramiden-CT durchgeführt wird.

Bei der Notwendigkeit eines Duraverschlusses bzw. der Revision einer Duraläsion soll dem Patienten ein möglichst individueller chirurgischer Zugang unter Zuhilfenahme moderner minimal-invasiver Operationstechniken angeboten werden.

Literatur

1. Benedict M, Schultz-Coulon HJ (1991) Spontane Rhinoliquorrhoe: Ätiologie, Differentialdiagnose, Therapie. HNO 39: 1–7
2. Brodie HA (1997) Prophylactic antibiotics for posttraumatic cerebrospinal fluid fistulae. A meta-analysis. Arch Otolaryngol Head Neck Surg 123: 749–752
3. Choi D, Spann R (1996) Traumatic cerebrospinal fluid leakage: risk factors and the use of prophylactic antibiotics. Br J Neurosurg 10: 571–575
4. Clavel M, Clavel P (1996) Creutzfeldt-Jakob disease by dura mater graft. Eur Neurol 36: 239–240
5. Da Cruz MJ et al. (1998) An alternative method for dealing with cerebrospinal fluid fistulae in inner ear deformities. Am J Otol 19: 288–291
6. Draf W (1992) Aktueller Stand der Versorgung von rhinobasalen Duraverletzungen - extradurale Techniken. In: Freigang B, Weerda H (Hrsg) Fibrinklebung in der Otolaryngologie. Springer, Berlin Heidelberg New York Tokyo, S 93–104
7. Eberhardt KE, et al. (1997) MR cisternography: a new method for the diagnosis of CSF fistulae. Eur Radiol 7: 1485–1491
8. Eberhardt KE, et al. (1997) MR diagnosis of cerebrospinal fluid fistulas using a 3D-CISS sequence. RÖFO Fortschr Geb Röntgenstr Neuen Bildgeb Verfahr 167: 605–611
9. Eljamel MS, et al. (1994) MRI cisternography, and the localization of CSF fistulae. Br J Neurosurg 8: 433–437
10. Eljamel MS (1998) Antibiotic prophylaxis in the management of CSF fistula. Surg Neurol 50: 387–389
11. Esmonde T, et al. (1993) Creutzfeldt-Jakob disease and lyophilised dura mater grafts: report of two cases. J Neurol Neurosurg Psychiatry 56: 999–1000
12. Ferguson B, et al. (1986) Spontaneous CSF Otorrhea from Tegmen and Posterior Fossa Defects. Laryngoscope 96: 635–645
13. Fiebach A, Landolt H (1989) Frontobasale Frakturen im Kindesalter. HNO 37: 287–291
14. Ganz H (1977) Komplikationen der unspezifischen Nasen- und Nasennebenhöhlenentzündungen. In: Berendes J, Link R, Zöllner F (Hrsg) Hals-Nasen-Ohren Heilkunde in Praxis und Klinik, 2. Aufl, Bd I/1, Kap. 14. Thieme, Stuttgart
15. Ganz H (1980) Otogener Hirnabszess. In: Berendes J, Link R, Zöllner F (Hrsg) Hals-Nasen-Ohren Heilkunde in Praxis und Klinik, 2. Aufl, Bd II/6, Kap. 32. Thieme, Stuttgart
16. Gjuric M, Winter M (1998) Rhinoliquorrhoe und Otoliquorrhoe. HNO 46: 205–219
17. Gjuric M, et al. (1996) Endonasal endoscopic closure of cerebrospinal fluid fistula at the anterior cranial base. Ann Otol Rhinol Laryngol 105: 620–623
18. Goede U, et al. (1992) Autologe freie Nasenmuscheltransplantate an der Frontobasis - histologische und klinische Untersuchungen. Eur Arch Otorhinolaryngol 2 (Suppl): 114
19. Gussack GS, Schlitt M, Hurley D (1988) Craniofacial approach for the neonatal management of frontonasal encephaloceles. Int J Pediatr Otorhinolaryngol 16: 225–235
20. Hasso A, Ledington J (1996) Traumatic Injuries of the Temporal Bone. Otolaryngol Clin North Am 21: 295–316
21. Hosemann W et al. (1991) Die endonasale, endoskopisch kontrollierte Versorgung von Duradefekten der Rhinobasis. Laryngorhinootologie 70: 115–168
22. Hosemann W, Goede U, Sauer M (1999) Wound healing of mucosal autografts for frontal cerebrospinal fluid leaks - clinical and experimental investigations. Rhinology 37: 108–112
22 a. Hounsfield GN (1973) Computerized transverse axial scanning (tomography) Part I. Br J Radiol 46: 1016–1022
23. Iffenecker C, et al. (1999) The place of MRI in the study of cerebrospinal fluid fistulas. J Radiol 80: 37–43
24. Kirchner FR, Proud GO (1960) Method for the identification and localization of cerebrospinal fluid rhinorrhea and otorrhea. Laryngoscope 70: 921–932
25. Kuhweide R, Casselman JW (1999) Spontaneous cerebrospinal fluid otorrhea from a tegmen defect: transmastoid repair with minicraniotomy. Ann Otol Rhinol Laryngol 108: 653–658
26. Landreneau FE, Mickey B, Coimbra C (1998) Surgical treatment of cerebrospinal fluid fistulae involving lateral extension of the sphenoid sinus. Neurosurgery 42: 1101–1104
27. Lundy LB, et al. (1976) Temporal bone encephalocele and cerebrospinal fluid leaks. Am J Otol 17: 461–469

28. Martinez-Lage JF, et al. (1994) Accidental transmission of Creutzfeldt-Jakob disease by dural cadaveric grafts. J Neurol Neurosurg Psychiatry 57: 1091-1094
29. May JS (1995) Spontaneous cerebrospinal fluid otorrhea from defects of the temporal bone: a rare entity? Am J Otol 16: 765-771
30. Messerklinger W (1972) Nasenendoskopie: Nachweis, Lokalisation und Differentialdiagnose einer nasalen Liquorrhoe. HNO 20: 368-372
31. Miyashita K et al. (1991) Creutzfeldt-Jakob disease in a patient with a cadaveric dura graft. Neurology 41: 940-941
32. Oberascher G, Arrer E (1986) A new method for using fluorescein to demonstrate oto- and rhinoliquorrhea. I. Sample preparation by electrophoresis and photometric identification of fluorescein. Arch Otorhinolaryngol 343: 117-120
32 a. Oberascher G, Arrer E (1986) Otoliquorrhoe – Rhinoliquorrhoe – Salzburger Konzept zur Liquordiagnostik. Privatdruck, Salzburg
33. Oberascher G, Arrer E (1986) Immunologische Liquordiagnostik mittels β_2-Transferrin – Grundlagen und Methodik. Laryngorhinootologie 65: 158-161
34. Oberascher G (1988) Cerebrospinal fluid otorrhea – new trends in diagnosis. Am J Otol 912: 87-91
35. Oberascher G (1988) A modern concept of cerebrospinal fluid diagnosis in oto- and rhinorrhea. Rhinology 26: 89-94
36. Oberascher G (1993) Diagnostik der Rhinoliquorrhoe. Eur Arch Otorhinolaryngol I (Suppl): 347-361
37. Oberascher G (1998) Rhinoliquorrhoe–Otoliquorrhoe. HNO 98: 197-200
38. Parizek J, et al. (1996) Allogenic cartilage used for skull base plasty in children with primary intranasal encephalomeningocele associated with cerebrospinal fluid rhinorrhea. Childs Nerv Syst 12: 136-141
39. Reisinger PWM, Hochstraßer K (1989) The diagnosis of CSF fistulae by polyacrylamide gel electrophoresis and immunoblotting. J Clin Chem Clin Biochem 27: 169-172
40. Pellant A et al. (1999) 50 Jahre otogener und rhinogener Hirnabszeß – ein Erfahrungsbericht. In: Ganz H, Iro H (Hrsg) HNO-Praxis heute, Bd 19. Springer, Berlin Heidelberg New York Tokyo, S 1-24
41. Reusche E et al. (1994) Ionomeric cement and aluminium encephalopathy. Lancet 344: 1647
42. Samii M, Draf W (1989) Surgery of the skull base: an interdisciplinary approach. Springer, Berlin Heidelberg New York Tokyo
43. Shetty PG et al. (1997) Cerebrospinal fluid otorhinorrhea in patients with defects through the lamina cribrosa of the internal auditory canal. Am J Neuroradiol 18: 478-481
44. Shetty PG et al. (1998) Evaluation of high-resolution CT and MR cisternography in the diagnosis of cerebrospinal fluid fistula. Am J Neuroradiol 19: 633-639
45. Sillers MJ, Morgan CE, el Gammal T (1997) Magnetic resonance cisternography and thin coronal computerized tomography in the evaluation of cerebrospinal fluid rhinorrhea. Am J Rhinol 11: 387-392
46. Simmen D, Bischoff T (1998) Rhinochirurgisches Konzept zur Versorgung von Frontobasisdefekten mit Rhinoliquorrhoe. Laryngorhinootologie 77: 264-270
47. Schick B, et al. (1997) Langzeitergebnisse frontobasaler Duraplastiken. HNO 45: 117-122
48. Schroeder HG (1993) Frontobasale Frakturen. Systematik und Symptomatik. Eur Arch Oto-Rhino-Laryngol [Suppl] I: 275-285
49. Schuhknecht HF (1994) Spontane Liquorfisteln im Tegmen tympani. HNO 42: 288-293
50. Stammberger H (1991) Functional endoscopic sinus surgery. Decker, Philadelphia
51. Stammberger H (1993) Komplikationen entzündlicher Nasennebenhöhlenerkrankungen einschließlich iatrogen bedingter Komplikationen. Eur Arch Otolaryngol I (Suppl): 61-112
52. Stammberger H, Greistorfer K, Wolf G (1997) Operativer Verschluß von Liquorfisteln der vorderen Schädelbasis unter intrathekaler NatriumFluoresceinanwendung. Laryngorhinootologie 76: 595-607
53. Steidtmann K, Welge-Lüßen A, Probst R (1997) Antibiotikaprophylaxe bei laterobasalen Frakturen. HNO 45: 448-452
54. Stoll W (1993) Operative Versorgung frontobasaler Verletzungen durch den HNO-Chirurgen. Eur Arch Otorhinolaryngol I (Suppl): 287-307
55. Takayama S, et al. (1993) Creutzfeldt-Jakob disease transmitted by cadaveric dural graft: a case report. No Shinkei Geka 21: 167-170

56. Thumfart W, Stennert E (1988) Verletzungen und Frakturen des Felsenbeines und der angrenzenden Schädelbasis. Eur Arch Otorhinolaryngol I (Suppl): 82–155
57. Uri N, et al. (1991) Congenital middle ear encephalocele initially seen with facial paresis. Head Neck 13: 62–67
58. Villalobos T, et al. (1998) Antibiotic prophylaxis after basilar skull fractures: a meta-analysis. Clin Infect Dis 27: 364–369
59. Wigand ME (1989) Endoskopische Chirurgie der Nasennebenhöhlen und der vorderen Schädelbasis. Thieme, Stuttgart
60. Wolf G, Greistorfer K, Stammberger H (1997) Der endoskopische Nachweis von Liquorfisteln mittels der Fluoresceintechnik. Laryngorhinootologie 76: 588–594

Fragensammlung zur Selbstkontrolle 10

Zusammengestellt von H. GANZ

Zur Beachtung: Es können mehrere Lösungen – oder gar keine – richtig sein

1. Welche der nachstehenden Statements sind falsch?

    a) Der untere Grenzwert für bleibende lärmbedingte Hörschwellenverschiebungen liegt bei 75 dB
    b) Arbeitslärm unter 85 dB kann keinen lärmbedingten Hörschaden verursachen
    c) Ein bereits bestehender Lärmhörverlust kann durch weiteren Arbeitslärm zwischen 80 und 85 dB nicht mehr zunehmen
    d) Die Lärmschwerhörigkeit schreitet nach Beendigung der Lärmarbeit nicht mehr fort

2. Was wissen Sie zum Begriff „Sättigung des Lärmhörverlustes"?

    a) Der Lärmhörverlust soll nach ca. 20 Jahren trotz weiterer Lärmbelastung nicht mehr fortschreiten
    b) Dieses Postulat ist nicht korrekt, die LS schreitet im Spätstadium rascher voran
    c) Eine definitive Sättigung ist unwahrscheinlich
    d) Die LS schreitet im Spätstadium langsamer voran

3. Lärmbedingter Tinnitus beginnt in der Regel

    a) als tieffrequentes Rauschen
    b) als Nachdröhnen des Arbeitslärms
    c) als zeitweises Zischen während der Arbeit
    d) als Dauertinnitus in Ruhe

4. Was wissen Sie über die Lärmtaubheit?

    a) Es gibt sie nicht
    b) Sie kommt bei extremer Lärmbelastung doppelseitig vor
    c) Ein Hörsturz unter üblicher Lärmbelastung mit einseitiger Ertaubung ist nicht entschädigungspflichtig
    d) Sie ist vom akustischen Unfall abzugrenzen

5. Welche der nachstehenden Statements sind richtig?

   a) Einseitig Gehörlose dürfen keinen Lärmarbeitsplatz erhalten
   b) Einseitig Gehörlose entsprechen in ihrer lautsprachlichen Kommunikation etwa einem beiderseits geringgradig Schwerhörigen
   c) Die MdE für eine geringgradige Lärmschwerhörigkeit des letzten Ohres ist höchstrichterlich auf 25 v. H. beziffert worden
   d) Der MdE-Zuschlag für Tinnitus bei Lärmschwerhörigkeit beträgt 5–10 v. H.

6. Die Sprachverdeckung durch Nebengeräusche wirkt sich beim Lärmschwerhörigen besonders negativ aus, weil

   a) es sich um tieftonverdeckende Geräusche handelt
   b) der Lärmschwerhörige diesen Informationsverlust nicht aus den mittel-und hochfrequenten Bestandteilen der Information kompensieren kann
   c) die konventionelle Sprachaudiometrie ein „zu gutes Hören" ergibt
   d) bereits ein Nebengeräuschpegel von 55 dB, sogar für geistige Tätigkeiten zugelassen, bereits erhebliche Informationsdefizite auslöst

7. Zu den Stufen der auditiven Wahrnehmung gehören

   a) die periphere akustische Signalaufnahme
   b) die bioelektrische Aktivität der Kochlea
   c) die Sinnerfassung der akustischen Botschaft
   d) das akustische Gedächtnis

8. Zu den zentralen Hörleistungen gehören

   a) die binaurale Reizverarbeitung
   b) das Erkennen von Sprache im Geräusch
   c) das monaurale Richtungshören
   d) die Vorne-hinten-Unterscheidung

9. Symptome einer auditiven Wahrnehmungsstörung beim Kinde sind

   a) Störungen der Sprachentwicklung
   b) schlechtes Verstehen im Lärm
   c) fehlendes musikalisches Gehör
   d) Stottern

10. Der wichtigste Test zur Erfassung auditiver Wahrnehmungsstörungen ist z. Zt.

    a) Stapedius-Reflexprüfung
    b) Test mit bandgefilterter Sprache
    c) dichotischer Diskriminationstest
    d) psycholinguistischer Entwicklungstest

11. Das vordere Cavum nasi ist ein Converter bei

    a) inspiratorischem Atemstrom
    b) exspiratorischem Atemstrom
    c) Mundatmung
    d) überhaupt nicht

12. Bei einer Stupsnase fließt die Einatemluft

    a) zu hoch
    b) zu tief
    c) verwirbelt
    d) teilweise retrograd ins Cavum nasi

13. Durch Resektion der mittleren Muschel wird die respiratorische Funktion der Nase

    a) besser
    b) schlechter
    c) nicht beeinflußt
    d) aufgehoben

14. Verdickte hintere Muschelenden beeinträchtigen die respiratorische Funktion der Nase

    a) nicht
    b) negativ
    c) nur in der Ruhephase
    d) Sie stören massiv das Riechvermögen

15. Bei einer Septumdeviation ist der Strömungsverlauf der Nasenluft gestört

    a) auf der Deviationsseite
    b) auf der Gegenseite
    c) auf beiden Seiten
    d) nur bei Fehlen einer kompensatorischen Muschelhyperplasie

16. Wichtigstes diagnostisches Kriterium für die TE-Entscheidung ist

    a) der Lokalbefund
    b) die Krankengeschichte
    c) die Einstellung von Patient und Familie
    d) die Möglichkeit eines Fokalgeschehens

17. Zwingende Indikation zur TE beim Kleinkind ist

    a) exzessive Hyperplasie mit Schlafapnoephasen
    b) Mundatmung
    c) 1–2 Halsentzündungen jährlich
    d) Gedeihstörung

18. Zu den charakteristischen Krankheitsbildern, bei denen ein Herdzusammenhang mit den Gaumentonsillen angenommen wird, gehören

    a) rheumatisches Fieber
    b) IgA-Glomerulonephritis
    c) Pustulosis palmaris et plantaris
    d) Scharlach

19. Eine Tonsillektomie bei Pharyngitis sicca

    a) ist in jedem Falle zu unterlassen
    b) kann auf Wunsch des Patienten ausgeführt werden
    c) bessert rasch die Trockenheit
    d) erfordert lediglich intensive Nachbehandlung

20. Die Nachblutung nach TE kommt vor

    a) nie am Operationstag
    b) in der Belaglösungsphase
    c) auch noch nach 2 Wochen
    d) nur innerhalb der ersten postoperativen Woche

21. Welches der vier nachstehenden Diagnoseverfahren erreicht im Bereich der Schilddrüse die höchste Auflösung?

    a) CT
    b) MRT
    c) B-Bild-Sonographie
    d) konventionelle Röntgenschichtung

22. Das Normalvolumen der Schilddrüse beträgt etwa

    a) 20 ml
    b) beim Mann 25 ml
    c) bei der Frau 25 ml
    d) beim 10jährigen Kinde 12 ml

23. Man spricht von einer Struma nodosa, wenn das Organ

    a) einen Knoten enthält
    b) mehr als einen Knoten enthält
    c) praktisch nur Knoten enthält
    d) substernale Ausbreitung zeigt

24. Welches der nachstehenden Statements ist richtig? Jeder neu festgestellte Schilddrüsenknoten sollte

    a) prinzipiell szintigraphisch untersucht werden
    b) das gilt nicht für Knoten von bis 5 mm Größe
    c) operativ entfernt werden
    d) durch Feinnadelpunktion abgeklärt werden

25. Jeder echoarme sonographische Fokalbefund an den Schilddrüsenpolen ist verdächtig auf

    a) eine Zyste der Schilddrüse
    b) ein Aneurysma der A. carotis communis
    c) ein Nebenschilddrüsenadenom
    d) ein Schilddrüsenkarzinom

26. Erstmanifestation der Atopie ist

    a) das atopische Ekzem
    b) frühkindliches Asthma
    c) perenniale Rhinitis
    d) Pollinose

27. Das Atopierisiko bei Kindern nichtatopischer Eltern ist

    a) null
    b) 10–15 %
    c) 30 %
    d) nicht genau bekannt

28. Die Nahrungsmittelallergie bei atopischen Kindern betrifft

    a) eine Vielzahl von Nahrungsmitteln
    b) vorwiegend Fleisch und Kohlehydrate
    c) am häufigsten Milch, Eiweiß, Fisch
    d) in der Regel nur 1–2 Nahrungsmittel

29. Externe Kortikoide sind beim atopischen Ekzem indiziert:

    a) immer
    b) nie
    c) bei entzündlicher Exazerbation
    d) bei Ortswechsel (Urlaubsreise)

30. Baden im Toten Meer ist bei Atopikern

    a) Therapie der Wahl
    b) empfehlenswert, wenn finanziell machbar
    c) zuweilen erfolgreich
    d) kontraindiziert

31. Welche der nachstehenden Erkrankungen sind Autoimmunvaskulitiden?

    a) Sjögren-Syndrom
    b) M. Bechterew
    c) Relapsing polychondritis
    d) Hörsturz

32. Das Sjögren-Syndrom befällt bevorzugt

   a) Männer über 70 Jahre
   b) Frauen im Klimakterium
   c) Kinder im Schulalter
   d) Alle Lebensalter sind gleichmäßig betroffen

33. Bei welchen der nachstehenden Autoimmunerkrankungen kommt eine Schalleitungsschwerhörigkeit vor?

   a) rezidivierende Polychondritis
   b) Wegener-Granulomatose
   c) Churg-Strauß-Syndrom
   d) Cogan-Syndrom

34. Die Wegener-Granulomatose beginnt in der Regel

   a) im Nasennebenhöhlenbereich
   b) als Midline granuloma
   c) mit einer Fazialisparese
   d) wie eine unspezifische Rhinosinusitis

35. Die Prognose der Wegener-Granulomatose ist

   a) ohne Behandlung infaust
   b) immer infaust
   c) bei Systemformen schlecht
   d) bei frühzeitiger Behandlung heute gut bis zweifelhaft

36. Wie beurteilen Sie das Postulat: „Der idiopathische Hörsturz ist Ausdruck einer Autoimmunerkrankung"?

   a) Das ist „die" Ursache
   b) Unsinn
   c) Bei Cogan-Syndrom möglich
   d) Ausschluß bisher nicht möglich

37. Klassische und anerkannte Indikationen der hyperbaren Sauerstofftherapie sind:

   a) Tauchunfälle
   b) Kohlenmonoxydintoxikationen
   c) Hörsturz
   d) Gasbrandinfektion

38. Die hyperbare Sauerstofftherapie wird in Deutschland durchgeführt vorwiegend

   a) in Einpersonenkammern
   b) in Mehrplatzkammern

c) in Kopfzelten
d) mit hyperbartauglichen Beatmungsgeräten

39. Das Gesetz von Henry besagt, daß

    a) Gasblasen im Gefäßsystem nach Rekompression verschwinden
    b) unter hyperbaren Bedingungen der Sauerstoffpartialdruck in der Inspirationsluft nicht ansteigt
    c) die Sauerstoffbeladung des Hämoglobins bei Steigerung des Sauerstoffpartialdruckes im Atemgas pro Molekül steigt
    d) bei Steigerung des Sauerstoffpartialdruckes im Atemgas auch die im Blut physikalisch gelöste Sauerstoffmenge ansteigt

40. Der therapeutische Leitgedanke der Anwendung hyperbaren Sauerstoffs bei akuten Funktionsstörungen des Innenohres

    a) ist der gleiche wie für die Infusionsbehandlung mit Rheologika
    b) unterstellt eine Durchblutungsstörung
    c) ist mangels Doppelblindstudien bisher nicht bewiesen
    d) ist grundsätzlich abzulehnen, da Ursache der Funktionsstörung ungeklärt

41. Relativ häufige Komplikationen der HBO-Therapie sind:

    a) leichtere Druckausgleichsprobleme
    b) Ertaubung
    c) klinisch faßbares Barotrauma des Ohres
    d) klaustrophobische Reaktionen

42. In welchem Körpergewebe ist der Sauerstoffpartialdruck am höchsten?

    a) Gehirn
    b) Lunge
    c) Niere
    d) Skelettmuskulatur

43. Die z. Zt. beste Methode zum Liquorfistelnachweis ist

    a) Glukose-Eiweiß-Teststäbchen
    b) Na-Fluoresceinprobe
    c) β_2-Transferrinprobe
    d) Indigokarmintest

44. Bei frontobasalen Frakturen werden der Gruppe 3 zugeordnet:

    a) frontobasale Fraktur mit endokraniellen Komplikationen
    b) frontobasale Fraktur ohne endokranielle Komplikationen
    c) Spätfolgen nach frontobasaler Fraktur
    d) frontobasale Fraktur mit Hirnprolaps

45. Ein sicherer Hinweis auf eine Duraverletzung ist

   a) dislozierte Basisfraktur im CT
   b) Anosmie
   c) Fazialisparese
   d) Pneumatozephalus

46. Frontobale Meningoenzephalozelen können klinisch imponieren als

   a) Nasenpolyp
   b) atypisches Nasenbluten
   c) hohe Septumdeviation
   d) Keilbeinhöhlenentzündung

47. Woran denken Sie angesichts einer Pneumokokkenmeningitis zuerst?

   a) Pneumokokkensepsis
   b) kongenitales Cholesteatom
   c) Liquorfistel
   d) Nebenhöhlenkomplikation

48. Bei spontaner Otoliquorrhö sitzt die Fistel im Tegmenbereich

   a) nie
   b) in ¹/₄ der Fälle
   c) in ca. 95 %
   d) immer

Antworten zur Fragensammlung

1. a, c, d	17. a	33. a, b
2. b	18. a, b, c	34. a, d
3. a, c, d	19. a	35. a, c, d
4. c	20. b, c	36. c, d
5. a, b, c, d	21. c	37. a, b, d
6. a, b, c, d	22. b, d	38. b
7. a, c	23. c	39. d
8. a, b	24. a, b	40. a, b, c
9. a, b	25. c	41. a
10. c	26. a	42. b
11. d	27. b	43. c
12. b	28. c, d	44. c
13. b	29. c	45. d
14. b	30. d	46. a
15. c	31. –	47. c
16. b	32. b	48. c

Sachverzeichnis

Abszeß-TE 94
Adenom, autonomes, der Schilddrüse 115
Adenotonsillektomie 84
Aeroallergene 129
Aerodynamik, der Nase 61
Äußere Nase, Deformitäten 74 ff., 79
Aggravation, im LS-Gutachten 21, 39
Akustikusneurinom 22
Allergiesyndrom, orales 129
Anamnese, im Lärmgutachten 9 f.
Anaerobierinfektionen, und HBO 178
Aneurysma, nach TE 101
Angioneogenese, und HBO 177
Angiopathie, diabetische 184
Antihistaminika 129, 134
Arbeitslärm 11 ff.
Arbeitsplatz, lärmarmer 43
Arbeitsstättenverordnung 29, 32
Arbeitsunfähigkeitsverzeichnis, des GKV-Trägers 9, 17
Arbeitsunfälle 17
Arteriitis temporalis 157
Arthritiden, wandernde, bei R. P. 148
Arztvordruck 22 3, 12
Assoziationskortex, akustischer 51
Asthma bronchiale allergicum 123
Atemstrom, exspiratorischer 72
Atemströmung, nasale 62
Atemwiderstand, der Nase 67, 71, 76, 78 ff.
Atopie 123
–, Risiko 127
Atopiepatch-Testreaktionen 124
Aufklärungsgespräch, vor TE 85
Ausströmbereich, der Nase 63, 72
Autoimmunerkrankungen, Behandlungsmöglichkeiten 163
–, Häufigkeit 139
–, im HNO-Bereich, Systematik 140

Balooningphänomen 66, 77
Barotrauma, der Lunge 194
–, der Nebenhöhlen, durch HBO-Therapie 193
–, des Innenohres 189
–, des Ohres, durch HBO-Therapie 193

Begrenzung, physiologische, der Schilddrüse 110
Begutachtungstermine, bei Lärmschwerhörigkeit 43
Behcet-Syndrom 160
Bernoulli-Phänomen, in der Nase 71
Berufsgenosssenschaftl. Grundsatz 20 „Lärm" 16, 20
Berufskrankheiten 40
Beschwerdebild, bei LS 18
Beta$_2$-Transferrin, Liquordiagnostik mit 210, 245
BILD 55
Blutgerinnung, präoperative Kontrolle vor TE 97
Blutstillung, bei Tonsillektomie 100
Boenninghaus-Röser'sche Tabellen 4, 25, 36
Boyle/Mariotte'sches Gesetz 172
Brandgefahr, in Überdruckkammern 195

Caisson-Krankheit 188
Cavum nasi, vorderes, als Diffusor 63, 68, 75 ff., 78 ff.
–, vorderes, als Düse 63, 74
Choane, als konkave Durchtrittsfläche 63, 72
–, als konvexe Durchtrittsfläche 63, 72
Churg-Strauss-Syndrom 156
CO-Intoxikation, und HBO 179
Cogan-Syndrom 161
Computertomographie, der Schädelbasis 216
CT-Diagnostik, bei Frontobasisfraktur 225
–, bei laterobasaler Fraktur 239

Dalton'sches Gesetz 173
Defektdeckung, bei Duraläsion 230
Dekompressionsunfall 180
–, mit IO-Beteiligung 172, 188
Diagnosekriterien, des atopischen Ekzems 131
Diagnostik, zentrale audiologische 53
Diätetik, bei Atopie 127
Dichotischer Test 55
Diffusionsstrecke, des O$_2$ 175

Sachverzeichnis

Diskrimination, phonematische 53
Diskriminationsfähigkeit, auditive 57
Diskriminationstest, dichotischer 55, 56
Disposition, genetische, beim atopischen Ekzem 133
Dreifrequenztabelle Röser 80 4, 26, 32, 36
Druckkammer, für hyperbare O_2-Therapie 168
Duraläsion, basale 203
–, iatrogene laterobasale 242
–, frontobasale 218
–, otobasale, Spätkomplikationen 241
–, otobasale, Symptome 235
Duraverletzung, iatrogene frontobasale 231
Dysbalance, immunologische 124

Ebene, akustische 49
Echovergleich, bei Sonographie 110
Eczema herpeticatum 132
–, infantum 128
Ein-Personen-Überdruckkammern 170
Einsilber nach DIN 45621 22, 29
Einströmbereich, der Nase 63
–, pathologischer, der Nase 74
Ekzem, atopisches 123
–, Ätiopathogenese 126
–, genetische Disposition 133
–, impetiginisiertes 132
–, Klinik 130
–, Persistenzraten 132
–, Therapie 134
Ekzem, seborrhoisches 127
Entwicklungstest, psycholinguistischer 56
Epipharynx, als Krümmer 63, 72 ff.
Erythrodermie 134

Familienanamnese, bei Lärmschwerhörigkeit 7
Feinnadelpunktion, der Schilddrüse 118
Felsenbeindefekte, kongenitale, Symptome und Diagnose 244
–, Therapie 244
Focuslehre, und TE-Indikation 93
Formelemente, des Naseninnenraumes 62 ff., 79
Frakturen, frontobasale, Klassifikation 219
–, Kardinalsymptome 220
–, Leitsymptome 222
–, Schweregrade 223
–, Therapie 227
Frakturen, laterobasale, Schweregrade 237
–, Symptomatik 236
Frequenzdifferenzierung 22, 30
Funktion, respiratorische, der Nase 62, 71
Funktionsbereich, der Nase 63, 72
Funktionsdefizite, überschwellige, bei LS 31
Funktionsstörungen, des Innenohres, und HBO 180

Gasbrand, und HBO 180
Gasembolie, arterielle 180
Gaumenspalten, und TE 96
Gehörschädigungsgrenzwert 13
Gehörschaden, lärmbedingter 13, 14 ff.
Gehörschutz, persönlicher, am Lärmarbeitsplatz 11, 13, 43
–, Gehörschaden trotz 14
Gehörverlust, progredienter, bei Wegener-Granulomatose 154
Geräuschaudiometrie 21
Gleichbehandlung, Versicherter 4, 21, 25
Grisel-Syndrom 98
Gutachten, freies 3, 5, 18
Gutachter, Neutralitätspflicht 7, 23

Hakennase, Atemstrom 75, 77
Hängenase, Luftströmung 65, 73
Halswirbelsäule, Beschleunigungstraumen 10
–, Fehlbelastung 40
Hautpflege, beim atopischen Ekzem 133
HBO 169
HBO-Therapeuten 168
HBO-Therapie, klassische Indikationen 172
–, Indikationen 179
–, Kontraindikationen 192
–, Nebenwirkungen 190
–, physikalische Grundlagen 172
–, physiologische Grundlagen 173
–, Voruntersuchungen 191
–, Wirkprinzip bei Dekompressionsunfall 189
HBO, physiologische Effekte 176
Henry'sches Gesetz 173
Hirnsubstanzaustritt 221, 237
Histamin 125
Hochtonsenke, fehlende 24
Hochtonverluste 32
Hören, binaurales 27
Hörhilfen 28, 35, 41
Hörkurven, bei LS 23
Hörsturz, als BK-Folge 40
–, als Symptom eines Cogan-Syndroms 161
–, und HBO 180, 183
Hörtests, subjektive zentrale 54
Hörweiten 28
Horton-Krankheit 157
–, chirurgische Resektion bei 158
Hörverluste, seitendifferente 23
Hygienetheorie, der Atopie 125
Hyperparathyreoidismus 119
Hyperventilation, bei HBO-Therapie 192
Hyposensibilisierung 129

Identifikation, auditive 50
Immunabwehr, Störungen durch die TE 96

Sachverzeichnis

Immundefizienz, kutane 132
Immunsuppressiva, beim atopischen Ekzem 135
Immunsystem, und HBO 178
Impedanzmessung am Trommelfell 19
Implantat-Verlustrate, nach HBO 188
Implantate, osteointegrierte 187
Inhalationsallergie 128
–, und Asthma 128
Innenohr, O_2-Versorgung 183
Innenohrerkrankungen, autoimmune 162
–, durch Lärm 3, 43
Innenohrschema, der O_2-Therapie 171
Innenohrschwerhörigkeit, durch Lärm 6, 7, 10
Inspektionsbefund, und TE- Indikation 87
Iritis, bei Behcet-Syndrom 160
Isotope, radioaktive, zur Liquordiagnostik 207
Isthmus nasi 63, 66 ff.
Isthmus nasi, als gekrümmte Durchtrittsfläche 63, 67, 74

Juckreiz 130

Kausalitätsbeurteilung, bei Lärmschwerhörigkeit 9
Kawasaki-Syndrom 159
Kehlkopfchondritis, bei R.P. 147
Keratokonjunktivitis sicca 142
Kissing tonsils 89
Klappenregion, der Nase 66
Klaustrophobie, bei HBO-Therapie 191, 192
Knochen, hypoxischer, und HBO 178
Knochenleitungsmessung, Problematik 20
Knochentransplantate, freie, und HBO 178
Kommunikation, lautsprachliche 27 ff.
–, Behinderung bei LS 32, 34
–, menschliche 49
Königsteiner Merkblatt 3, 4, 30.
Kontrast-CT-Zisternographie 207
Konzentrationsschwäche, auditive 52
Kopfzelt 171
Kortikoide, beim atopischen Ekzem 134
Krankengeschichte, vor TE 86
Kreuzreagibilitäten 129
Kriechströmung, rückläufige, in der Nase 77
Küttner-Tumor 145

Lärmarbeitsplatz 11 ff., 43
Lärmexposition, berufliche 11
Lärm- Vibrationsexposition, kombinierte 24
Lärmmessungen 12
Lärmschwerhörigkeit, Abkürzungen 2
–, Anamnese 6 ff.
–, Begutachtung 1

–, Fragestellung im Gutachten 5
–, Häufigkeit 3
–, Kausalitätsprobleme 4, 9, 19 ff., 44
–, Letztes Ohr 36
–, quantitative Klassierung 35
–, Tinnitus bei 37
–, Tonaudiogramm 8, 19, 33
–, und Hörhilfe 41
–, und lautsprachliche Kommunikation 27
–, und letztes Ohr 36
–, und Schwerhörigkeitsgrad 25
–, und Sprachaudiogramm 22, 28, 33
–, zeitliche Entwicklung 15
Lärmtaubheit 26
Lärmtrauma, akutes 40
Lateroposition, des Os turbinale 80
Lautdiskriminationstest, Bremer 56
Lautheitsausgleich 30
Lebensweise, anthroposophische, und Atopie 125, 126
Leistungsabfall, bei LS 41
Leitsymptome, der frontobasalen Fraktur 222
Leukozytenadhärenz, reduzierte 176
Liqormarkierung 206
Liquornachweis, chemischer 206
Liquorrhö, klinische und subklinische 205
–, postoperative otobasale 242
listening conditions 31
Lokalisationsdiagnostik, präoperative sonographische 120
Lorrain-Smith-Effekt 195
Luftdurchgängigkeit, der Nase 62
Lymphoepitheliale maligne Läsion 142

Markerproteine, für Liquorfisteln 211
Masern, und Atopie 125
MdE-Berechnung, tabellarische, bei LS 25, 35, 44
–, für Tinnitus 37 ff.
–, stützende 26, 34
Meatus nasopharyngeus, als Diffusor 63, 72
–, als Düse 63, 72
Mehrplatz-Überdruckkammern 170
Meningoenzephalozelen 233
MESA 141
Midline granuloma 152
Milbensanierung 128
Milchallergie 131
Milchformula, hydrolysierte 128
Milchschorf 131
Mismatch negativity 54
MLL 142
Mollusca contagiosa 132
Monozytenangina, und TE 91
Morbus Basedow 113
MRT-Zisternographie 214
MRT, und Liquorfistel 218
Mundgeruch, und TE 89

Muschelhyperplasie, kompensatorische 70, 79
Muschelregion, der Nase, als Spaltraum 63, 70
Muschelresektion, und Luftstrom 71
Myokarditis, bei Monozytenangina 91

Nachschaden, nach LS 10, 16 ff.
Nachuntersuchung, bei LS-Gutachten 43
Nahrungsmittelallergie 128
Nase, CT-Frontalschnitte 69, 222
Nase, Formelemente 68
Nasenklappenchirurgie 67
Nasenmodell, ohne Vestibulum 67
Nasenmodelle, Strömung 65
Nasenmuscheln, kompensatorische Atrophie 70 ff., 79 ff.
–, kompensatorische Hyperplasie 70 ff., 79 ff.
Nasenzyklus 70
Natriumfluoreszeintest, Indikationen 207, 210
–, Komplikationen/Kontraindikationen 209
Nebengeräusche, tieffrequente 29, 31
Nebenschilddrüsen, Lage 119
Neoplasie, follikuläre, der Schilddrüse 118
Non-Hodgkin-MALT-Lymphom 141
Normalhörigkeit, scheinbare, bei LS 32
–, bei Gehörgangsverschluß 35

Ödemreduktion, durch HBO-Therapie 176
Ohrgeräusche, und Lärmschwerhörigkeit 17, 37
Operationsindikationen, bei Frontobasisfraktur 227
–, bei otobasaler Fraktur 240
Operations-Kontraindikationen, bei Frontobasisfraktur 228
Ordnungsschwelle 55
Os turbinale, Lateroposition 80
Ostium externum nasi 66
Ostium internum nasi 66
Otitis externa maligna, und HBO 184
Otitis media, bei Wegener-Granulomatose 153
Otoliquorrhö, persistierende, Therapie 240
Oxigenation, hyperbare 169

Paul-Bert-Effekt 194
Perceptionsstörungen des IO, chronische 183
Peritonsillarabszeß 94
Permeabilitätsbarrière, der Haut 125
Pfeiffer-Drüsenfieber, und TE 91
Pneumatozephalus 221
Polleninformationsdienst 129
Pollinosis, Zeittafel 129
Polychondritis, rezidivierende, HNO-Symptomatik 146

–, klinische Kriterien 148
–, Therapie 149
Probengewinnung, zur Liquordiagnostik 212
Problemwundenschema, der HBO-Therapie 171, 185
Prophylaxe, bei Atopie 127
Pseudomonasinfektion, und HBO 185
Pseudorhinoliquorrhö 234

Radionekrosen, und HBO 185
Readaptation, bei LS 30
Reizverarbeitung, binaurale 52
Respirationsfunktion der Nase 62, 66, 70 ff., 75
Retrocochleäre Komponente, bei LS 20 ff.
Rhinochirurgie, Ziele 62, 66, 67, 70, 74, 79 ff.
Rhinoconjunctivitis, allergische 123
Rhinoliquorrhö, Diagnostik 224
–, spontane 233
–, Therapie 227
Rhinosinusitis, therapierefraktäre, bei Wegener-Granulomatose 154
Richtlinie, für Klassierung der LS 35
Richtungshören, Prüfung 54
Röntgendiagnostik, der Schädelbasis 216, 224, 239
Rotationsellipsoid 110

SAEP 54
Sattelnase, Atemstrom 75, 77
Sättigung, des Lärmhörverlustes 15
Satzverstehen, binaurales 27 ff.
–, im Geräusch 32, 35
Sauerstoff-Mehrschritt-Therapie 169
Sauerstoff-Partialdruck, alveolärer 174
Sauerstoff-Transportkapazität des Blutes 174
Sauerstoff, physikalisch gelöster 174
Sauerstoffgehalt, cochleärer, unter HBO 182
Sauerstoffintoxikation, der Lunge 195
–, im ZNS 194
Sauerstofftherapie, hyperbare, Geschichte 169
Sauerstoffversorgung, der Gewebe 175
Schallköpfe, für Sonographie 109
Schall-Leitungsanteile, bei LS 19
Schiefnase 75
Schilddrüse, diffuse Veränderungen 112
–, echoarme 113
–, fokale Veränderungen 114
–, Funktion und Größe 113
–, Größenbestimmung 110
–, Sonographie, Untersuchungsgang 110
Schilddrüsenknoten, heiße und kalte 115
–, zystisch-regressive 116
Schilddrüsenmalignome 118
Schilddrüsenszintigraphie 114
Schilddrüsenvolumina 111
Schilddrüsenzysten 116

Schlafapnoe, durch Tonsillenhyperplasie 90
Schmalbandgeräusche 21
Schmerztherapie, nach TE 103
Schwerbehindertenrecht 27, 34
Schwerhörigkeit, retrocochleäre 20
Schwerhörigkeitsgrad, bei Lärmschwerhörigkeit 25
Schwerhörigkeitsgrade 28, 35
Selektionsfähigkeit, akustische 51
Septumdeviation 70, 75, 77, 80
Sialadenitiden, autoimmune 141
Sialadenitis, chronisch-sklerotisierende 145
-, myoepitheliale 141
SISI-Test, Validität 4, 21
Sjögren-Syndrom 142
-, Ätiopathogenese 143
-, Diagnose 143
-, Sialographie 144
-, Sonographie 144
-, Therapie 145
Spätkomplikationen, bei otobasaler Liquorfistel 241
-, der frontobasalen Fraktur 223
Spätprogression, lärmschadenkompatible 16
Sprachaudiogramm, bei Lärmschwerhörigkeit 19, 22, 28
-, mit Sätzen 26, 32, 35
-, gemäß Königsteiner Merkblatt 19, 28 ff.
Sprache, Redundanz 30, 32
-, Verdeckung durch Nebengeräusche 30
-, zeitkomprimierte 54
Sprachentwicklungstest, Heidelberger 56
Sprachfeld 31, 34
Sprachpegelbereich, für Begutachtung entscheidender 29
Sprachverstehen bei LS, Hauptfaktoren 30 ff.
Sprachwahrnehmung, des Lärmschwerhörigen 31
Stationäre Behandlung, bei TE 103
Steal-Effekt, inverser 176
Stillen, bei Atopie 128
Störgeräusche, Tests mit 55
Strahlentherapie, Nebenwirkungen 186
Streptokokken-Folgeerkrankungen 93
Struma nodosa 112
Struma, Formen 112
Stufenplan, diagnostischer, bei Frontobasisfraktur 224
-, bei laterobasaler Fraktur 238
-, liquordiagnostischer 215
Stupsnase, Luftströmung 65, 75, 77
Summationstest, nach Matzker 54
Syndrom, mukokutanes glanduläres 159

Testprogramm, audiometrisches, bei LS 19
Tests, nicht audiologische 56
-, zentrale audiologische 53
TH2-Prädominanz 125
-, -Zellen 124

Therapie, antibiotische, bei Duraläsion 221, 242
Therapieprofile, bei hyperbarer Oxigenation 171
Thyreoiditis, de Quervain 113
 Hashimoto 113
Tieftonhörverluste 23
Tieftonverdeckung 32
Tinnitus, und HBO 181
-, und Lärmschwerhörigkeit 37
-, Zuschlag an MdE 37
Tonschwellenaudiometrie 19, 31
Tonsillektomie, Anästhesie 98
-, Indikationen 85
-, kieferorthopädische Indikation 92
-, Kontraindikationen 95
-, Nachbehandlung 102
-, Nachblutungsrisiko 84, 97, 102
-, Operationstechnik 96, 99
-, zwecks Fokalsanierung 93
Tonsillentumor, Verdacht auf 92
Tonsillitis, chronisch-rezidivierende 87
-, chronische 89
-, hämorrhagische 90
-, subakute 94
Totraumgebiet, in der Nase 77
Transplantate, hypoxische 188
Trauma, akutes akustisches, und HBO 181, 183
Turbulenz, in der Nase 62, 64, 66, 68, 72, 74 ff., 79 ff.

Überdruckbehandlung, mit O_2 169
Überschwellige Hördiagnostik 18 ff.
Umweltallergene 124
Umweltfaktoren, der Atopie 125
Untertage-Bergarbeiter, und Tieftonhörverluste 24
UV-Therapie, beim atopischen Ekzem 135

Vaskulitiden, autoimmune, Übersicht 151
Vasokonstriktion, reaktive, durch O_2-Therapie 176
Verarbeitung, auditive 49
Verkalkungen, in der Schilddrüse 117
Versicherungsfall, Eintritt bei LS 41
Vestibulum nasi 64
-, als Krümmer 63 ff., 77
-, Düsenwirkung 63, 66, 68, 77
-, Stellung zum Cavum 64
Vierfrequenztabelle Röser 36, 73
Vorschaden, bei Lärmschwerhörigkeit 10, 36

Wahrnehmung, auditive 49,
-, Stufenmodell 50
Wahrnehmungsstörung, auditive 50
Wärmeenergie, Rückgewinnung in der Nase 74

Wegener-Granulomatose, Inzidenz, Symptome 152
–, Prognose und Therapie 155
Weichteilinfektionen, nekrotisierende 180
Wundheilung, und HBO 177
Wundheilungsstörungen, und HBO 185, 187

Zeitauflösungsvermögen bei LS 30
Zugänge, endonasale, zur Frontobasis 230
Zugänge, operative, zur Frontobasis 228
–, zur Otobasis 242
Zusammenhangsbeurteilung, im LS-Gutachten 4, 15
Zweifrequenztabelle Röser 26, 73
Zweitschaden, bei Lärmschwerhörigkeit 10, 36

GPSR Compliance
The European Union's (EU) General Product Safety Regulation (GPSR) is a set of rules that requires consumer products to be safe and our obligations to ensure this.

If you have any concerns about our products, you can contact us on

ProductSafety@springernature.com

In case Publisher is established outside the EU, the EU authorized representative is:

Springer Nature Customer Service Center GmbH
Europaplatz 3
69115 Heidelberg, Germany

www.ingramcontent.com/pod-product-compliance
Ingram Content Group UK Ltd.
Pitfield, Milton Keynes, MK11 3LW, UK
UKHW022152230426
12049UKWH00003BA/50